GUIDEWIRE
CROSSING
TECHNIQUES FOR
**CORONARY
INTERVENTIONALIST**

PCI医必携
こうすれば必ず通過する！
ガイドワイヤー"秘伝"テクニック

編集 村松 俊哉 Toshiya Muramatsu

南江堂

執筆一覧

■ 編　集

村松　俊哉　　むらまつ としや　　総合東京病院心臓血管センター

■ 執　筆（執筆順）

矢部　敬之	やべ たかゆき	総合東京病院心臓血管センター
日置　紘文	ひおき ひろふみ	帝京大学医学部内科学講座
上妻　謙	こうづま けん	帝京大学医学部内科学講座
中村　茂	なかむら しげる	京都桂病院心臓血管センター
諏訪　哲	すわ さとる	順天堂大学医学部附属静岡病院循環器科
樽谷　康弘	たるたに やすひろ	岡村記念病院循環器内科
阪本　亮平	さかもと りょうへい	中通総合病院循環器内科
森野　禎浩	もりの よしひろ	岩手医科大学内科学講座循環器内科分野
田邊　潤	たなべ じゅん	国立病院機構静岡医療センター循環器内科
穴井　玲央	あない れお	産業医科大学医学部第2内科学
園田　信成	そのだ しんじょう	産業医科大学医学部第2内科学
森田有紀子	もりた ゆきこ	国立病院機構相模原病院循環器内科
滝村　英幸	たきむら ひでゆき	総合東京病院心臓血管センター
中野　雅嗣	なかの まさつぐ	総合東京病院心臓血管センター
緒方　信彦	おがた のぶひこ	上尾中央総合病院心臓血管センター循環器内科
門田　一繁	かどた かずしげ	倉敷中央病院心臓病センター循環器内科
下地顕一郎	しもじ けんいちろう	済生会宇都宮病院循環器内科
芹川　威	せりかわ たけし	福岡和白病院心臓・脳・血管センター循環器内科
川﨑　友裕	かわさき ともひろ	新古賀病院心臓血管センター循環器内科
村里　嘉信	むらさと よしのぶ	国立病院機構九州医療センター循環器内科
廣上　貢	ひろかみ みつぐ	手稲渓仁会病院循環器内科
伊藤　智範	いとう とものり	岩手医科大学内科学講座循環器内科分野心血管リサーチセンター／医学教育学講座地域医療学分野
前島　信彦	まえじま のぶひこ	横浜市立大学附属市民総合医療センター心臓血管センター
日比　潔	ひび きよし	横浜市立大学附属市民総合医療センター心臓血管センター
石盛　博	いしもり ひろし	中頭病院循環器内科
八巻　多	やまき まさる	名寄市立総合病院救命救急センター
酒井　博司	さかい ひろつか	名寄市総合病院循環器内科
河村　洋太	かわむら ようた	東海大学医学部付属八王子病院循環器内科
松陰　崇	まつかげ たかし	埼玉医科大学総合医療センター心臓内科
松村　敏幸	まつむら としゆき	熊本労災病院循環器内科
舛谷　元丸	ますたに もとまる	はくほう会セントラル病院循環科
戸田　幹人	とだ みきひと	東邦大学医療センター大森病院循環器内科
栗山　根廣	くりやま ねひろ	宮崎市郡医師会病院心臓病センター循環器内科
柴田　剛徳	しばた よしさと	宮崎市郡医師会病院心臓病センター循環器内科

井上　直人	いのうえ　なおと	東京蒲田病院／仙台厚生病院心臓血管センター循環器内科	
伊苅　裕二	いかり　ゆうじ	東海大学医学部内科学系循環器内科	
吉町　文暢	よしまち　ふみのぶ	東海大学医学部内科学系循環器内科	
髙橋　聡介	たかはし　そうすけ	東京医科大学八王子医療センター循環器内科	
田中　信大	たなか　のぶひろ	東京医科大学八王子医療センター循環器内科	
藤田　博	ふじた　ひろし	京都第二赤十字病院循環器内科	
塩出　宣雄	しおで　のぶお	広島市立広島市民病院循環器内科	
髙亀　則博	こうがめ　のりひろ	東邦大学医療センター大橋病院循環器内科	
中村　正人	なかむら　まさと	東邦大学医療センター大橋病院循環器内科	
小川　崇之	おがわ　たかゆき	東京慈恵会医科大学附属病院循環器内科	
北山　道彦	きたやま　みちひこ	金沢医科大学病院心血管カテーテル治療科	
伊藤　良明	いとう　よしあき	済生会横浜市東部病院循環器内科	
我妻　賢司	わがつま　けんじ	筑波記念病院つくばハートセンター	
上原　良樹	うえはら　よしき	水戸ブレインハートセンター循環器内科	
嘉納　寛人	かのう　ひろと	心臓血管研究所付属病院循環器内科	
及川　裕二	おいかわ　ゆうじ	心臓血管研究所付属病院循環器内科	
岡崎　真也	おかざき　しんや	順天堂大学医学部附属順天堂医院循環器内科	
那須　賢哉	なす　けんや	豊橋ハートセンター循環器内科	
岡村　篤徳	おかむら　あつのり	桜橋渡辺病院心臓・血管センター冠疾患科	
土金　悦夫	つちかね　えつお	名古屋ハートセンター循環器内科	
村松　俊哉	むらまつ　としや	総合東京病院心臓血管センター	
関口　誠	せきぐち　まこと	深谷赤十字病院循環器科	
保坂　文駿	ほさか　ふみたか	岡村記念病院循環器内科	
岡田　尚之	おかだ　ひさゆき	総合病院聖隷浜松病院循環器科	
濱嵜　裕司	はまざき　ゆうじ	昭和大学医学部内科学講座循環器内科学部門	
大辻　悟	おおつじ　さとる	愛心会東宝塚さとう病院循環器内科	
武藤　誠	むとう　まこと	埼玉県立循環器・呼吸器病センター循環器内科	
芦田　和博	あしだ　かずひろ	聖隷横浜病院心臓血管センター内科	
杉江多久郎	すぎえ　たくろう	札幌ハートセンター札幌心臓血管クリニック	
藤田　勉	ふじた　つとむ	札幌ハートセンター札幌心臓血管クリニック	
木谷　俊介	きたに　しゅんすけ	カレスサッポロ時計台記念病院循環器センター	
五十嵐康己	いがらし　やすみ	カレスサッポロ時計台記念病院健診センター	
永松　航	ながまつ　わたる	北摂総合病院循環器科	
山本　義人	やまもと　よしと	いわき市立総合磐城共立病院心血管治療センター	
平瀬　裕章	ひらせ　ひろあき	高岡市民病院循環器内科	
中村　淳	なかむら　すなお	新東京病院	
矢嶋　純二	やじま　じゅんじ	心臓血管研究所付属病院	
藤本　善英	ふじもと　よしひで	千葉大学医学部附属病院冠動脈疾患治療部	
浜中　一郎	はまなか　いちろう	洛和会丸太町病院洛和会京都血管内治療センター	
上田　欽造	うえだ　きんぞう	洛和会丸太町病院洛和会京都血管内治療センター	
角辻　暁	すみつじ　さとる	大阪大学大学院医学系研究科国際循環器学	

序　文

　さて，ガイドワイヤー操作である．駆け出しのころ，自分で通過できなかった複雑病変や冠動脈解離に，交代した上級の医師がいとも簡単に（見える）ガイドワイヤーを通過させるのを目の当たりにした経験は誰もが持っていると思う．患者さんに迷惑をかけずにすんだ安堵感と同時に，いつか自分もそのような技術を習得したいと思った記憶は鮮明に残っている．どのようにすれば，そのような技術を習得できるのか？　おそらく，カテーテルインターベンションに携わる医師ならば誰でもが抱く永遠の課題であろう．

　ガイドワイヤー操作の上達には，「考える」「記憶する」「創造する」ことが重要である．ガイドワイヤー操作のしやすい画像描出はどうすれば良いか？　病変に適したガイドワイヤーは何か？　シェーピングはどれくらいか？　回転と直進のバランスはどうとるか？　1：1トルクを実現するためのバックアップはどうとるか？　無限に「考える」ことである．カテーテル前のカンファレンスはどこでも行うが，より重要なのはその後の自分へのフィードバックである．病変を越えたときのガイドワイヤー操作は自分の思い通りだったか？　難しい局面を越えたときのガイドワイヤー操作のディティールはどうだったのか？　その感触は？　回転は？　推進力は？　それらを脳髄に「記憶する」のである．そして，それを自分の引き出しにしていく．さらに，自分のガイドワイヤー操作技術と病変との兼ね合いを創造（想像）しなければならない．自分の技量も変わるし（通常は少しずつ上達する），病変（相手）は1つとして同じものはない．自分の技量で越えられない病変と無理に対決し，引き出しなしに挑んではならない．しかるに，それを補うのは正しく豊かな「創造力」である．

　近年では，ガイドワイヤーの開発も目覚ましく，多種類の優れたガイドワイヤーが上市されている．これらのガイドワイヤーの特性を理解し，適切な病変に使いこなしてこそ，インターベンションのプロといえる．

　本書では，本邦を代表するインターベンションのプロにガイドワイヤーの特性とその操作法を詳しく解説していただいた．まずは，ガイドワイヤーの特性と操作法を理解し，手技にあたることで，習得の度合いは格段に違ってくる．後は，日々の症例の積み重ねとフィードバックで一段ずつ階段を登っていくしかない．その階段は永遠に続く終わりのない階段であるが，ていねいに登っていけばいつの日か見たことのないような景色が見えるだろう．本書が，本邦の若手インターベンション医師に高みを目指してもらう一助となれば本望である．

2018年2月

村松　俊哉

目次

1章　ガイドワイヤーとは　　1

1. ガイドワイヤーの基本構造　　矢部敬之　2
2. ガイドワイヤー選択の原則　　日置紘文, 上妻　謙　7
3. コイル系ガイドワイヤー　　中村　茂　12
4. ポリマージャケット系ガイドワイヤー　　諏訪　哲　15
5. Gaiaガイドワイヤー　　樽谷康弘　19
6. スティッフ系ガイドワイヤー　　阪本亮平, 森野禎浩　23

2章　ガイドワイヤー操作法　〈初心者編〉　　27

1. タイプA病変に対する基本ガイドワイヤー選択　　田邊　潤　28
2. ガイドワイヤーの持ち方　　穴井玲央, 園田信成　31
3. シェーピング方法, トルクデバイス　　森田有紀子　34
4. ガイドワイヤーの動かし方（回し方, 進め方）　　滝村英幸　38
5. ガイドワイヤー通過後の保持, 注意点　　中野雅嗣　43

3章　ガイドワイヤー操作法　〈中級者編〉　　47

1. 分岐部病変　　48
   a. ガイドワイヤー選択　　緒方信彦　48
   b. 側枝を取る際のガイドワイヤーの動かし方（回し方, 進め方）　　門田一繁　52
   c. 角度の強い側枝へのアプローチ法　　下地顕一郎　56
   d. Crusade, Sasukeカテーテル併用時のガイドワイヤー操作法　　芹川　威　61
   e. ステントストラット越えのガイドワイヤー操作法　　川﨑友裕　65

f．jail したガイドワイヤーの取り扱い法　　　　　　　　　　　村里嘉信　69
2．屈曲病変　　　　　　　　　　　　　　　　　　　　　　　　　　　　　74
　　a．ガイドワイヤー選択　　　　　　　　　　　　　　　　　　　廣上　貢　74
　　b．屈曲部のガイドワイヤーの動かし方（回し方，進め方）　　　伊藤智範　76
　　c．強い屈曲を乗り越えるガイドワイヤー操作のコツ　　前島信彦，日比　潔　79
　　d．reverse wire 法　　　　　　　　　　　　　　　　　　　　　石盛　博　82
3．入口部病変　　　　　　　　　　　　　　　　　　　　　　　　　　　　86
　　a．ガイドワイヤー選択　　　　　　　　　　　　　　　八巻　多，酒井博司　86
　　b．入口部のガイドワイヤーの動かし方（回し方，進め方）　河村洋太，松陰　崇　91
4．びまん性病変　　　　　　　　　　　　　　　　　　　　　　　　　　　95
　　a．ガイドワイヤー選択　　　　　　　　　　　　　　　　　　　松村敏幸　95
　　b．びまん性病変のガイドワイヤーの動かし方（回し方，進め方）　舛谷元丸　98
5．血栓性病変　　　　　　　　　　　　　　　　　　　　　　　　　　　　101
　　a．ガイドワイヤー選択　　　　　　　　　　　　　　　　　　　戸田幹人　101
　　b．血栓性病変（急性心筋梗塞）のガイドワイヤーの動かし方（回し方，進め方）
　　　　　　　　　　　　　　　　　　　　　　　　　　栗山根廣，柴田剛徳　104
　　c．フィルターデバイスの操作法　　　　　　　　　　　　　　　井上直人　107
6．TRI　　　　　　　　　　　　　　　　　　　　　　　　　　　　　　　110
　　a．TRI からのガイドワイヤー操作法　　　　　　　　　　　　　伊苅裕二　110
　　b．バックアップが十分にない状態でのガイドワイヤー操作のコツ　吉町文暢　113
7．プレッシャーガイドワイヤー　　　　　　　　　　　　　　　　　　　　119
　　a．プレッシャーガイドワイヤーの動かし方（回し方，進め方）　髙橋聡介，田中信大　119
　　b．プレッシャーガイドワイヤー測定の適切なポジショニング　　藤田　博　122

4章　ガイドワイヤー操作法　【上級者編】　　　　　　　　　　　　　　127

1．左主幹部　　　　　　　　　　　　　　　　　　　　　　　　　　　　　128
　　a．KBT に至るガイドワイヤーの操作法，交換法　　　　　　　　塩出宣雄　128
　　b．回旋枝が消失した際のガイドワイヤーリクロス法　　髙亀則博，中村正人　133
2．石灰化病変　　　　　　　　　　　　　　　　　　　　　　　　　　　　136
　　a．石灰化病変のガイドワイヤーの動かし方（回し方，進め方）　小川崇之　136
　　b．ローターワイヤーの交換法，操作法　　　　　　　　　　　　北山道彦　140
　　c．ローターワイヤーの使い分け　　　　　　　　　　　　　　　伊藤良明　144
3．完全閉塞病変：Antegrade　　　　　　　　　　　　　　　　　　　　　147
　　a．CTO ガイドワイヤーの動かし方（回し方，進め方）　　　　　我妻賢司　147

b．テーパードガイドワイヤー　　　　　　　　　　　　　　　　上原良樹　154
　　c．Gaia ガイドワイヤー　　　　　　　　　　　　　嘉納寛人，及川裕二　157
　　d．Conquest ガイドワイヤー　　　　　　　　　　　　　　　　岡崎真也　162
　　e．パラレルワイヤー法のテクニック　　　　　　　　　　　　　那須賢哉　168
　　f．3D ワイヤリング法　　　　　　　　　　　　　　　　　　　岡村篤徳　175
　4．完全閉塞病変：Retrograde　　　　　　　　　　　　　　　　　　　　184
　　a．チャンネルトラッキングワイヤーの動かし方（回し方，進め方）と注意点　184
　　　1）septal channel　　　　　　　　　　　　　　　那須賢哉，土金悦夫　184
　　　2）epicardial channel　　　　　　　　　　　　　　　　　　　村松俊哉　190
　　　3）SION ガイドワイヤー　　　　　　　　　　　　　　　　　　関口　誠　199
　　　4）SION black ガイドワイヤー　　　　　　　　　　　　　　　保坂文駿　202
　　　5）XT-R ガイドワイヤー　　　　　　　　　　　　　　　　　　岡田尚之　205
　　　6）SUOH03 ガイドワイヤー　　　　　　　　　　　　　　　　濱嵜裕司　209
　　b．Retrograde からの CTO トラッキングワイヤーの動かし方（回し方，進め方）と注意点
　　　　　　　　　　　　　　　　　　　　　　　　　　　　　　　　　　212
　　　1）Gaia ガイドワイヤー　　　　　　　　　　　　　　　　　　大辻　悟　212
　　　2）ULTIMATE bros ガイドワイヤー　　　　　　　　　　　　　岡田尚之　216
　　　3）Conquest ガイドワイヤー　　　　　　　　　　　　　　　　武藤　誠　220
　　　4）ナックルワイヤーテクニック　　　　　　　　　　　　　　芦田和博　223
　　　5）reverse CART 時のガイドワイヤー操作法　　　杉江多久郎，藤田　勉　227
　　　6）contemporary reverse CART　　　　　　　木谷俊介，五十嵐康己　232
　　　7）externalization の方法，注意点　　　　　　　　　　　　　永松　航　239
　　　8）Rendezvous 法　　　　　　　　　　　　　　　　　　　　山本義人　242
　　　9）スネア活用法　　　　　　　　　　　　　　　　　　　　　平瀬裕章　246

5章　ガイドワイヤー合併症　　　　　　　　　　　　　　　　　　　　　253

1．偽腔迷入したときの感触，脱出法　　　　　　　　　　　　　　中村　淳　254
2．ガイドワイヤー抜去困難　　　　　　　　　　　　　　　　　　矢嶋純二　260
3．ガイドワイヤー断裂　　　　　　　　　　　　　　　　　　　　藤本善英　265
4．ガイドワイヤー本幹穿孔　　　　　　　　　　　浜中一郎，上田欽造　268
5．ガイドワイヤーチャンネル穿孔　　　　　　　　　　　　　　　角辻　暁　274

索　引　　　　　　　　　　　　　　　　　　　　　　　　　　　　　　281

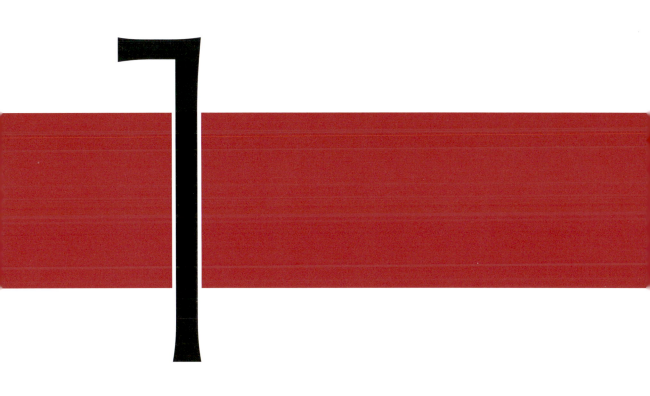

1

ガイドワイヤーとは

ガイドワイヤーとは

1 ガイドワイヤーの基本構造

　PCIガイドワイヤーは，その構造の違いから様々な種類があり，それを理解し選択することは治療に際し重要である．ガイドワイヤーは「単なる金属の針金」ではなく，様々な技術やノウハウが集積し開発・改良されている．
　ガイドワイヤーは，手元の回転を正確に先端に伝える（トルク伝達性），使用中に容易に折れ曲がらない（先端柔軟性），耐久性のある滑り性能，先端部の形状維持性や穿通力などの特性が要求される．

1 │ コアワイヤー

　図1に示すように，ガイドワイヤーにはコアワイヤーがあり，先端部にかけてテーパー状に加工され，硬さを変化させている．このコアデザイン（コアの太さや材質，形状）によって先端柔軟性，サポート性，トルク伝達性，トルク力，病変通過性（穿通力，プッシャビリティ）が決定され，コアワイヤーの先端3～20 cmにX線不透過（透視によって確認できるように）性のプラチナコイルが巻かれている．
　コアワイヤーは1ピース構造のものと2ピース構造のものがある（**図2**）．

a．1ピース構造（図2-A）
　先端まですべてステンレスのみの構造である．一般的にトルク伝達性は，1ピース構造のガイドワイヤーの方が2ピース構造のガイドワイヤーより優れている．またステンレスコアは先端のシェーピングがしやすいが，耐久性（復元性）が低く曲がり癖がつきやすい特性がある．

b．2ピース構造（図2-B）
　ステンレスと形状記憶合金であるナイチノールをシャフト部で接合させた構造である．ナイチノールコアは超弾性の影響でシェーピングしにくい構造で，かつ高い耐久性を有している．

　現在では技術の進歩により，ステンレスコアでもナイチノールコアに匹敵する耐久性（復元性）を有するガイドワイヤー（SIONシリーズ：朝日インテック社）や，2ピース構造でも

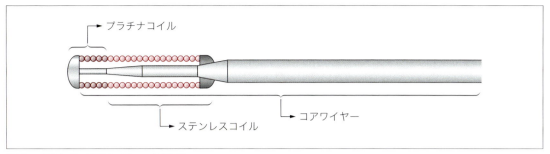

図1. PCIガイドワイヤーの構造

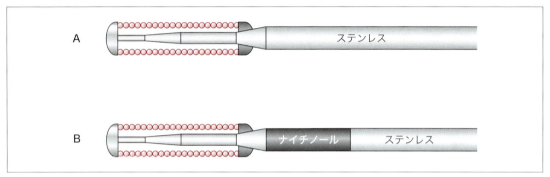

図2. コアワイヤー
A：1ピース構造；同一素材でコアワイヤーから先端まで単一構造．
B：2ピース構造；異なる素材でコアワイヤーから先端まで単体で構成され，シャフトで接合．

異種金属を溶接させ1ピース構造のようなトルク伝達性能を有するガイドワイヤー（Run-throughシリーズ；テルモ社）も開発されている．

2 | 先端ジャケット

さらにガイドワイヤーは，先端ジャケットがコイルタイプのものとプラスチック（ポリマージャケット）タイプのものがある（図3）．

a．コイルタイプ（図3-A）

金属コアにスプリングコイルを被せたガイドワイヤーであり，先端の感覚が手元に伝わりやすい．ファーストチョイスワイヤーとして先端荷重が1.0g以下の軟らかいものが使用されている．さらに，コイルに親水性コーティングやシリコンコーティングを加え，コーティング部位や厚みによってガイドワイヤーの滑り性を強化している．また先端荷重が1.0g以上で強い穿通力をもつガイドワイヤーはスティッフ系ワイヤーといわれ，主に慢性完全閉塞（chronic total occlusion：CTO）病変や石灰化病変に用いられる．

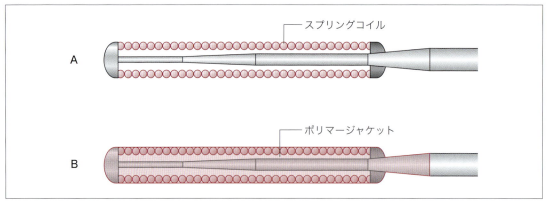

図3. コイルタイプとプラスチックタイプのガイドワイヤー
A：コイルタイプ
B：プラスチックタイプ

b. プラスチックタイプ（図3-B）

金属コアの先端部分 30〜40 cm をプラスチックのポリマージャケットで覆いコイルの凹凸をなくし，さらに親水性コーティングが付与されている．このタイプは滑り性を重視したガイドワイヤーであり，血管壁との摩擦抵抗が少ない．非常に滑るためにデバイスの出し入れの際には逆に滑って抜けやすくなったり，末梢冠動脈穿孔を生じるリスクもある．

3 | 特殊な構造をもつガイドワイヤー

一般的なガイドワイヤーは以上に挙げた構造であるが，以下の2つは特殊な構造をもっているガイドワイヤーである．

a. テーパード型ガイドワイヤー

ガイドワイヤーの先端が 0.014 inch より先細りしており，主に CTO のマイクロチャンネルトラッキングや retrograde アプローチによる側副血行路の選択，角度の強い分岐部病変などに用いられる．先端荷重が重いものは穿通力を高められている．
例：PROGRESS，CROSS-IT（アボット社），X-treme，XT-A，XT-R，Conquest，Gaia（朝日インテック社），WIZARD（日本ライフライン社）

b. サポート型ガイドワイヤー

先端は軟らかいが，コイル長を短くしサポート性を高めている．屈曲の強い血管を直線状にまっすぐ引き伸ばし，デバイスの挿入を容易にする．サポート性は非常に優れるが，血管壁との摩擦が増えるため，屈曲病変へ直接挿入するのは困難である．他のガイドワイヤーを通過させ，マイクロカテーテル使用下にサポート型ガイドワイヤーに変更する．また，屈曲血管を引き伸ばすことでスパスムや解離，アコーディオン現象を生じることもある．
例：FLEXL-WIRE（アボット社），Gland slam（朝日インテック社）

以上，PCI ガイドワイヤーの基本構造とその特性について述べた．最後に主に使用されているガイドワイヤーを表にまとめたので参考にしていただければ幸いである（**表1〜表3**）．

表1．汎用ガイドワイヤー

	製品名	先端荷重(g)	構造	親水性コーティング	ポリマージャケット	X線不透過長(cm)	外径(inch)
アボット社	HI-TORQUE BALANCE	0.6	2P	+	−	3	0.014
	HI-TORQUE BALANCE MIDDLE WEIGHT（BMW）	0.7	2P	+	−	3	0.014
	HI-TORQUE BMW UNIVERSAL II	0.7	2P	+	−	3	0.014
	HI-TORQUE BMW TREK	0.5	2P	+	−	4.5	0.014
	HI-TORQUE ADVANCE	1.0	1P	+	−	3	0.014
	HI-TORQUE ADVANCE LITE	1.0	1P	+	−	3	0.014
	HI-TORQUE UNI-CORE MS	1.1	1P	+	−	3	0.014
	HI-TORQUE UNI-CORE LS	1.0	1P	+	−	3	0.014
	HI-TORQUE TRAVERSE	0.6	1P	+	−	3	0.014
朝日インテック社	Rinato	0.8	1P	+	−	3	0.014
	Route	0.8	1P	+	−	3	0.014
	SION	0.7	1P	+	−	3	0.014
	SION blue	0.5	1P	+	−	3	0.014
テルモ社	Runthrough Ultra Floppy	0.5	2P	+	−	3	0.014
	Runthrough Extra Floppy	0.6	2P	+	−	3	0.014
	Runthrough Floppy	1.0	2P	+	−	3	0.014
	Runthrough Hypercoat	1.0	2P	+	−	3	0.014
日本ライフライン社	Premium F2	0.8	1P	+	−	3	0.014
	Premium S2	1.0	1P	+	−	3	0.014

表2．プラスチックタイプ（ポリマージャケット）ガイドワイヤー

	製品名	先端荷重(g)	構造	親水性コーティング	テーパー(inch)	X線不透過長(cm)	外径(inch)
アボット社	HI-TORQUE WISPER LS	0.8	1P	+	−	3	0.014
	HI-TORQUE WISPER MS	1.0	1P	+	−	3	0.014
	HI-TORQUE PILOT 50	1.5	1P	+	−	3	0.014
朝日インテック社	Fielder	1.0	1P	+	−	3	0.014
	Fielder FC	0.8	1P	+	−	3	0.014
	SION black	0.8	1P	+	−	3	0.014
	X-treme	0.8	1P	+	+(0.010)	16	0.014
	XT-A	1.0	1P	+	+(0.009)	16	0.014
	XT-R	0.6	1P	+	+(0.010)	16	0.014
日本ライフライン社	ATHLETE JOKER	0.6	1P	+	−	3	0.014
	ATHLETE Passista	0.8	1P	+	−	3	0.014
	WIZARD 78	0.6	1P	+	+(0.0078)	16.5	0.014
	WIZARD 1	1.0	1P	+	+(0.010)	16.5	0.014

表3. CTOガイドワイヤー

	製品名	先端荷重 (g)	テーパー (inch)	親水性コーティング	ポリマージャケット	X線不透過長 (cm)	外径 (inch)
アボット社	HI-TORQUE PROGRESS 40	4.8	+(0.012)	+	−	3	0.014
	HI-TORQUE PROGRESS 80	9.7	+(0.012)	+	−	3	0.014
	HI-TORQUE PROGRESS 120	13.9	+(0.012)	+	−	3	0.014
	HI-TORQUE PROGRESS 140T	12.5	+(0.0105)	+	−	3	0.014
	HI-TORQUE PROGRESS 200T	13.0	+(0.009)	+	−	3	0.014
	HI-TORQUE INTERMEDIATE	1.6	−	−	−	3	0.014
	HI-TORQUE PILOT 150	2.7	−	+	+	3	0.014
	HI-TORQUE PILOT 200	4.1	−	+	+	3	0.014
	HI-TORQUE CROSS-IT 100XT	1.7	+(0.010)	+	−	3	0.014
	HI-TORQUE CROSS-IT 200XT	4.7	+(0.010)	+	−	3	0.014
	HI-TORQUE CROSS-IT 300XT	6.2	+(0.010)	+	−	3	0.014
	HI-TORQUE CROSS-IT 400XT	8.7	+(0.010)	+	−	3	0.014
朝日インテック社	Miracle 3	3.0	−	−	−	11	0.014
	Miracle 4.5	4.5	−	−	−	11	0.014
	Miracle 6	6.0	−	−	−	11	0.014
	Miracle 12	12.0	−	−	−	11	0.014
	Miracle Neo 3	3.0	−	+	−	10	0.014
	ULTIMATE bros 3	3.0	−	+	−	40	0.014
	Conquest Pro	9.0	+(0.009)	+	−	20	0.014
	Conquest Pro 12	12.0	+(0.009)	+	−	20	0.014
	Conquest Pro 8-12	20.0	+(0.008)	+	−	17	0.014
	Gaia 1st	1.7	+(0.010)	+	−	15	0.014
	Gaia 2nd	3.5	+(0.011)	+	−	15	0.014
	Gaia 3rd	4.5	+(0.012)	+	−	15	0.014
日本ライフライン社	WIZARD 3	3.0	+(0.010)	+	+	16.5	0.014

ガイドワイヤーとは

2 ガイドワイヤー選択の原則

1 ガイドワイヤーを選ぶにあたって

　わが国で使用できるPCIガイドワイヤーは非常に多岐にわたる．すべてのガイドワイヤーは開発に携わった技術者あるいは医師の想いが製品となったものであり，この項ですべてのワイヤーの特徴と適する病変を伝えることはできない．PCIを日本古来の武士道に例えるのならば，各道場（施設）で教えられる流儀・流派（ワイヤー選択・操作）は異なり，使用するガイドワイヤーにもその流派の影響は色濃く反映される．古今東西，様々なPCIに対する思想（PCIの戦略という意味で）があるため，本項で触れる内容はあくまで1つの流派であることを留意して読んでいただければと思う．

　ガイドワイヤーの構造については前項で触れられているが，どの病変にどういったガイドワイヤーが適しているか，ガイドワイヤーの構造と照らし合わせながら説明していきたい．

2 ガイドワイヤーの特性

　これから実際に具体的な病変を挙げていき，それぞれに適したガイドワイヤーについて説明していくが，基本的に6 Fr transradial interventionで手技を行うpercutaneous coronary intervention（PCI）について記載していること，ガイドワイヤーを通過させる以前のガイドカテーテル挿入については適切なサイズ・バックアップが取れていることを前提としているのでご了承いただきたい．また，慢性完全閉塞（CTO）病変に対するPCIで選択されるガイドワイヤーについては，別項を参照していただければ幸いである．

　各病変で必要とされるガイドワイヤーの特徴について**表1**にまとめた．すべての機能が備わっているガイドワイヤーがあれば何も悩むことはないが，それに近いものはあるものの1本ですべてをまかなうことはできない．

a．柔軟性（flexibility）

　蛇行・屈曲病変や分岐角度の大きな分岐部病変においては，この特性を持つことでガイドワイヤーの形状を変形させることなくガイドワイヤーの操作が可能になる．

表1. 各病変で必要とされるガイドワイヤーの特徴

特　徴	必要とされる病変とその理由	ガイドワイヤーの構造との関係
flexibility（柔軟性）	蛇行病変，大きな分岐角のある病変ではワイヤーの変形を起こさず操作が可能となる	コアワイヤーの材質・太さで違いが出るナイチノール or 細いコア→柔軟性 up
steerability（操作性）	すべての病変において必要とされるワイヤー特性病変が複雑になるほどその特性はより必要とされる	手元のシャフトが太いと操作性 up
lubricity（滑り性）	狭小・石灰化部分などの抵抗が強い病変，高度の蛇行病変で必要とされる	先端をシリコン・親水性 or ポリマーコーティングすることで滑り性を上げる
tactile（触知性）	いわゆる「ワイヤー先端の感触」を手元に伝える力冠動脈穿孔などを回避するためにも必要な特性	疎水性コーティングは手元によりワイヤー先端の感覚を伝えやすい
support（サポート性）	デバイスの持ち込みが困難と予想される分岐部，高度蛇行，石灰化病変	コアワイヤーの材質・太さで違いが出る
tip stiffness（先端荷重）	先端が軟らかいものほど一般的に使用するワイヤーに望ましい．硬くなればなるほど使用される病変は限られる（例えばCTO病変）	

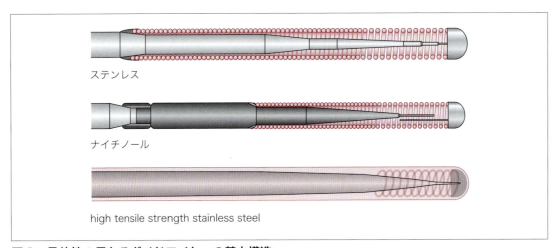

図1. 柔軟性の異なるガイドワイヤーの基本構造

　ガイドワイヤーの柔軟性を出そうとする場合，コアワイヤーの材質・太さを替える．より細いコアワイヤーであれば柔軟性は高くなり，ステンレスよりもニッケルチタン（ナイチノール）の方がより柔軟性が高くなる（**図1**）．一方で，柔軟性が優れているガイドワイヤーでは，一般的にはトルク伝達性やプッシャビリティ，シェーピング後の形状の記憶が低いとされ，病変の形態に合わせてガイドワイヤーの柔軟性が必要か判断すべきと考える．

b．操作性（steerability）

　すべての病変において共通して求められるガイドワイヤーの基本的な特性である．「トルク伝達性」および「ワイヤー先端のシェーピング」により得られる．トルク伝達性は，コアワイヤーがステンレス素材だと優れており，また，太いコアで先端にかけて徐々に細くなる形状のものはより手元の回転をガイドワイヤー先端に伝えやすい構造となる．病変形態がよ

り複雑になるほど，操作性は必要とされる．ガイドワイヤー先端のシェーピングしやすさは，複雑な病変を攻略する上で操作性の一端を担う．ナイチノールコアは形状をつけるのが難しいとされるが，一方で re-shape しやすい特徴がある．ステンレスコアは形状をつけやすい反面，変形しやすい．

c．滑り性（lubricity）

狭小病変，石灰化病変，高度蛇行病変で必要とされるガイドワイヤー特性である．ガイドワイヤー先端をシリコンコーティング，親水性コーティング，ポリマーコーティングすることで滑り性を出す（いわゆるプラスチックジャケットワイヤー）．先端荷重が重くなるほど，滑り性の高いガイドワイヤーは冠動脈穿孔などの危険性が高くなる．

d．触知性（tactile）

術者の手元にガイドワイヤー先端から病変の情報（抵抗・感触など）を伝える特性である．先端に施されている親水性コーティングが強くなるほど，手元に伝わる感触は非常に悪くなる．workhorse wire と呼ばれる一般的に使用されているコイル系ワイヤーであればコーティングが強くないため，石灰化病変や蛇行病変通過時にガイドワイヤー先端から手元に伝わる抵抗は強く，冠動脈穿孔や偽腔迷入などのリスクは低減できる．

e．サポート性（support）

サポート性は，デバイス通過が困難と予想されるような蛇行病変，石灰化病変などでデバイス通過性能を上げるのに必要となる特性である．ガイドワイヤーのシャフトコアの径が太いほどサポート性は強くなる．

f．先端荷重（tip stiffness）

簡略的にいえば，ガイドワイヤーの硬さのことである．単位はgやgfなどと表記されるが，数値が大きければ大きいほど先端が硬くなる．一般的に，"floppy（ソフト）ワイヤー" は先端荷重が1g以下で通常の症例に用いられる最も柔軟なガイドワイヤーで，次に "intermediate ワイヤー" は先端荷重が2～3gで高度狭窄やCTO病変などで用いられる硬いガイドワイヤーとなり，"スティッフ系ワイヤー" は先端荷重が3～12gと非常に硬くなり，intermediate ワイヤーと同様にCTO病変で主に用いられる．

先端荷重の表記は各社で統一した測定法でないため，一概に比較はできない．

3 | 各病態・病変に対するガイドワイヤー選択の実際

本書の2～4章「ガイドワイヤー操作法」において，各病変に対して選択されうる・すべきガイドワイヤーについて詳細が触れられるため，本項では各病変に求められるガイドワイヤーの特性などを中心に説明したい．

a. 心筋梗塞に対するPCIでのガイドワイヤーの選択

【求められるワイヤー特性】柔軟性・操作性・触知性（一部症例で滑り性）
【実際に選択されるガイドワイヤー】
・テルモ社：Runthrough NS Extra Floppy, Runthrough NS Ultra Floppy（場合によってはRunthrough NS Hypercoat）
・朝日インテック社：Rinato, Route．（場合によってはFielder FC），SION blue
・アボット社：HI-TORQUE ELETE II
・日本ライフライン社：ATHLETE Passista

　この病態における最も必要なことは，一刻も早い心筋への再灌流である．血栓閉塞した部分へガイドワイヤーを通し，本幹を捕らえ末梢まで通過させるわけだが，個人的な感覚として，血栓閉塞部分におけるガイドワイヤー通過の際にはある程度の「抵抗」を手元に感じておきたいと思っている．先端荷重は1g未満で，先端にのみコーティングが施してあるガイドワイヤーを選択することで安全に病変にワイヤーを進めていくことができる．

　遭遇場面は多くないが，高度蛇行や石灰化病変を合併する心筋梗塞症例では上記ガイドワイヤーは滑り性が足りず，石灰化病変からの強い抵抗あるいは操作性の低下に苦しめられることを経験する．NEO'S Fielder FCやRunthrough NS Hypercoatなどは滑り性に優れたガイドワイヤーであり，上記の特殊な場面において使用するとdoor to balloonの時間短縮に繋がると考えられる．

b. 狭心症に対するPCIでのガイドワイヤーの選択

1）タイプA病変

【求められるワイヤー特性】操作性
【実際に選択されるガイドワイヤー】
・テルモ社：Runthrough NS Extra Floppy, Runthrough NS Ultra Floppy
・朝日インテック社：Rinato, Route
・アボット社：HI-TORQUE TRAVERSE, HI-TORQUE ELITE II
・日本ライフライン社：ATHLETE Passista

　熟練したPCI術者であれば手技不成功で終わることはないと思われる．適切なガイドカテーテルのバックアップを得ることはもちろんであるが，ガイドワイヤーをできるだけ病変遠位部まで挿入することが重要と考えている．そうなると必然的にガイドワイヤーに求められる特性は「操作性」で十分と思われる．と言ったものの，おそらくどのガイドワイヤーでも手技成功に持ち込むことができると思うが，より難易度の高いPCIを行う際にある程度操作性能に優れたガイドワイヤーに慣れておくことは必要である．そういった意味で自分の中で操作性が優れたガイドワイヤーがどれかを見つけておくことが重要と考える．近年，操作性に優れたガイドワイヤーは各社から多数販売されており，指導医の意見も取り入れながら自分の1本を見つけていくのが良いと思われる．また，安全に手技を行うという点から，先端荷重は1g未満のものを使用するのが良いと考える．

2）近位部屈曲・石灰化・分岐部・入口部病変（CTO以外のタイプB or C病変）

　ここで触れる病変は，近位部の中等度屈曲病変，中等度から高度の石灰化病変，分岐部病変，入口部病変の4種類に絞って話を進める．これらの病変形態が単独で標的病変に存在するケースもまれと考えられるので，日常臨床で遭遇するケースを挙げてガイドワイヤーの選択について説明をしていきたい．

① 近位部屈曲＋石灰化病変

② 石灰化＋分岐部病変

③ 近位部屈曲＋分岐部病変

【求められるワイヤー特性】操作性・滑り性・柔軟性・サポート性
【実際に選択されるガイドワイヤー】
・テルモ社：Runthrough NS Hypercoat, Runthrough NS Fullcoat
・朝日インテック社：Fielder FC, SION, SION black,（X-treme）
・日本ライフライン社：ATHLETE Passista, ATHLETE JOKER
・ニプロ社：ABYSS EXCEED FF

　これらの病変でPCI中に遭遇する場面としては，屈曲・石灰化部通過時にかかる抵抗でワイヤー通過に難渋することである．石灰化病変の狭窄が高度でなければ手技に苦労はしないかもしれないが，近位部の屈曲でガイドワイヤーに大きな抵抗が加わるため，ガイドワイヤーを石灰化病変内でスムースに操作できず苦慮してしまう．抵抗が強くなるほど，手元でワイヤーを押して進めようとしてしまいがちだが，抵抗があるところで無理に押す力をかけ過ぎると偽腔迷入のリスクになる．これを回避するために最低限の親水性コーティングやポリマージャケットを施してあるガイドワイヤーを使用することで，手技のストレス，余計な合併症を予防できると考えている．ただ，最大の安全を確保する意味でも，病変通過後はポリマージャケット系ワイヤーをコイル系ワイヤーへ変更することを考慮すべきと考える．

④ 入口部病変

【求められるワイヤー特性】操作性・柔軟性・サポート性
【実際に選択されるガイドワイヤー】
・テルモ社：Runthrough NS Extra Floppy, Runthrough NS Ultra Floppy
・朝日インテック社：Rinato, Route, SION blue
・アボット社：HI-TORQUE TRAVERSE, HI-TORQUE ELITE Ⅱ
・日本ライフライン社：ATHLETE Passista

　入口部病変におけるPCIで最終的に手技成功を決めるのは，いかにステントを適切な部位へ留置できるかではないかと思われる．ガイドカテーテルの適切なサイズやバックアップもさることながら，ガイドワイヤーで手技を安定させることも必要である．

　親水性コーティングのあるガイドワイヤーでは病変通過は容易だが，ステント留置時にガイドカテーテルを冠動脈入口部から外すなどの手技が必要になることが多く，親水性コーティングがないものが望ましい．入口部病変遠位の血管形態でやむなくコーティングの強いガイドワイヤーを使ったとしても，安全を考えてガイドワイヤーは変更すべきと考える．

ガイドワイヤーとは

3 コイル系ガイドワイヤー

　　PCI用のワイヤーは血管を傷つけない柔軟性と，先端方向をコントロールできるトルク伝達性が要求される．

　コイル系ワイヤーと分類されるPCIワイヤーの構造は，コアワイヤーという先端に向かい細く削ってある針金の先端付近の細い部分に，X線不透過のプラチナ合金などのコイルワイヤーを巻きつけ，最先端に半円球のチップを溶着して透視下で見えるようにしてある（**図1**上段）．コイル系ガイドワイヤーは血管との抵抗が手元に感触として伝わることからファーストチョイスとして用いられることが多い．最近ではコーティング技術の進歩も目覚ましく，コイルワイヤーの表面にポリマージャケットコーティングが可能となり，単純に分類することが難しくなっている．

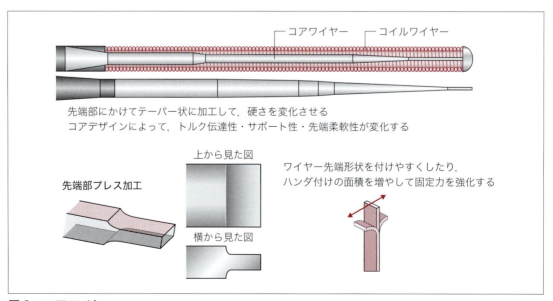

図1. コアワイヤー
　これにより，ワイヤー先端形状を付けやすくしたり，ハンダ付けの面積を増やして固定力を強化できる．しかし，このため強いカーブ血管の先ではwhip現象が生じ，先端の方向をコントロールできないことがある．

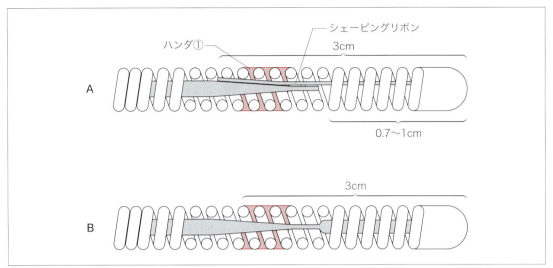

図2. 先端チップ構造
A：2ピース：シェーピングリボン；先端部に形状を付けるためのリボンがあり，コアと直接接合していないので，手元の回転に対して先端の反応が遅い．
B：1ピース：core to tip；コアが直接先端ボールチップに接合されており，手元の回転に対して先端の追従が良い．

　ワイヤーで冠動脈の枝を選択していくには先端カーブが必要であり，その形状を保持するためにリボン状の材料が入れてあった（**図2-A**）．従来の構造では，ワイヤーの軸を回転させるとコイルワイヤー部とリボンを介して先端チップ部分が回転する．この構造では手元のトルクを先端に伝達するには鈍く，術者の意のままに操作するには不向きであった．トルク伝達性を向上させるために開発されたものがcore to tipの一体構造のワイヤーであり，コアワイヤーの先端が直接ボールチップに溶着されており（**図2-B**），ワイヤー先端部のコントロール性が向上した．

　これまでのcore to tipワイヤーは先端を潰して平板状にしてあり，"きしめん"のように形成されていた（**図1下段**）．これは先端シェープ後の形状保持と溶着面積を増やし先端部分が壊れにくくするための方法であった．しかし，この構造の弱点として，強い屈曲部でワイヤーを回転させるとコアワイヤーの平板状の角に力が溜まり（**図3**），その後一気に回転する現象（whip現象）が生じ，微細なコントロールが難しかった．そこで，先端まで円柱状にすれば屈曲部でも安定したトルク伝達が可能となる．はじめに出たConquestガイドワイヤーのコアワイヤーは先端まで円柱状で先端チップに溶着されており，コントロール性に優れている．Conquestガイドワイヤーは先端荷重の重いワイヤーであり，比較的太いコアであったので形状保持や溶着が可能であったが，先端荷重の低いワイヤーを作るにはさらにコアを細くする必要がある．しかしコアが細ければ，回転させたときにワイヤー先端がプラークに引っかかり軸がよれて壊れてしまう．そこで円柱コアを細くし先端荷重を下げてもトルク伝達性を維持できるように，細いコア部を2重巻きのコイルでサポートし，先端部のコントロールが良いワイヤーが発明された．これがSIONやGaiaガイドワイヤーシリーズである．SIONガイドワイヤーではコアが細いため，形状保持をサポートするためにツイストワ

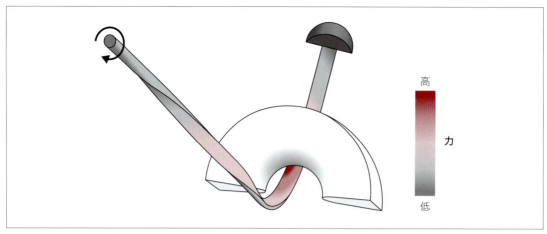

図3. コアにかかる力の分布を示した画像
　旧来の先端部を平打ちしたエアワイヤーでは柔軟性とトルク伝達性の双方を両立することができなかった．平打ちコアを屈曲部で回転させていくと先端が回転せず軸が捻じれていき角に張力が溜まる．そこからさらに回転させると次の面に接点が動く瞬間に，溜まっていた手前の捻じれが先端に伝わり，軸が大きく回転する．この現象をwhip現象という．

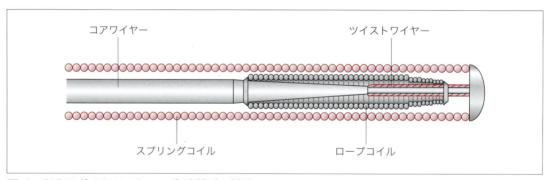

図4. SIONガイドワイヤーの先端付近の構造
　コアワイヤーとスプリングコイルは通常と同じである．細いコアを補強するためロープワイヤーで二重にコイルを巻いている．先端カーブの形状が維持できるようにコアの横にツイストワイヤーが入れてある．

　　イヤーというリボンが入っている．コアワイヤーは先端チップに溶着され2重のコイルでサポートされていることから，荷重は低いがトルク伝達性が良好となる（**図4**）．
　このように，コイル系ワイヤーは術者の要求とともに大きく進歩してきた精密機器である．ワイヤー構造を理解できれば血管の走行や病変によって選択するワイヤーは必然的に決まってくる．

ガイドワイヤーとは

4 ポリマージャケット系ガイドワイヤー

1 ポリマージャケット系ガイドワイヤーとは（定義）

　PCIで使用されるガイドワイヤーは，構造の違いから金属系とポリマージャケット系に分類される．ポリマー（重合体）は複数のモノマー（単量体）が重合することによってできた化合物であり，一般的に高分子有機化合物である．このポリマーを金属製インナーコアワイヤーにポリマースリーブを被覆し，親水性コーティングを施した製品をポリマージャケット系ガイドワイヤーと称する．

2 特　徴

a．滑りの良さ

　ポリマージャケット系ガイドワイヤーの特徴として最も重要な点は滑りの良さである．この特徴により，金属系ワイヤーでは到達できない病変にガイドワイヤーを文字通り滑り込ませることが可能となる（**図1**）．しかし，滑りが良いことは反面，ガイドワイヤーからの感触により血管や病変の性状が手元へ伝わる感覚が弱くなるという側面を抱えている．

b．先端荷重

　ここで述べる先端荷重は，製造元の表示する先端荷重と異なり，ガイドワイヤーの先端数mmから1cmに及ぶ範囲の硬さを指す．柔軟に動く金属コイルの表層にポリマーを塗布しているために，ガイドワイヤーの先端は思いのほか硬い．繰り返すが，手元からの操作を念頭に置いた荷重の測定法は，ガイドワイヤー全体の構造から算出されるものなので，使用するワイヤーの先端近くを片方の手で持ち，先端をもう一方の手の指の腹に当てて感触を確認すると理解しやすい．

3 使用法と注意

　現在汎用されている金属系ワイヤーのようにファーストチョイスワイヤーとしての使用は推奨されない．使用を考慮するものとして以下が挙げられる．

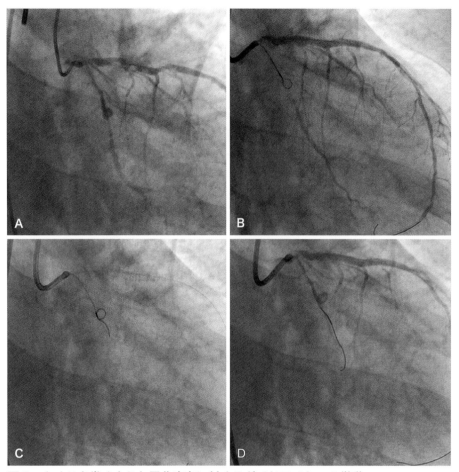

図1. とぐろを巻くような屈曲病変に対するガイドワイヤーの挙動
A・Bで屈曲部の通過が果たせなかった金属系ワイヤーに対してポリマージャケット系ワイヤーが容易に病変を通過し末梢へ到達した（C・D）症例.

1）石灰化を伴う狭窄病変

金属系ワイヤーでは，摩擦により通過が困難な病変に対して，滑りの良さによって病変の通過がより容易となる（**図2**）.

2）ステントストラット越えの側枝選択

石灰化病変同様の理屈によりステントストラットがガイドワイヤーを摩擦抵抗により阻む場合の側枝へのガイドワイヤー挿入が容易となる.

3）屈曲蛇行を伴う血管

九十九折りのような連続する屈曲蛇行や高度の屈曲により，血管壁からのガイドワイヤーへの摩擦抵抗が高い血管への挿入が容易となる.

4）reverse wire 法

本幹から鈍角に分岐する側枝や狭窄病変（特に偏心性の病変）の直後に分岐する側枝にガイドワイヤーを挿入する際に近年行われるようになった手技に際して推奨される. 側枝の入り口を捕らえたワイヤーの先端が抵抗なく側枝末梢へ進めることが，この方法の成否を左右する[1].

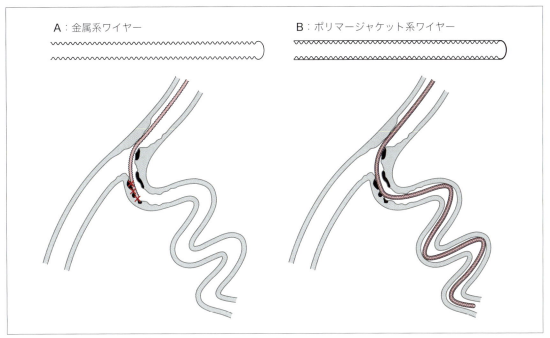

図2. 金属系ワイヤーとポリマージャケット系ワイヤー
　血管壁との摩擦抵抗の違いなどにより金属系ワイヤーでは通過し得ない石灰化および屈曲蛇行病変をポリマージャケット系ワイヤーは通過しうる．

5）STAR technique

　CTOに対する手技の方法の1つとしてsubintimal tracking and re-entry（STAR）techniqueがあり，意図的なsubintimal trackingを行うことからポリマージャケット系ガイドワイヤーが使用される[2]．

　一方で，使用に際しては以下の点に注意を払うべきである．

1）プラーク内への迷入

　滑りの良さとCTOワイヤーほどではないが先端が局所的に硬いことから，脆弱なプラーク内へ潜り込みやすく，気づかずに末梢へ進めると解離を起こしてしまう．急性冠症候群に代表されるような不安定で脆弱なプラーク，ラプチャーしたプラークが予測される病変の使用に際しては注意が必要である．

2）バルーンカテーテル拡張後の病変通過

　一度バルーンカテーテルで拡張された病変には人為的に解離が生じており，ガイドワイヤーの先端が解離腔に迷入すると解離を押し広げることに繋がる．

3）穿　孔

　抵抗なく末梢の細い血管へ入り込み，しかも先端局所が硬いため穿孔を起こしやすいので，使用に際しては先端が適正な部位にあるか常に注意を払う必要がある．

　また，CTO穿通用のマイクロカテーテルと組み合わせて使用する際も同様にガイドワイヤー先端に強い力が働くので，慎重な取り扱いを要する．

限定した使用が求められるものであり,その適性を十分に把握し,また起こりうる合併症を常に念頭に置いて使用すべきガイドワイヤーである.

文　献

1) Kawasaki T, Koga H, Serikawa T：New bifurcation guidewire technique：a reversed guidewire technique for extremely angulated bifurcation--a case report. Catheter Cardiovasc Interv **71**：73-76, 2008
2) Colombo A, et al：Treating chronic total occlusions using subintimal tracking and reentry：the STAR technique. Catheter Cardiovasc Interv **64**：407-411, 2005

ガイドワイヤーとは

5 Gaia ガイドワイヤー

1 ガイドワイヤーのコントロール性

　押す力に対してガイドワイヤーの先端カーブが組織から受ける抵抗によって推進力の方向が偏位し，ガイドワイヤーの進行方向が変わる．これを deflection という．意図する方向にガイドワイヤーを進めるためには，この deflection をコントロールすることが重要である．また deflection コントロールのためには，ガイドワイヤーの回転（トルク）をコントロールすることも重要な因子である．先端チップが柔軟なワイヤーは deflection を生じやすく，さらにリニアなトルク伝達性，つまり回転初動が速く，1：1の回転追従性を併せ持つガイドワイヤーはコントロール性が高いといえる．

2 CTO ワイヤーに求められる性能

　想定される血管走行に沿うように慢性完全閉塞（CTO）病変内で意図的にガイドワイヤーの進路を変更する必要がある．そのためには，先端が柔軟で，かつ閉塞した硬いプラーク内でも回転を伝えられる優れたトルク力とトルク伝達性が求められる．また CTO 病変内に進入するための穿通性が不可欠であることはいうまでもない．しかし，これらはトレードオフの関係にあり両立が困難であった．そこで，穿通性を保ちつつ，意図的なワイヤーコントロールの実現を目指して開発された CTO ワイヤーが「Gaia」シリーズである．

3 Gaia ガイドワイヤーの特徴を理解する

　Gaia ガイドワイヤーはスプリングコイル系ワイヤーに分類される．一般的にポリマージャケット系ワイヤーは，ポリマー自体がトルクを吸収する性質を持つため whip 現象（トルク溜まりによる跳ね）が起こりやすい．また回転初動も遅く，トルク伝達性はスプリングコイル系ワイヤーの方が優れている．さらに Gaia は朝日インテック社独自の composite core 構造（ACTONE）を有する（**図1**）．1ピースのステンレススチールコアと，6本の素線をロープ状に編みコア先端部にコイル状を巻きつけた（ロープコイル）複合コアで，トルク伝達性

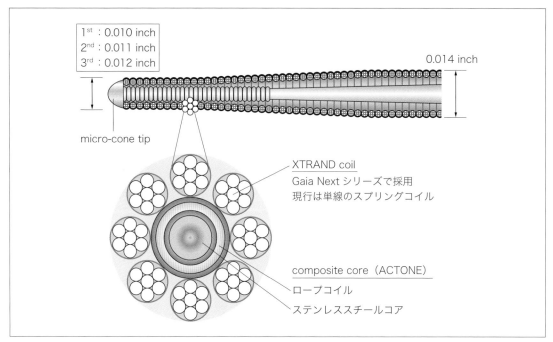

図1. Gaia ガイドワイヤーの構造

［朝日インテック社資料より作成］

の向上，whip の低減，先端チップの挙動安定化に寄与している．また先端から 40 cm と通常よりも長く親水性コーティングを施すことでマイクロカテーテルとの摩擦を低減している．

Gaia ガイドワイヤーは CTO ワイヤーながら先端荷重は重くない（**図2**）．つまり先端チップが柔軟といえる．そのため deflection が生じやすく，さらにトルク性能に優れ，意図的に軌道修正しやすくなっている．

先端荷重だけでなく先端チップの角度や長さといった形状も deflection に影響を与える．カーブが大きいほど deflection は生じやすいが，病変から受ける抵抗も大きくなるため操作性は低下する．何より CTO 病変内では大きなカーブによってスペースを広げることは特に避けなければならない．そのため Gaia ガイドワイヤーには先端チップに 45°/1 mm の小さな pre-shape カーブが施され，ハンドシェーピングされたものに比べて均一で，かつ形状が保持されやすい．

Gaia ガイドワイヤーは Conquest シリーズと同様に先端が細くなったコアを有するテーパードワイヤーである．Gaia 1st，2nd，3rd の違いはコアの太さのみによるもので，自ずと先端荷重やトルク性能に反映される．さらにやや尖った半球形状の先端ボールチップ（micro-cone tip）により，病変に接する面積を小さくすることでガイドワイヤー先端部にかかる単位面積あたりの力（penetration force）を大きくしている．その結果，先端柔軟性を保ちつつ穿通性を確保することが可能となった．

また，この micro-cone tip のみコーティングされていない．やや尖った半球形状と合わせて病変の「引っかかり」を探索するのに適している．この「引っかかり」こそ，穿通初動のきっかけであり，また deflection を発生させる抵抗という点で理にかなっている．

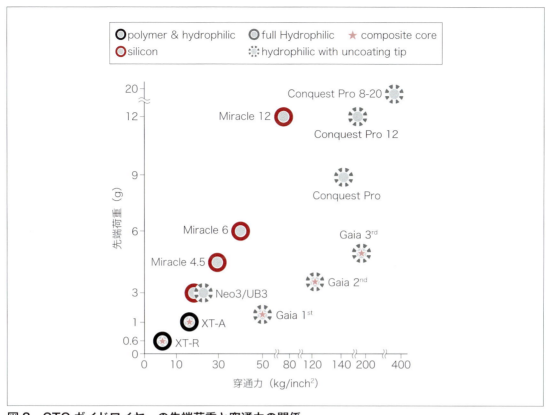

図2. CTO ガイドワイヤーの先端荷重と穿通力の関係

[朝日インテック社資料より作成]

　コアの太さにより Gaia 1st, 2nd, 3rd の順に deflection が生じにくくなり直進性・穿通性が高くなる．つまり硬い組織が存在する閉塞病変や，押した力が逃げやすい分岐入口部の閉塞病変には Gaia 2nd, 3rd へのステップアップが必要となる．同時に穿通力が高いということは冠動脈穿孔のリスクも念頭に置いておかなければならない．

4 | Gaia ガイドワイヤーに適した操作方法

　Gaia はトルクコントロールと deflection コントロールに優れたガイドワイヤーである．つまり，この特性を活かした操作を意識する必要がある．具体的には，仮想ラインをイメージし，まずは 30〜45°程度の回転に留める．回し過ぎは禁物である．少し待って回転が不足していれば，さらに 30〜45°回転させ進行方向を決定する．方向が安定してから先端チップが撓まない程度の力で軽く押す．先端形状を保ったまま進まないときは，それ以上は押さず少し引いて，30〜45°ずつ回転させて方向を変える．この一連の操作を繰り返して「先端が進む方向を選びながら進める」のが Gaia ガイドワイヤーの基本的な操作方法となる．

　Gaia ガイドワイヤーに限らず，過度な回転操作は先端チップの挙動が不安定になるばかりか，不要なスペースを広げてしまい，結果として deflection コントロールが困難な状況に陥ってしまうため，避けるべきである．特に Gaia ガイドワイヤーでは先端がトラップさ

た状態での回転は最小限にしなければならない．Gaiaガイドワイヤーは先端が柔軟であるがゆえに，先端がトラップされた状態で回転を加え続けると先端コアが断裂しやすい弱点がある．それを防ぐには，先端チップの挙動を注視して過度な回転操作を避けることである．決して回転を加えながら進めてはいけない．回転を加えても先端チップが動かずトラップが疑われるときは，ガイドワイヤーを少し引いて先端の動きを確認し，トラップされていればマイクロカテーテルやover-the-wire（OTW）バルーンを慎重に進めつつ保護的に抜去する必要がある．

　Gaiaガイドワイヤーの操作は，意図的にガイドワイヤーをコントロールするという意味では「active wire control」といえるが，病変内で相対的に弱い組織を探しながら進めるという意味では「passive wire control」の側面もある．穿通性が保たれているとはいえ，Gaiaガイドワイヤーの先端は柔軟でConquestシリーズに比べると撓みやすいため，向けたい方向を定めて一点突破する「穿通」にはConquestシリーズの方が適している．

5 | 新たなGaia Nextシリーズ

　さらなるトルクコントロール性の向上を目指して以下の点が改良された（**図1**）．
① コアワイヤーの大径化
② XTRAND coil（7本の素線を撚り合わせ1本にしたものを8本使用し編み込んだコイル）

　よりリニアなトルクコントロールを実現するためコアを太くし，トルク力を向上させた．またコアが太くなることで先端荷重が重くなり（1st：1.7→2 g，2nd：3.5→4 g，3rd：4.5→6 g），若干ながら耐久性も向上すると考えられる．また，スプリングコイルにXTRAND coilが採用され，回転初動までのレスポンスが改善されている．耐トラップ性も向上された．万が一，コアが断裂した場合も，素線自体が非常に細いため，単線コイルと違い伸びることなく先端から5 mm付近で断裂する構造となっている．これにより現行Gaiaワイヤーのコア断裂時に問題となっていた，コイルの延伸を最小限に抑えることが期待される．

ガイドワイヤーとは

6 スティッフ系ガイドワイヤー

　スティッフ系ガイドワイヤーは慢性完全閉塞（CTO）病変に対するPCI時に頻繁に用いられる．非スティッフ系ガイドワイヤーに比して穿通力（プッシャビリティ）（＝病変への進入力）がきわめて大きく，トルク性能（＝回転性）に優れているのが特徴であるが，その代償として屈曲血管への追従性や安全性に劣る．本項ではスティッフ系ガイドワイヤーの代表であるMiracleシリーズ，Conquest Proシリーズ（**図1**）について概説する．

1 | Miracleシリーズ

a．基本構造

　同じ朝日インテック社製品のRouteなどの汎用ワイヤーに準じて，コアワイヤーにスプリングコイルを巻き付けられた「コイル系ガイドワイヤー」である．先端径は0.014 inchで，11 cm長のスプリングコイルにシリコンコーティングが施されており，トルク性能に優れる．さらに先端のボールチップに接続しているテーパードコア部分の太さを変えることで，4段階（3 g，4.5 g，6 g，12 g）の先端加重を実現した．派生したCTOワイヤーとして，Miracle 3 gの先端40 cm部分に親水性コーティングを施し，より小さな先端カーブ形成を可能にしたULTIMATE bros 3がある．

b．操作の実際

　Miracle 3 gは適度な先端加重と優れたトルク性能からCTO-PCIにおけるファーストチョイスワイヤーとして頻用された．「CTO病変入口の引っかかりを探る」のに適し，「まず血管外には出ないという安心感」があった．そしてワイヤーが進まなくなった時点で4.5 g→6 g→12 gと段階的に加重を上げる方法が推奨されていたが，近年ではX-tremeシリーズやGaiaシリーズなどのテーパード＋コーティングワイヤーが上市したことで，ファーストチョイスワイヤーとして選択される場面は減少した．

　UITIMATE bros 3はX-tremeシリーズに続くセカンドチョイスワイヤーとして用いられることもあるが，近年ではretrogradeアプローチの際にretrograde側からCTO病変内を進める際に使用されることが多い．滑り・トルク性能の向上によりワイヤーの操作性が向上したことがその理由であるが，詳細は他項に譲る．

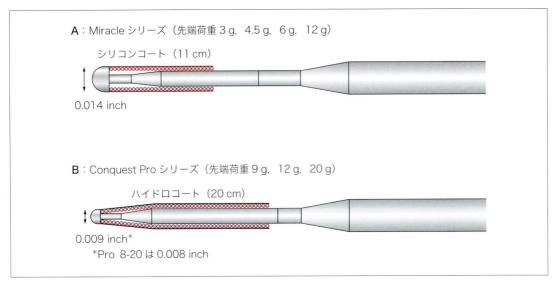

図1. 代表的なスティッフ系ガイドワイヤーの構造

2 | Conquest Pro シリーズ

a. 基本構造

「コイル系ガイドワイヤー」の基本構造はそのままだが，先端径を0.009 inch（Conquest Pro 8-20は0.008 inch）にテーパーしたことでよりプッシャビリティが増し，ボールチップ部のみコーティングを外したことで硬い病変の際にスリップしにくくなった．結果，強大な直進的プッシャビリティを獲得した．また，20 cm長のスプリングコイル部に親水コーティングを施したことでよりトルク性能が向上した．先端加重は9 g，12 g，20 gとなっているが，前述の理由により同加重のMiracleシリーズよりもプッシャビリティは大きい．

b. 操作の実際

Conquest Proシリーズは，汎用ガイドワイヤーやテーパードガイドワイヤーのように「ワイヤーが進む所に進める」のではなく「術者の意図した方向に進める」のが基本的なコンセプトである．ただし「術者の意図した方向」が「血管内とは限らない」点は肝に銘じておく必要がある．本ガイドワイヤーを使用する際は対側造影が必須であり（同側からCTO病変末梢が良好に造影される場合は不要），多方向からの透視でガイドワイヤー先端位置を確認する．また，直進的なプッシャビリティには優れるが，屈曲病変を全長にわたって追従するのは困難であるため，適宜ワイヤーの切り替えが必要となる（**図2**）．

ファーストチョイスワイヤーでそのまま通過できる病変は別として，一度CTO-PCIを開始すれば高率にスティッフ系ガイドワイヤーを使用する局面に遭遇する．スティッフ系ガイドワイヤーを使えなければ多くのCTO-PCIを完遂できない．Gaiaシリーズのようにプッシャビリティとトルク性能だけでなく屈曲への追従性を高めたガイドワイヤーも上市されているが，いまだ存在感の大きなワイヤーである．よって，PCI術者は閉塞血管内での挙動や病変通過時の感覚などに精通しておく必要がある．閉塞区間が短くCTO遠位端が明瞭に描

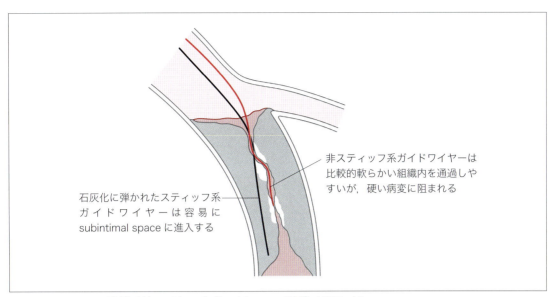

図 2. スティッフ系ガイドワイヤーと非スティッフ系ガイドワイヤー

出されるケース（狙いが付けやすい）や，ステント内閉塞ケース（血管走行が明らかである）ではあえてスティッフ系ガイドワイヤーを使用して使用感覚をつかむようにしたい．

2

ガイドワイヤー操作法

初心者編

ガイドワイヤー操作法

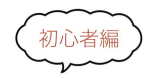

1 タイプA病変に対する基本ガイドワイヤー選択

まずはじめに，タイプA病変とはいかなる病変なのか確認しておこう．
タイプA病変とは，

① 限局性（＜10 mm）
② 同心性
③ 近位部の屈曲なし，あるいは軽度
④ 屈曲なし（45°）
⑤ 辺縁が整
⑥ 石灰化がない，あるいはあっても軽度
⑦ 非完全閉塞病変
⑧ 非入口部病変
⑨ 非分岐部病変
⑩ 血栓なし

と定義されている[1]．
　タイプA病変はPCI［当時は経皮的冠動脈形成術（PTCA）といわれていた］の黎明期から成功率が高く，急性閉塞のリスクが低い病変であることが知られており，PCI初心者の方も，このようなタイプA病変から術者を任されることが多いと思う．本項がそのようなPCI初心者の方の参考になれば幸いである．

1 ガイドワイヤーの評価項目

　ガイドワイヤーの評価項目としては操作性，サポート性，先端荷重，滑り性などが挙げられる．タイプA病変ではガイドワイヤーの操作性やデバイスのデリバリーのためのサポート性が問題となることはほとんどない．タイプA病変には，①先端荷重が軽く，②滑り性が適度な，安全性の高いガイドワイヤーが適している．

1）先端荷重が軽いこと

　全PCIの約0.2％に冠動脈穿孔が合併するといわれるが[2]，その原因として最も多いのが

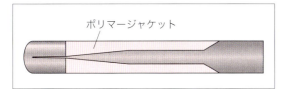

図1. ポリマージャケット系ガイドワイヤー　　**図2. コイル系ガイドワイヤー**

ワイヤー穿孔である．なかでもタイプA病変は適切なサイズのバルーン，ステントを選択すれば，病変の拡張に伴って冠動脈穿孔を起こす可能性はきわめて低い．タイプA病変の治療に伴う冠動脈穿孔はほぼワイヤー穿孔に限られることを考慮すれば，先端荷重が軽いことの重要性は明らかである．

2）滑り性が適度であること

滑り性の非常に良いガイドワイヤーでは，デバイスの出し入れに伴い意図した以上にガイドワイヤーが冠動脈末梢まで進んだり，あるいは枝に迷入することが原因でワイヤー穿孔を起こすことがある．そのため，滑り性の非常に良いポリマージャケット系（**図1**）ではなく，コイル系のガイドワイヤー（**図2**）が勧められる．コイル系ガイドワイヤーの方がポリマージャケット系ガイドワイヤーより術者に伝わる情報が多いことも，安全に手技を進める上でのメリットである．その上で，例えば治療対象の病変はタイプAであっても，病変遠位部の蛇行や石灰化が強くワイヤリングが困難であることが予想される場合は，同じコイル系ガイドワイヤーでも，より滑り性の良いワイヤーの選択する（例えばSION blue→SION など）ような工夫をする．

2 ガイドワイヤーの選択

さて，以上のような条件を満たすいわゆるファーストチョイスワイヤーは各社から発売されているが，その中でどのガイドワイヤーを選べば良いのだろうか？

筆者は何か1本，自分のお気に入りのガイドワイヤーを決めて一定の症例数を経験するまではそのワイヤーを使い続けることを勧める．先輩医師や同僚に勧められた，あるいはライブで憧れの先生が使っていたなど，理由は何でも良いと思う．大事なことは，一定の症例数を経験するまではそのガイドワイヤーを使い続けて，自分の中でのスタンダードを確立することである．そうすれば，次に使うガイドワイヤーも自分のお気に入りのガイドワイヤーと比較して特性を理解し，病変に応じた使い分けが可能になると思われる．

秘伝 テクニック！

一定の症例数を経験するまではお気に入りの1本を決めて，それを使い続ける．

今回タイプA病変に対する基本ガイドワイヤーの選択について述べた．いうまでもないが，PCIの難易度は治療をする病変形態の難易度だけで決まるわけではなく，他の冠動脈病変の有無，心機能・腎機能など，全身的な要素に影響される．タイプA病変だからといって決してPCIの難易度が低いわけではないことを肝に銘じてPCIに取り組む必要があろう．

文　献

1) Ryan TJ, et al：Guidelines for percutaneous transluminal coronary angioplasty. Circulation 78：486-502, 1988
2) Glenn NL, et al：2011 ACCF/AHA/SCAI Guideline for Percutaneous Coronary Intervention. J Am Coll Cardiol 58：e44-e122, 2011

ガイドワイヤー操作法

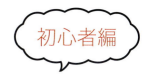

2 ガイドワイヤーの持ち方

　ガイドワイヤー（GW）を操作する際の姿勢は重要であり，背筋を伸ばし，肩の力を抜くようにする．透視像だけでなく，モニターや患者の状態などを把握できるよう余裕を持つ．初心者はGWの先端に気をとられ，ガイドカテーテルが抜けかけていたり，血行動態や心電図変化に気がつかなかったりすることがある．GW操作中にも常に，全体像を把握する余裕と注意深さが必要である．

1 ｜ GW挿入時のワイヤーの持ち方

　まず，インサーターを介してYコネクター内へGWを挿入する．このときインサーターよりGW先端が出ているとGWを傷めるので，必ずGWの先端をインサーター内に納めた状態で挿入する．GW操作時は，左手の第4指と5指でYコネクターを持ち，左手の第1・2指でGWを軽くつまむ．右手の第1・2・3指でGWにつけたトルカーをもつ（**図1**）．トルカーは上持ちでは微細な操作が難しいため，下持ちで強く握らず，箸を持つように軽くつまむ．右手の指でGWに回転を加え，左手の指でGWを前後に動かし，GWを進めていく．

2 ｜ バルーンカテーテル挿入時のワイヤーの持ち方

　GWにバルーンカテーテルを挿入する際は，GWのテールを第2指の腹に固定し，バルーンカテーテルを挿入することで平面方向のみの操作となり，容易に挿入しやすくなる（**図2**）．
　バルーンカテーテルをガイドカテーテル内に挿入する際は，助手がGWの遠位端を保持すると，GWが不用意に先に進む危険性が少なくなる．GWがexitポートから出たところで，左手でGWを保持し，右手でバルーンを進めていく．

3 ｜ バルーンカテーテル回収時のワイヤーの持ち方

　左手でGWを固定し，右手でバルーンシャフトを引く．バルーンカテーテルのexitポートがYコネクター部に達したところで，手を持ち変える．GWとガイドカテーテルを同軸に保

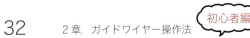

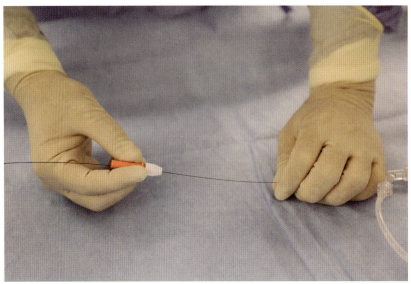

図1. GW挿入時のワイヤーの持ち方

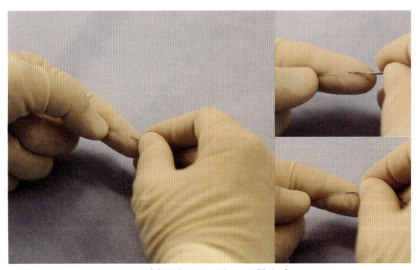

図2. バルーンカテーテル挿入時のワイヤーの持ち方

ち，右手でGWを固定するか軽く送り込みながら，左手でバルーンカテーテルを引く（**図3-A**）．または，exitポートから数cm遠位端のGWを左手でつまんで固定し，バルーンカテーテルを数cm引く．同様の手順を繰り返しバルーンカテーテルを回収していく（**図3-B**）．この際にGW先端の位置が動いていないことを透視で確認する．バルーンカテーテル先端がYコネクターより完全に出たところで，左手でGWを固定し，抜けないように留意しながら，バルーンカテーテルを回収する．

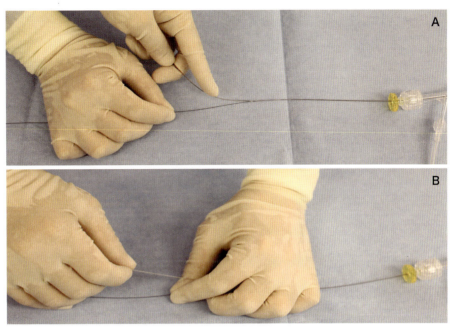

図 3. バルーンカテーテル回収時のワイヤーの持ち方

秘伝 テクニック！

　ワイヤーの持ち方は術者の癖もあり，いくつかパターンはあるが，筆者はこの下持ち（お箸持ち）をお勧めする．上持ちの術者も見かけるが，やはり持ち手が不安定になりやすく，微細な操作が難しい．また，CTO 病変などの長時間のワイヤー操作が必要な症例では指や腕などの疲労も多く，見た目もあまり良くない．PCI ライブなどでエキスパートの持ち方も参考にすると良いだろう．一度身につくと，なかなか後から変更はすることは難しく，インターベンションをこれから始める方には，ぜひこのお箸持ちをお勧めしたい．

ガイドワイヤー操作法

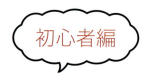

3 シェーピング方法，トルクデバイス

1 シェーピング方法

　ガイドワイヤーのシェーピングは，PCIを成功に導くための最も大切，かつ基本的手技の1つである．個々の病変の性状を考慮し，さらにガイドワイヤーの特性を最大限に発揮できるカーブを作成することが大事である．シェーピングの主な目的は，①対象血管の選択と②病変通過の2点であることを常に念頭に置いておく．シェーピングの形状は，ガイドワイヤー先端のカーブ（曲がり）の①角度と②大きさの組み合わせで決まるが，血管内腔径，血管の屈曲の程度，狭窄部と分岐の関係，マイクロカテーテル使用の有無，CTOか否かなど，様々な因子を考慮してシェーピングを作成する必要がある．

　通常open vesselの場合，インサーター（インサーションツール）やワイヤーと一緒に梱包されているシェーピングデバイス，あるいは注射針などを用い，先端部から数mm程度のあたりを指でしごくようにしてカーブを30～90°くらいでなめらかに作成する（図1-A，B）．シェーピングツールを用いず，第1指と第2指でしごきながら曲げる方法もある．初めから大きく曲げてしまうと元に戻しにくいので，小さいカーブから徐々に大きく作成していく方が良い．曲げ過ぎてしまった場合は，反対側にしごきながら曲げを戻すこともできるが，元の形状には戻らないことも多い．一般的に，分枝を選択するには，血管の内腔径より少し大きいサイズの屈曲にする必要がある（図1-C）．小さ過ぎると，枝に引っかからず分枝を選択できないし，逆に大き過ぎると細かい操作を行いづらい．また，左前下行枝を選択する場合，対角枝分岐部あたりで左前下行枝が大きく屈曲することも多く，通常より強い曲がりが必要な場合もある．

　また，できる限り小さい急峻なカーブの作成が必要な場合は，インサーターを使用し，ワイヤーを押すように曲げる方法が使用される（図1-D，E）．CTOやCTOに近い病変などで，microchannel trackingあるいはintimal trackingが必要となる場合に使用される．ガイドワイヤーをインサーターに挿入した状態で，ガイドワイヤー先端を0.5～1mm程度出し，指で押しながら比較的強い屈曲（45～90°）を作成する．また，慣れてくれば，この方法で大きなカーブを作成することもできる．

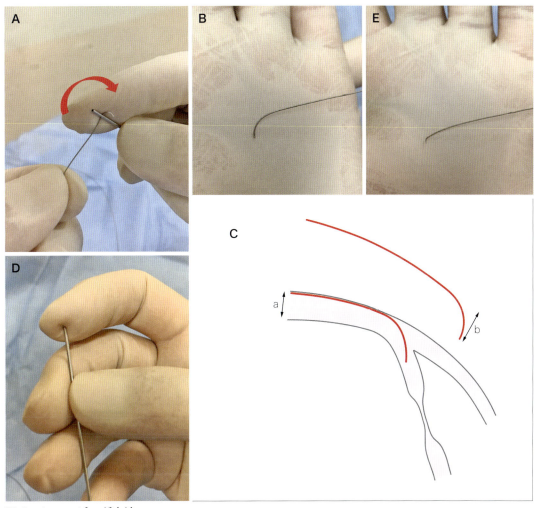

図1. シェーピング方法
A：ゆるやかで大きな屈曲の作成
B：その出来上がり
C：a（血管の内腔径）＜b（ガイドワイヤーのカーブ径）
D：急峻で小さい屈曲の作成
E：その出来上がり

　　さらに，狭窄部出口に分岐がある場合や近位側の分枝と遠位側の分枝とで血管内腔径が異なる場合などに，ダブルベンドカーブが必要なこともある．その場合，第1カーブは急峻で小さく，第2カーブは緩く大きくなめらかに作る．狭窄部出口に分岐がある場合は，狭窄によりワイヤーが伸展されてしまうため，ワイヤー先端により小さい屈曲が必要となる．

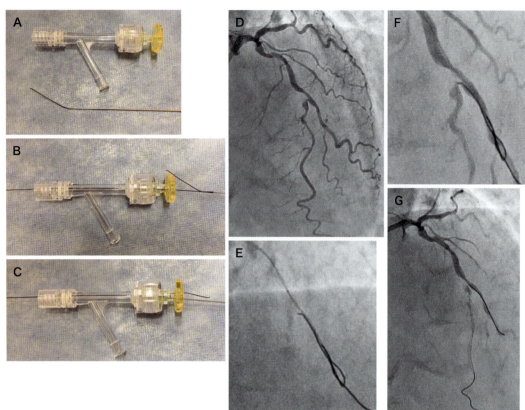

図2. reverse wire法（本症例ではSION blackとSasukeを使用）
A：第1カーブとして通常のカーブを先端に作成した後，ガイドワイヤーをYコネクターに折りたたんで進めるための緩い第2カーブ（30〜45°程度）を180°逆に作成．
B：ダブルルーメンカテーテルを使用．
C：第2カーブをYコネクターに折りたたみつつ進める．
D：左前下行枝が90°以上で分岐．
E：対角枝方向へいったん進める．
F：第1カーブを左前下行枝方向へ向け徐々に引いてくる．
G：左前下行枝方向へガイドワイヤーが通過．

秘伝 テクニック！

特殊なシェーピングとして，reverse wire法がある（**図2**）．急峻に（通常は90°以上で）分岐している分枝を選択する場合に，主にダブルルーメンカテーテルとともに使用される．第1カーブと第2カーブの向きを180°逆に作成するが，第1カーブとして通常のカーブを先端に作成した後，ガイドワイヤーをYコネクターに折りたたんで進めるための緩い第2カーブ（30〜45°程度）を作成する．第2カーブの位置は，当初先端から5cm程度とされていたが，第1カーブと第2カーブの間は離れ過ぎていると，分枝に引っかかった後の操作がしにくくなるため，筆者は2〜3cm程度が適当であると考えている．ただし，分枝の分岐後の屈曲の大きさにより多少変える必要もあり，大きければ長めに，小さければ短めに作成すると良い．

表1. トルクデバイス一覧

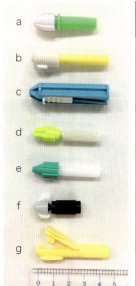

	名　称	製造または販売元	適応ガイドワイヤー径（inch）
a	ラジフォーカストルクデバイス	テルモ社	0.010〜0.038
b	TD2 トルクデバイス	ニプロ社	0.010〜0.018
c	グリップトルクデバイス	ニプロ社	0.014〜0.038
d	トルクデバイス	ニプロ社	0.010〜0.018
e	トルクデバス	シーマン社	0.009〜0.018
f	ステアリングハンドル	メドトロニック社	0.014〜0.018
g	H20 トルクデバイス	シーマン社	イエロー　0.010〜0.020 オレンジ　0.025〜0.040

2 トルクデバイス

　市販されているトルクデバイスの一覧を**表1**に示す．Yコネクター，インサーターとともに梱包され市販されているものもある．径の太いもの・細いもの，サイズの大きいもの・小さいものと様々だが，基本的には術者の好みでの選択となる．また，0.010〜0.014 inch 対応のほか，0.040 inch 対応のものまであり，冠動脈のみならず，冠動脈以外の血管内治療に使用可能なものもある．

　トルクデバイスを使用する際，トルクデバイスを持つ手を台に固定する方法あるいは宙に浮いた状態で使用する方法とあるが，術者が使用しやすい方法で良い．

ガイドワイヤー操作法

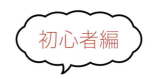
初心者編

4 ガイドワイヤーの動かし方（回し方，進め方）

　PCIにおいて，ガイドワイヤー（GW）の操作はガイディングカテーテル（GC）の操作と同様に基本的な手技である．複雑病変になればなるほどGWの操作は重要となるため，基本を身につけることは大切である．本項では非複雑病変に対する基本的なGWの操作方法について述べる．

1 基本姿勢とガイドワイヤーの持ち方

　GWは左第1・2指で挟むように軽く持ち，押したり（挿入したり），戻したりする操作を行う．残りの指でYコネクターやマイクロカテーテルを持つ．右手は第1・2指でトルカーをペンを握るように持ち，回転操作を行う．GWの先端を術者の意図するように動かせるようにならなければならない．トルカーとYコネクターの距離は，離れ過ぎるとGW操作がしにくいので，3～5cm程度にすると操作しやすい．GW操作中は透視像のGWの先端にのみ捉われず，常にGC先端の位置にも注意する．また，心電図や血圧，圧波形に注意も必要である．GWを操作する手に力が入り過ぎていると，GWの先端からの感覚を捉えることができないため，手の力は入れないように心がける．

　GWを冠動脈内で操作する際に注意することは，GWを挿入しようとしている血管に進まず，側枝などに迷入してperforationを起こさないようにすることである．常に造影しながら行うと造影剤量が増えてしまう．したがってGWを操作した動きとGW先端の動きの感覚を身につけることが大切である．また，血管抵抗を感じることも大切である．特に狭窄部位において，GWを通過させる際にプラーク内に進むと偽腔に迷入し，冠動脈解離を起こす．よってGWの操作は慎重に行うことが大切である．安定した姿勢で，GWの先端の動きやガイディングカテーテル，圧モニターなどに集中して行えるようにならなければならない．

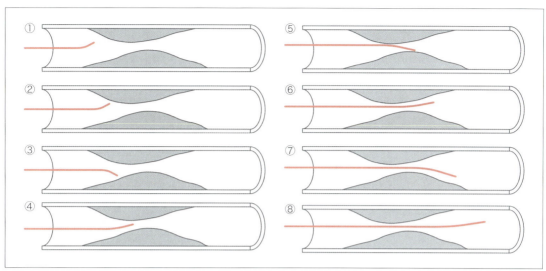

図1. 回転操作と前後操作の組み合わせで病変を通過する

2 ガイドワイヤーの進め方，回し方と病変（非複雑病変）通過方法

a. bare wire 法と over-the-wire（OTW）法

　Bare wire 法と OTW 法の2つがある．Bare wire 法は GW 単独で冠動脈内に進めていく方法であり，基本的にはこの方法を用いる．しかし，高度屈曲病変や高度狭窄病変，慢性完全閉塞（CTO）病変では OTW 法を用いる．OTW 法には，デバイスが進歩しマイクロカテーテル（MC）の種類・性能も向上したため MC を併用する．GW 先端が思うように動かない場合や GW の通過に抵抗がある場合には MC を併用すると良い．狭窄近位部の屈曲により GW の操作性が落ちる場合は近位部を伸ばし，また GW との抵抗を減少させるために MC を用いる．

b. ガイドワイヤーの基本操作：回転操作と前後操作

　GW の基本操作は，右手での回転操作と左手での押す（入れる）・引く（戻す）の前後操作の2つを組み合わせて行う．回転操作は，むやみに GW を回転させず，GW の先端の動きを確認しながら操作を行う．同じ方向にばかり回転すると，GW 先端が動いていない場合に断裂を起こす場合がある．GW の性能により，回転操作によるトルクが1：1で GW 先端にすぐに伝わらず遅れて伝わる．したがって，回転操作の程度をどのくらい加えたら，どのくらい GW 先端が動くか，普段から感覚的に身につける必要がある．また，GW の先端にトルクを効率良く伝えるためには，GW の摩擦を減少させることも重要である．回転操作に前後操作を加えることでトルクの伝わりも良くなるので，2つの操作を同時に行う必要性がある．
　図1に示すように尺取り虫運動と言われる操作を行う．GW 先端が冠動脈壁に当たると解離を生じたり，偽腔に迷入する．したがって GW 先端が常にフリーに動くようにこの運動を行う．

　前後操作に関しては，GW を押すことで冠動脈内に GW は進むが，引くこともコツの1つ

である．例えば，GW 先端が病変部や屈曲部に当たっている場合，押し過ぎると GW が撓んでしまい，先端に力が伝わらず，撓んでいる方向に力が逃げてしまう．この場合に GW を少し引くことで撓みがとれ，GW 先端にトルクが伝わりやすくなる．また GW の撓みがとれることで GW 先端の向きが変わり，進んでいく．前後操作に関しても，GW を手で動かす距離と実際に GW 先端が動く距離には回転操作同様に乖離があるため，この感覚も身につける必要性がある．

c. 病変通過方法（非複雑病変）

冠動脈狭窄部位はプラークが存在しており，非常に軟らかいこともある．したがって，病変に GW を通過させる際にプラーク方向に GW 先端が向いたまま押すと，偽腔に入り，解離を生じ，血流が途絶えてしまう可能性がある．そのため，病変部位直前で一度造影を行い，狭窄部位を確認する．狭窄内に GW 先端が入ったら，GW 先端が突っかからずに通過していくかを透視像で確認しながら進める．また GW 先端が撓む場合は先端が引っかかっているため，そのまま押さないように注意が必要である．GW が進まず撓んでしまう場合や先端が進まない場合は，むやみに押す操作だけをせず，GW を一度引き，先端が当たらないところを探しながら挿入する．したがって，GW 先端がプラークに引っかからないように尺取り虫運動を行いながら通過させ，適宜造影を行い確認する．

d. ステント内を通過する場合

留置されたステント内に GW を通過させる場合，ステントストラットを通過させないことが大切である．透視像で確認しつつ，少しでも抵抗を感じる場合はストラットを通過していると考える．またステント内に GW 先端が入ってからも，GW 先端がストラットに引っかかるため，回転操作を加え，ストラットに当たらないですり抜けるように通過させる．またステント内のみナックルワイヤーにすることもときに有効である．

e. 側枝がある場合や側枝に迷入する場合

GW 先端の形状カーブにより，GW が側枝に迷入してしまうことがある．その場合には，側枝と反対方向に GW 先端を向けて挿入する．うまく反対側に GW が向かない場合は，回転操作を行い，GW 先端を常に動かしながら挿入することで，側枝に迷入せずに進ませることができる．

3 | 冠動脈の解剖学的違いによる GW の進め方

a. 右冠動脈

まず #1-3 までが短縮しない透視像である左前斜位（LAO）50°で開始する．入口部で洞結節枝が分岐しているので，そこに入らないように進める．入口部は GC の軸と冠動脈の軸が一致していないと側枝に迷入しやすくなるので，GC 先端の軸を整える．洞結節枝は通常上方から分岐しているので，GW 先端は下方向きで進める．そのまま進めると右冠動脈は大きく下方に曲がるため，GW 先端は下方向きで進める．#2 では右室枝が分岐している．LAO 50°では分岐の方向が分離できないこともあるため，側枝に迷入してしまう場合は右前斜位（RAO）30°にすると分枝の方向が分離される．#3 に GW が到達したら #4 への分岐部を分離するために LAO-頭尾（CRA）にする．通常は #4-AV 方向に GW を挿入する．#4-AV は #3

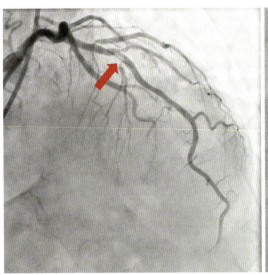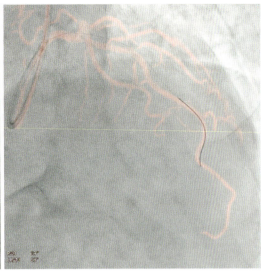

図 2. 冠動脈ロードマップガイドワイヤリング

から分岐後に透視像上方に向かい,その後カーブして下方に向かっているので,上方に GW を向けたまま進めると枝に迷入する.また多くの floppy タイプの GW では,この位置にくると操作性が低下してくるので,回転操作と前後操作をしっかりと行い,尺取り虫運動を行いながら末梢へと進める.

b. 左前下行枝

左冠主幹部の分岐部は spider view で分離でき,前下行枝方向に GW を挿入できる.次に AP-CRA,または RAO-CRA に画像を変更する.CRA 方向から見ると,前下行枝が伸展され,中隔枝や対角枝が分離される.前下行枝は側枝が多く迷入してしまうので,造影を適宜行いながら回転運動を加え,中隔枝に迷入しないように反対方向に GW を向けるか尺取り虫運動を行いながら GW を挿入していく.対角枝に入ってしまう場合も対側方向に GW を向けて挿入する.特に前下行枝が蛇行している場合は,遠位になればなるほど GW のトルクが伝わりにくくなり,側枝にも迷入しやすくなるため,解離を起こさないように回転運動と前後操作をしっかりと行い,注意しながらの GW 挿入が必要となる.

c. 回旋枝

左前下行枝同様に spider view にて回旋枝方向にまず GW を挿入する.その後の分枝を分離するためには RAO-尾頭(CAU)や RAO-CRA に画像を変更する.回旋枝は分枝が少ないため,分岐部にてしっかりと GW を操作し,病変方向へ GW を挿入する.回旋枝は GC と同軸方向にはならないため,遠位になればなるほど GW のトルクが伝わりにくくなる.したがって,回転運動と前後操作をしっかりと行い,注意しながらの GW 挿入が必要となる.

GW の動かし方の基本,非複雑病変に対する操作方法について解説した.GW 操作でのポイントは,体外で GW を操作してみると回転・前後操作が GW 先端に伝わるが,冠動脈内に入った途端に 1:1 で手の操作が GW に伝わらないということである.よって,普段からどのくらいの手の操作で GW 先端がどのくらい動くかの感覚を身につけることが重要である.

秘伝 テクニック！

　GW挿入のテクニックは回転・前後操作の組み合わせであるが，筆者はまず1:1トルクを目指してゆっくりと回転操作を加えながらGW先端の方向を操作し，押していく方法を試みる．特に分岐部では必要なテクニックである．側枝などが多い部位では，回転操作を多くしながらGWを押したり引いたりし，迷入しないようにする．末梢側ではトルクレスポンスが低下し，血管との摩擦が強くなるため，回転操作を多めにしながら挿入していく．病変通過時はプラークに当たらないように進め，特にGWの撓みが生じないように注意している．GW操作の際に造影を頻回に行うと造影剤量も増えてしまうので，GW先端の動きで本幹か側枝への迷入かを判断できるようになることも必要と考える．最新の透視装置［Azurion（Philips社）］では**図2**に示すように冠動脈ロードマップが可能となり，造影を行わなくてもGWを挿入することが可能となった．心拍動のためロードマップは完全に一致しないこともあり，安全なGW操作との組み合わせにより，造影剤を少なくしてワイヤリングを行うことが可能である．

ガイドワイヤー操作法

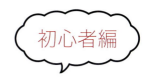

5 ガイドワイヤー通過後の保持，注意点

　PCIにおいて，ガイドワイヤーの先端を冠動脈の適切な位置まで挿入し保持することは，重要な基本手技の1つである．冠動脈内にデバイスを挿入または抜去する際に，ワイヤーとデバイス間に生じる摩擦力や作用反作用の影響を受けてガイドワイヤーが動く．このワイヤーの動きを最小限に抑えることが安全に手技を行う上で非常に大切である．

1 ガイドワイヤー先端はどこまで挿入して保持するか？

　ステントやバルーンなどのデバイスを冠動脈内に挿入する際には，ガイドワイヤーの支持力が必要である．より強い支持力を得るためには，造影で視認できる冠動脈本幹の末梢までガイドワイヤーを挿入し，その位置にワイヤー先端を保持しなければならない．

　一方，**図1**の症例は左主幹部入口部病変が標的病変であったが，末梢血管の蛇行が強く，ガイドワイヤーを無理に挿入すると冠動脈解離や穿孔を引き起こす可能性があった．また，デバイス挿入にワイヤーの強い支持力は必要なかったため，ワイヤー先端を少し引いた状態で手技を施行した．このように冠動脈末梢の蛇行や側枝の有無をよく観察し，また病変の性状からどの程度のワイヤー支持力が必要かを考慮しながら，ワイヤーの先端をどこまで挿入するかを決める必要がある．

2 ガイドワイヤーの先端を常に意識する

　先にも述べたが，冠動脈内にデバイスを挿入または抜去する際に，ガイドワイヤーは動く．しかしPCI中は病変を中心とした透視像を見ながら手技を行うため，ガイドワイヤーの先端が透視像内に写っていないことがある．

　図2の症例では，手技開始時は**図2-A**の右冠動脈末梢の➡の位置までガイドワイヤーを挿入していた．しかし手技中にワイヤーの先端が動き，気がつくと**図2-B**の➡の位置にワイヤーが迷入していた．このようにガイドワイヤーを末梢の細い側枝に挿入したまま手技を行うと，ワイヤー穿孔が生じる危険性が増す．手技中にガイドワイヤーの先端を意識していないとワイヤーの迷入に気づかずに手技を続けてしまうため，初心者はデバイスの出し入れを

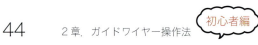

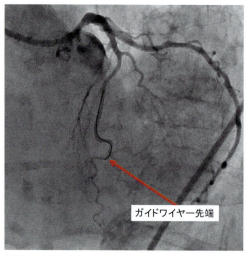

図1. 症例1

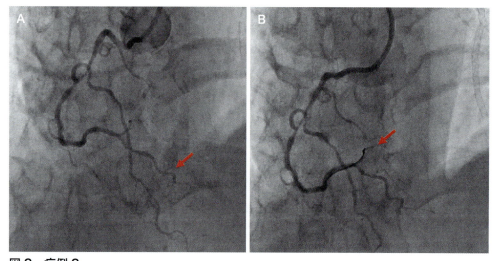

図2. 症例2
A：術前冠動脈造影
B：ガイドワイヤーが側枝に迷入

するたびに透視像でワイヤーの先端を確認するクセをつけた方が良い．常にガイドワイヤーの先端を意識しながら手技を行う姿勢が大切である．

3 | 手技中にガイドワイヤーが動く理由

ガイドワイヤーは，①血管との摩擦，②ワイヤーとデバイス間の摩擦，③ガイドカテーテルコントロールなどに影響を受けて動くことがある．

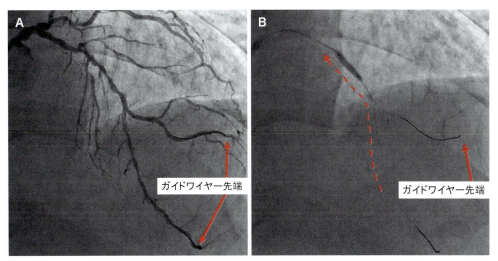

図3. 症例3

a. 血管との摩擦

　標的血管の屈曲・蛇行が強い場合，直線の血管に比しワイヤーと血管との摩擦が増し，さらにワイヤーが挿入した際に一度伸びた血管が元の曲がった形状に戻ろうとする力が加わり，自然とワイヤーが抜けてくることがある．

b. ワイヤーとデバイス間の摩擦

1）凝固血液や造影剤

　ガイドワイヤーに凝固血液や造影剤が付着していると，ワイヤーとデバイス間の摩擦が増し，デバイスの動きとともにワイヤーが動いてしまう．これを防ぐためにデバイスを挿入・抜去する際には，ガイドワイヤーをヘパリン加生食ガーゼで拭き取ってから手技を行う．

2）側枝の保護ワイヤー

　分岐部病変の側枝に保護ワイヤーを入れてのPCI施行時に，本幹の狭窄病変をバルーンで拡張した後バルーンカテーテルを抜去する際，側枝のワイヤーが抜けてくることがある．また逆に本幹にデバイスを挿入する際に，側枝のワイヤーが末梢に押し込まれることもある．本幹の狭窄がびまん性や屈曲病変の場合，側枝の保護ワイヤーとデバイス間の摩擦が大きくなる．さらに側枝の保護ワイヤーには親水性コーティングのガイドワイヤーが汎用されており，血管抵抗が少なく滑りやすい分，ワイヤーがより大きく動く．**図3-A**は左前下行枝#7から#8までのびまん性病変を認め，親水性コーティングガイドワイヤーを用いて血管径の大きい対角枝を保護したが，**図3-B**のように#8から#7まで点線の部位をバルーンで拡張しながらカテーテルを抜いてくると，保護ワイヤーがバルーンカテーテルとともに抜けてくることが確認された．この後，径2.5 mm，長さ32 mmのステントを左前下行枝#8に挿入する際に，ステント挿入とともに側枝のワイヤーが血管の末梢に押し込まれた．このように，側枝のワイヤーは本幹のワイヤーよりも動きやすいため，その先端の位置に対し常に細心の注意を払う必要がある．

秘伝 テクニック！

デバイスの挿入，または抜去時にはガイドワイヤー先端の位置を常に意識すること！

c．ガイドカテーテルコントロール

ガイドカテーテルの支持力が弱い場合，デバイスを狭窄部位に押し進めると反作用が働いてガイドカテーテルが冠動脈から外れ，その分のワイヤーが抜けてしまう．また逆に，デバイスを冠動脈から抜く際にも反作用が働いてガイドカテーテルが冠動脈に深くエンゲージしてしまい，その分ガイドワイヤーは奥に入る．このようにガイドワイヤーの位置はガイドカテーテルの動きにも影響を受ける．

以上，ガイドワイヤー通過後の保持，注意点について述べた．重要なことは，開始時から終了時までガイドワイヤー先端の位置を常に意識しながらPCIを行うことであり，さらに手技中は可能な限りガイドワイヤーの先端を動かさないというこだわりを持ちながら手技を修練することである．

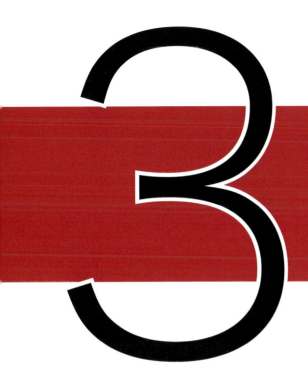

ガイドワイヤー操作法

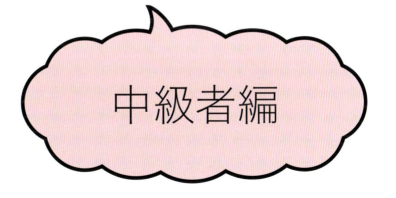

中級者編

ガイドワイヤー操作法
分岐部病変

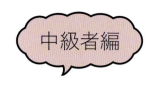

a　ガイドワイヤー選択

　PCIにおいて，いまだ未解決の課題が多く存在する．日常臨床において多く遭遇するものとして，分岐部病変は最も普遍的な課題といえる．複雑な病変特性を有しており，そのときどきで最新の知見が変遷していく領域でもある．今後，生体吸収性スキャフォールドの登場もあり，ますます手技の変化が予想される．本項では，最も基本的な知識として，分岐部に対するガイドワイヤー選択についてまとめる．

1 | 分岐部病変に用いるガイドワイヤーの選択

　ガイドワイヤーを構成するパーツを大別すると以下の通りとなる．

> ① ワイヤーコア
> ② シェーピングリボン
> ③ チップ

　それぞれのパーツが担当する役割を理解する必要がある．分岐部病変治療では，ガイドワイヤー通過後にイメージングデバイス［血管内超音波検査（IVUS），光干渉断層画像診断（OCT），optical frequency domain imaging（OFDI）］，バルーンカテーテル，ステントデリバリーシステムを通過させるため，一定のサポートが必要となり，一般型ガイドワイヤー［Route（朝日インテック社），HI-TORQUE BALANCE（アボット社など）］では，側枝（SB）方向のデバイス挿入に苦労することがある．そのため，ワイヤーコアには一定のサポート（コアのstiffness）が求められる．一般にコアのサポート性に限ればNi-Tiコアを有するRunthrough NS（テルモ社）が有用であることが多い．

　シェーピングリボンならびにチップについては，ワイヤーパフォーマンスを考える上で，2つの要素に関わっている．

　まず第1に，SB方向への通過を考えると，一定以上のチップ荷重が求められる．また，シェーピング形状を手技の途中で変える必要を念頭に置く．一般にSBへガイドワイヤーを進める際には，近位部本幹（MB）血管径の1/2を超える曲径を付ける必要があるが，一度SBに入った後にこの形状が邪魔になることも想定される．この際，再度別の形状を付与する

表1. 代表的なfloppyガイドワイヤーの先端荷重

ガイドワイヤー	先端荷重
SION	0.7 g
SION blue	0.5 g
SION black	0.8 g
Runthrough NS Floppy	1.0 g
Runthrough NS Ultra Floppy	0.5 g
Runthrough NS Extra Floppy	0.6 g
ATHELETE JOKER	0.6 g
BMW/BMW Universal	0.5 g

にはre-shapeが必要となる．従来のステンレスコアのガイドワイヤーの場合は，先端シェーピングは一度付けると戻しにくい．しかし，最近のcomposite core（朝日インテック社）あるいはNi-Tiコア（テルモ社）は，シェーピング形状に可塑性があるため，曲径や曲率の変更が可能となった．ただし，プラスチック（ポリマー）ジャケット系ワイヤー（SION black，Fielder FCなど）は，シェーピング形状を変える際に曲率を増やすことは容易である一方，曲率を緩める（＝直線に戻す）ことは難しい．

次に，SBに入った後に遠位部へ進める際に，ガイドワイヤーの滑り性能が求められる．一般的には親水性コーティングされているガイドワイヤーが多いので，あまり問題とならない．屈曲が強くSBの中でガイドワイヤーの曲げを変える場合には，積極的にマイクロカテーテルを使用することを勧める．

滑り性能を求めるためにプラスチックジャケット系ガイドワイヤーを用いることもあるが，先端部位で冠動脈穿孔を生じる危険が上昇する．また，ステント留置でガイドワイヤーをステント外に挟んだ場合に，石灰化の程度によってはプラスチックジャケットが破損して血管内に残留する可能性もあり，お勧めできない．

なお代表的なfloppyガイドワイヤーの先端荷重は**表1**の通りである．先端部分とガイドワイヤーコアの接合形状は各社それぞれに工夫をしており，詳細は割愛する（**図1**）．

2 | 分岐角度によるガイドワイヤー選択

a．分岐角度が浅い（60°以下）側枝へのガイドワイヤー操作と選択

近位部MBに操作スペースがある場合には，適切な先端シェーピングを付ければ，SBへのガイドワイヤー通過はさほど問題ではない．先端荷重は軽いものを選ぶ．**図2**に示すように，近位部MBの血管径の1/2以上の曲径を用いると，SBを選択しやすい．実際には1.0倍の曲径を付けた方がSBの選択は容易であるが，SBへ入った後に末梢に進める際に大き過ぎる先端形状は操作の妨げになる．

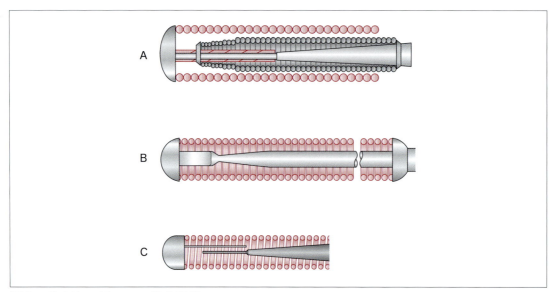

図1. ガイドワイヤーコア接合形状
A：composite core；シェーピングに可塑性がある．Prolapseに強い．
B：Ni-Tiコア；耐久性に優れる．形状記憶性が低い．
C：ステンレスシェーピングリボン；シェーピングが付けやすいが，構造上脆弱である．

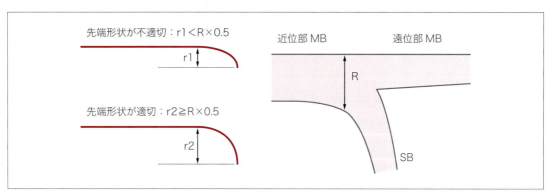

図2. SB挿入に適したカーブ形状（曲径）の例

b．分岐角度が大きい（60°以上90°以下）の側枝へのガイドワイヤー操作と選択

　　一定以上の先端チップ荷重（一般的には1g以上）がないと，側枝への通過が難しいことがある．マイクロカテーテルを用いることで，遠位部MBへのガイドワイヤー prolapse（＝落ち込み）を予防することが可能である．またSBへ進入後に異なる角度で遠位部に進みたいときにも，マイクロカテーテルは有効である．朝日インテック社のcomposite coreを有するガイドワイヤー（SION, SION blueなど）が，prolapseを予防するように工夫されている代表例である．

秘伝 テクニック！　分岐角度が90°を超える場合の工夫

　通常のガイドワイヤー操作ではSBを捕らえることができないことも多い．状況によりダブルルーメンカテーテルを用いて，reverse wire法を行うことが必要となる．詳細は他項を参照されたい．Reverse wire法の際には，プラスチックジャケット系ガイドワイヤーを用いることが一般的である．

　分岐部病変に向くガイドワイヤーを選択する際には，ガイドワイヤーの構造ならびに材質の特徴を熟知しておく必要がある．シンプルな病変に用いるworkhorseガイドワイヤーにおいても，その特徴を理解して使うべきであり，その基本的理解が分岐部病変や，さらに慢性完全閉塞（CTO）病変に対するPCIの手技成功には不可欠と考える．ガイドワイヤーに限ったことではないが，プロフェッショナルとしてPCIを学ぶ上で，まずは「デバイスおたく」を目指してほしい．

ガイドワイヤー操作法
分岐部病変

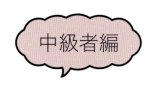

b 側枝を取る際のガイドワイヤーの動かし方（回し方，進め方）

　PCIの治療に際して分岐部病変の占める割合は高く，本幹のみならず側枝の良好な血行再建を得ることも重要である．そのため，基本的な手技として側枝へのワイヤー操作があり，実際にステント留置前・留置後，側枝閉塞後と様々な状況があり，またワイヤー単独で操作したり，Crusadeカテーテルを用いたりする場合がある．一部他項と重なる部分があるが，ガイドワイヤーの操作法を中心に述べる．

1 至適分離角度の重要性

　ガイドワイヤーで分岐部病変の側枝を選択する際に，側枝の分離が最も良い角度を選択することが重要である（図1）．分離が最も良い角度は，基本的には分岐部病変の平面と垂直になる方向である．実際の例として，ステント留置例での側枝選択を右前斜位-頭尾（RAO-CRA）と左前斜位（LAO）-CRAの2方向造影で撮像したものを示す（図1）．明らかにLAO-CRAの方がガイドワイヤー選択に適した方向であることが分かる．

2 通常の分岐部病変でのガイドワイヤーの曲げ方，進め方

　通常の分岐部病変の側枝選択では1つの緩やかな曲がり（シングルベンド）を付ける場合が多い．基本的には，その曲率半径は側枝選択部位の冠動脈径より1 mm前後大きい曲がりとする．側枝の比較的近位部に屈曲がある場合には，ダブルベンドとした方が選択が容易となる場合がある．

3 Crusadeカテーテル（Sasukeカテーテル）を用いた側枝のガイドワイヤーの進め方

　Crusadeカテーテル（Sasukeカテーテル）はガイドワイヤー単独で，側枝の選択が難しい場合や本幹にステントを留置した後で，側枝のガイドワイヤーの再選択をする場合に使用する．筆者の施設では，後者の場合には通常，原則としてCrusadeカテーテル（Sasukeカテー

b. 側枝を取る際のガイドワイヤーの動かし方（回し方，進め方）　53

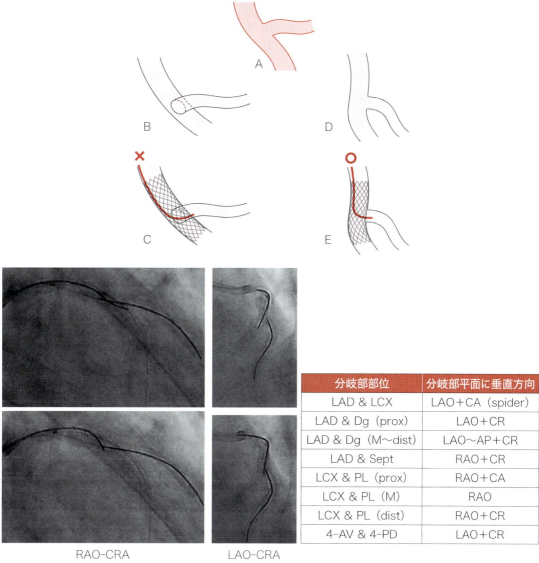

図1．分岐の適切な分離角度

LAD：左前下行枝，LCX：左回旋枝，Dg：対角枝，Sept：心室中隔，PL：後側壁枝，AV：大動脈弁，PD：後下行枝，LAO：左前斜位，RAO：右前斜位，prox：近位部，M：中間部，dist：遠位部

テル）を用いるようにしている．Crusadeカテーテル（Sasukeカテーテル）を本幹のガイドワイヤーに入れて，over-the-wire（OTW）ルーメンに側枝選択用のガイドワイヤーを入れて，側枝の選択を行っている．そうすることで，近位部からステントの外側を通過することを回避できる．実際に側枝の選択を行う場合には遠位部までCrusadeカテーテル（Sasukeカテーテル）を進めて，その時点でガイドワイヤーをOTWルーメンから出し，側枝の選択をしている．

　以下，その際のガイドワイヤーの操作について述べる．

　このときのガイドワイヤーの曲げ方は角度はほぼ90°として，曲率半径は血管径より1mm

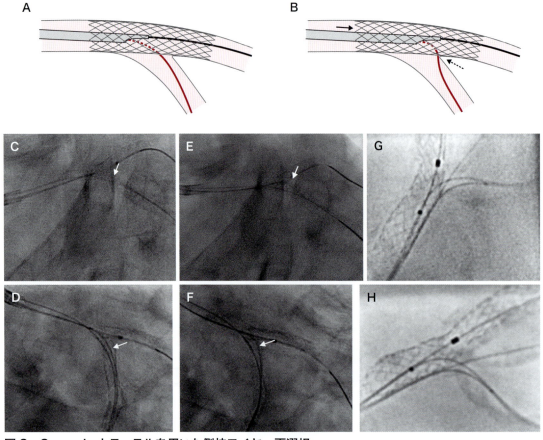

図2. Crusade カテーテルを用いた側枝ワイヤー再選択
A・B：本幹に入れている Crusade カテーテルを軽く進めることで，側枝に入っているガイドワイヤーがカリーナ側にシフトして，側枝のガイドワイヤーが適切な部位に入っているかが分かる．
C・D：本幹に入れている Crusade カテーテルを軽く進めることで，側枝に入っているガイドワイヤーがカリーナ側にシフトしているが，2 方向で確認しても，十分にカリーナ側にシフトしていないことが分かる．
E・F：再度，側枝のガイドワイヤーを取り直し，同様に Crusade カテーテルを進めることで，今回は 2 方向ともガイドワイヤーがよりカリーナ側にシフトしていることが分かる．
G・H：別の症例であるが，Stent Boost を用いてステント強調画像にすると，より鮮明に側枝のガイドワイヤーの走行が分かる．

前後大きいカーブとする．このような曲がりにすることで，ワイヤーが側枝の入口部を捕らえやすくなる．すでに側枝を拡張している場合には，その後の慎重なガイドワイヤーの操作が重要である．側枝に入りやすくするためにガイドワイヤーの曲がりをある程度強くしているため，その曲がりは，分岐後が屈曲しているような場合には，ガイドワイヤーを進めるに際しては妨げとなることが多い．2 方向での透視で，最初のワイヤーの走行とずれがないことを確認しながらワイヤーを進める．この際の側枝を選択するワイヤーとしては，先細りのワイヤーやポリマージャケット系ワイヤーは容易に解離腔に入るために，通常は適していないと思われる．

4 | Crusadeカテーテルを用いたガイドワイヤーの至適ストラット通過の確認

　本幹にステントを留置した後に，側枝にガイドワイヤーを再選択する必要がある場合がある．この際にできる限り遠位部（カリーナに近い部分のストラット）を通過させることが望ましい．至適通過部位の確認法としてIVUSや，最近では3DのOCTやOFDIを用いて，より適切な側枝のガイドワイヤーの選択が行われてきている．ただ，これらの方法はガイドワイヤーが至適な部位を通過することができているかどうかは確認できるが，直接的なガイドとすることは難しく，そのつどガイドワイヤーが望ましい部位を通過しているかどうかを確認することが必要となる．Crusadeカテーテルを用いて側枝の選択を行う際に，側枝選択ができたと思われた時点でCrusadeカテーテルを進めることで，側枝に入っているガイドワイヤーが分岐部のカリーナ側にシフトする．これにより，ガイドワイヤーができる限り遠位部から入っていることが確認できる（**図2**）．1方向からだけでなく2方向で確認することによって，より正確になりうる．この際，Crusadeカテーテルには2個のマーカーがあり，Stent Boostでの評価が可能で，よりワイヤーのルートが適切であるか明瞭となる．

ガイドワイヤー操作法
分岐部病変

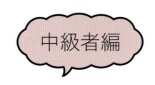

C 角度の強い側枝へのアプローチ法

Reverse wire 法は現在では急峻な角度で分岐する側枝に対して汎用される方法となっている．本項ではこの方法に関して実際の症例を通して概説したい．

1 手技の準備

後述するワイヤーをダブルルーメンカテーテルにセットする．Crusade（カネカ社）と Sasuke（朝日インテック社）を比較した場合，後者でプロファイルが小さい分通過性が高く，その一方でワイヤールーメンも絞ってあるため操作性がやや落ちる．筆者は open vessel から急峻に分岐している側枝には前者を，CTO 遠位部の側枝には後者を使用している．手順は，まずワイヤーに第 2 カーブを作成する（**図 1-A, B**）．この際，完全に折るとその後マイクロカテーテルを進める際のサポートがなくなり，折った部位でワイヤーもろとも本幹に逸脱するばかりでなく，その後，側枝に入ったワイヤーの操作性に悪影響を与える．筆者は軽いカーブを付けてそのまま Y 字コネクターに押し込んでいる（**図 1-C**）．これで reverse 形状を保持しながらガイドカテーテルの中に入ってしまえば，ガイドカテーテルの先端からその形状を維持したまま出てくるので（**図 1-D**），冠動脈内への運搬は可能である．この際，トルカーでしっかりワイヤーとダブルルーメンカテーテルを固定する（**図 1-E**）．これを怠ると第 2 カーブとダブルルーメンカテーテル側孔が運搬中にずれ，作成した reverse 形状が冠動脈内に運搬した際に崩れてしまう．

2 手技の実際

ワイヤーはポリマージャケット系ワイヤーを選択する．ワイヤー先端が分岐入口部を越えて側枝に入っても，その後ワイヤーを引きながらワイヤー任せで受動的にワイヤーが挿入されるため，抵抗が小さいことが必要条件となるからである．このまま奥まで挿入されれば良いが，通常，側枝近位部のプラークや屈曲に当たって進まない状況になる（**図 2-C-2**）．これを「いなす」ため先端荷重が低いことも必要である．さらに，この「当たり」をワイヤーにトルクをかける操作で回避するためにトルクコントロールも必要となる（**図 2-C-3**）．こ

c. 角度の強い側枝へのアプローチ法　57

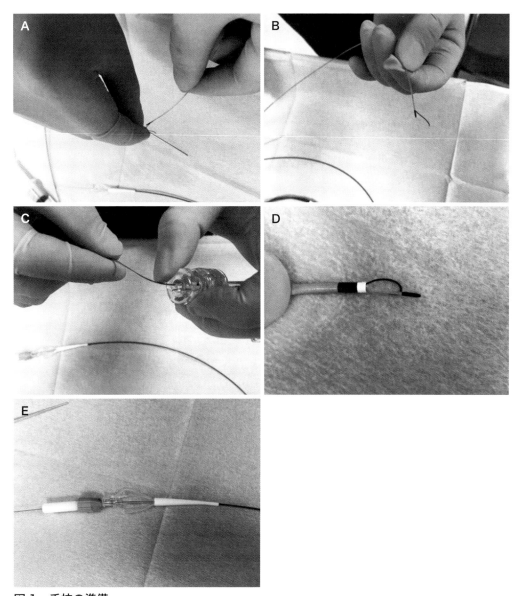

図1. 手技の準備

　れらの条件を満たすワイヤーとして筆者はSION blackを好んで用いているが，側枝入口部が高度狭窄である状況ではXT-R，その他Whisper（すべて朝日インテック社）やPT2（ボストン・サイエンティフィック社）なども用いている．側枝の奥までワイヤーが挿入されたら，通常はマイクロカテーテルで汎用性のワイヤーに変更する．この際，分岐部が急峻であることに加えて，ワイヤーを曲げているため分岐部で本幹に逸脱することが多い．これを避けるため，柔軟性の高いマイクロカテーテルを選択する．筆者はCaravel（朝日インテック社）を好んでいるが，その他Prominent BTA（東海メディカルプロダクツ社），Mizuki Fx（カネカ社）などがこの目的に適っている．以下，実際の症例を提示して検討していく．

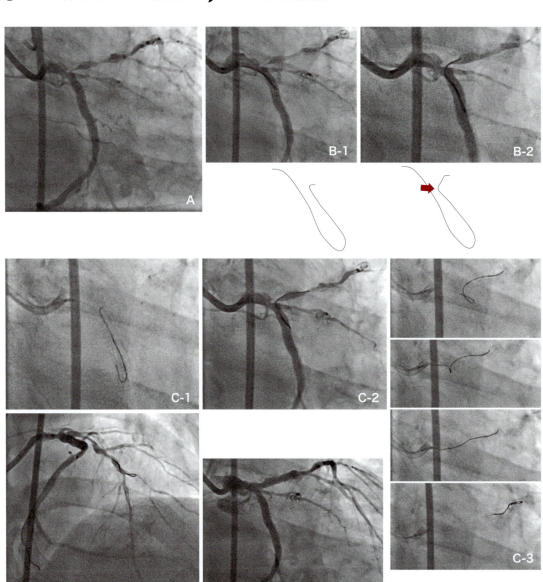

図2. 症例1

3 症 例

a. 症例1

　　LAD入口部の高度狭窄病変（**図2-A**）．Antegradeワイヤリングはまったく無効であったため，LCX方向からのreverse wire法を行った．当初はワイヤー先端から短い距離の第2カーブを作成したが，径の大きなLCX近位部で入口部にまったく引っかからず（**図2-B-1**），さらにもう一段カーブを作成した（**図2-B-2**）．しかしLADにワイヤー先端は挿入されるものの，遠位部の狭窄にワイヤー先端が当たる際に，同時に第2カーブも入口部高度狭窄に「首をつかまれる」状況となり，トルクが伝わらない状況に陥った．このため新しいワ

c. 角度の強い側枝へのアプローチ法　59

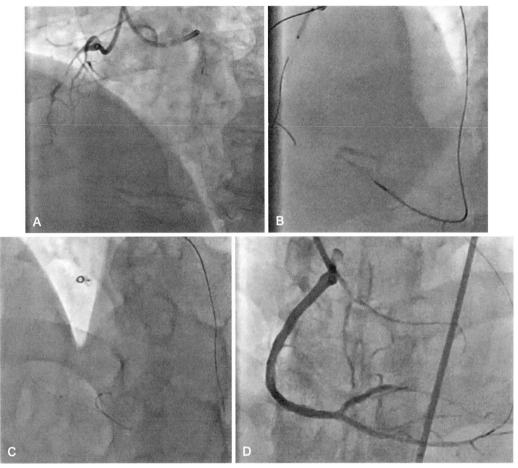

図3. 症例2

イヤーでワイヤー先端と第2カーブの距離を大きく取ったところ（**図2-C-1**），先端が遠位部狭窄に進んだ際にもまだ第2カーブは分岐部に到達していない状況を作ることができた（**図2-C-2**）．これでトルク伝達が可能になり，「当たり」を回避しながら遠位部に進めることができた（**図2-C-3**）．この際，第2カーブにトルク溜まりによる捻じれができないようにゆっくりと引きながら，ワイヤー先端にトルクが伝達されることを待つことが肝要である．一度第2カーブが分岐部を越えてしまえば操作は楽になる．この際，ナックルワイヤーでもワイヤーシャフトを長く挿入すると，この後のマイクロカテーテル持ち込みの際にサポートを得られる（**図2-D**）．最終的に左主幹部（LMT）-LADの血行再建に成功した（**図2-E**）．試行錯誤が功を奏した症例である．

b．症例2

　右冠動脈（RCA）のCTO症例．CTO endに非常に状態の悪い分岐部を有した症例である（**図3-A，B**）．できる限り分岐部から離して中枢側でreverse controlled antegrade and retrograde subintimal tracking（CART）を行い，externalizeした300 cmワイヤーにダブルルーメンカテーテルを載せ，SION blackを用いてreverse wire法を行った（**図3-C**）．Caravelを用いて汎用ワイヤーに変更し，最終的に分岐部を維持して血行再建に成功した（**図3-D**）．

現状であれば，Corsair Pro（朝日インテック社）がブジーした腔は確実にSasukeが通過するため，バルーンによるプラークやカリーナシフトのリスクを冒すよりはブジーしてからSasukeの通過を試みることを勧める．

秘伝 テクニック！

唯一のコツは論理的な思考のもとに試行錯誤することである．さらにコツを挙げるとすると，デバイスを「ケチらないこと」である．複雑病変のPCIにおいて，例え血行再建に成功しても灌流域の大きな側枝閉塞させたのではbenefitは限定的である．患者のために必ず側枝を保護するという強い意志をもって手技に臨んでほしい．

ガイドワイヤー操作法
分岐部病変

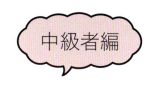

d Crusade, Sasuke カテーテル併用時のガイドワイヤー操作法

Crusade, Sasuke といったダブルルーメンカテーテル（DLC）は，様々な分岐部病変において使用する．そのスペック上の違いは**表1**のようになっている．先端を含めた外径は Sasuke が細く，内径は Crusade K が大きい．また外側の親水性コーティングは Sasuke の方が長い．したがって，通過性を優先するときは Sasuke を，ワイヤーの操作性を優先するときは Crusade K を使用する．

抜去するときは，トラッピングデバイスかエクステンションワイヤーを用いる．

1 | 使用する病変

表2のように分岐部において4つの病変に分けることができる．

表1．DLC のスペック上の比較

製品	外径			内径		Usable Length	GW O.D	親水性コーティング長
	先端	近位シャフト	遠位シャフト	近位シャフト	遠位シャフト			
Crusade K	0.55 mm	0.96 mm	1.06 mm	0.42 mm	0.45 mm	140 cm	0.014 inch	21 cm
Sasuke	0.50 mm	0.84 mm / 1.08 mm	1.05 mm	0.40 mm	0.43 mm	145 cm	0.014 inch	38 cm

表2．Crusade, Sasuke を使用する分岐部病変

1. 急峻な角度の側枝
    a．順行性（antegrade）に通過させるとき
    b．reverse wire 法で通過させるとき
2. ステント留置後の側枝を通過させるとき
3. 分岐直後の CTO 病変

2 | 使用法

a. 急峻な分岐部

1）急峻な分岐を順行性（antegrade）にワイヤリングするとき

　通常のワイヤーを極端に曲げたり，マイクロカテーテル（貫通カテーテル：MC）を使っても捕らえられないときに使用する．角度が急峻であり入口部を捕らえられない場合，捕らえても通過できない場合がある．そういった側枝コントロールでのDLCの意義は，バックアップ力が高まることに尽きる．順行性のワイヤリングにおいて，ワイヤー単独やMCを使うだけでは解決しない状況は，分岐角度が急峻なことによる本幹遠位部方向へのprolapseであることが多い．さらに側枝入口部に狭窄がある場合は，特にワイヤーのサポート力がないため本幹遠位部に力が逃げてしまう．その際にDLCは，バックアップを維持して，ワイヤーコントロールを可能としてくれる．使用するワイヤーは親水性コーティングワイヤーやポリマージャケット系ワイヤーを用いる．

　この際のワイヤリングは，入口部を捕らえた後はできる限り抵抗がかからないように不必要なdrillingは避け，方向性を確認しつつ慎重に進めて行く．いったん角度に合わせて曲げたワイヤーを進めた後，方向性を変えなくてはいけない．この際に抵抗がかかるため慎重なワイヤリングを必要とする．

2）急峻な分岐にreverse wire法を用いるとき

　前項「角度の強い側枝へのアプローチ法」（p56）に準ずる．

b. ステント留置後の側枝へのリクロス

　ステント留置後のワイヤーをリクロスする際の注意点は，ステントの内側から確実に通過させること，可能な限り遠位側から通過させることである．

　DLCを使用することで，前述したようにバックアップを良くすること以外に，ステント外からのワイヤー通過を防ぐこと，ワイヤー同士の絡みを防ぐことができる．

　実際の使用法を述べる．本幹ステント留置後，そのワイヤーは抜去せずDLC先端を確実にステント遠位部まで通過させる（**図1-A**）．側枝用のワイヤーをモノレールルーメンから確実にステント遠位部まで通過させる（**図1-B**）．ここでDLCを引いてワイヤーの自由度を上げて，ワイヤーをできる限りステント遠位部から通過させる（**図1-C，D**）．

> **秘伝** テクニック！
>
> 　DLCを通過させワイヤーをステント遠位部に出した後，DLCを引いてワイヤーコントロールを行うが，DLCを引く位置はステント近位部内までにしておくことが重要である．ワイヤリングの押し引きでステント近位部手前までワイヤーが抜けてしまうと結局ステントの外から通過してしまう．

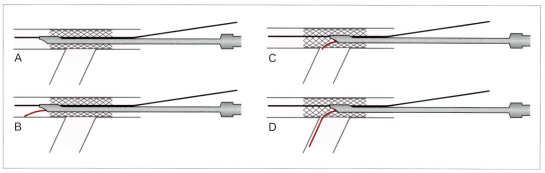

図1. ステント留置後の側枝にガイドワイヤーを通過させるとき

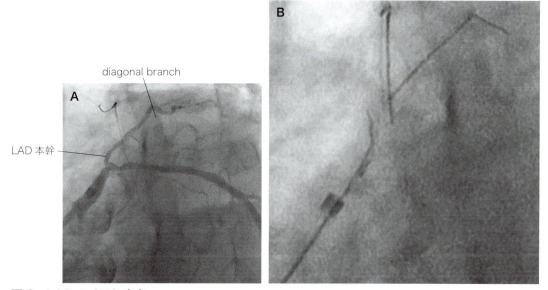

図2. LADのCTO病変

c. 分岐直後のCTO病変

　バックアップ強化にて使用する．当然CTOワイヤーのため，穿通力が高いワイヤーを使用する．特に分岐部直後のabrupt typeのCTOにおいてできる限りDLCをCTO入口まで近づけ，IVUSで入口部を確認後ワイヤリングに入る．最初からDLCではなくマイクロカテーテル（貫通カテーテル）バックアップで入って，CTOワイヤーにステップアップして穿通できないときは，速やかにDLCに変更する．Abruptタイプで，角度があるときは速やかにDLCを選択する．

　図2のようにLAD入口部のCTOで対角枝にIVUSを入れてLAD入口部を確認後，当初は貫通カテーテルを使用しワイヤリングしたが穿通できず，Sasukeを用いてConquest Pro 12で穿通した．バックアップ力が強化され，角度のあるCTOをprolapseせずにコントロールできた．ワイヤーコントロール時は決して押し過ぎず，感触を確かめながらワイヤリングすることが重要である．

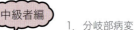

秘伝 テクニック！

CTO穿通時のDLCの位置は，通常はできる限り近づける．しかし**図2**のようにワイヤーに第2カーブを付けて穿通させるときは，いったん引いておいて入口部に引っかかりを感じたとき，ここで一番バックアップを要するためDLCを近づけてワイヤリングする．

　DLC併用時のワイヤリングは，その病変がCTOや急峻な角度の複雑病変やステントの側枝リクロスなど重要な局面が多い．ていねいなワイヤリングが要求される．さらにDLCを状況に応じて位置を細かく変えていくことも重要で，術者の判断が大切なデバイスの1つである．その選択を躊躇せず，適切に使用すれば大きく局面を変えてくれるため，ワイヤリングも含め習得すべきデバイスである．

ガイドワイヤー操作法
分岐部病変

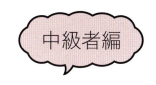

e ステントストラット越えのガイドワイヤー操作法

分岐部病変ではステント留置後に側枝方向との同時拡張が必要な場合があり，ストラット越えのガイドワイヤー操作が必要となる．ここではストラット越えのガイドワイヤー操作の基本と，陥りやすいpitfallおよびその解決方法について概説する．

1 ストラット越えのガイドワイヤー操作の基本

a．マルチファンクションカテーテル（MFC）を使用する

MFCにはCrusade（カネカ社），Sasuke（朝日インテック社）があり，両者ほぼ同様の構造を持つ．分岐部病変でストラット越しにワイヤーで側枝を選択する際の最も基本的かつ確実な方法である．MFCを使用することで，側枝ワイヤーは必ず本幹内を通り，ワイヤー操作性の向上と，ワイヤーツイストも回避できるなどの利点もあり，MFCの効果が最大限に発揮される．難点としてはMFC抜去にややコツを要するため，せっかくリクロスさせたワイヤーを誤って抜去しないように注意が必要である．現在は，KUSABI（カネカ社）を用いたトラッピングテクニックを用いることで，安全かつスムースに抜去可能である．

b．ループワイヤーを利用する

意図的にワイヤー先端でループを形成し，いったん本幹方向に通過させた後，引き戻しながらワイヤー先端を側枝方向にprolapseさせてストラットを選択する方法である（**図1**）．

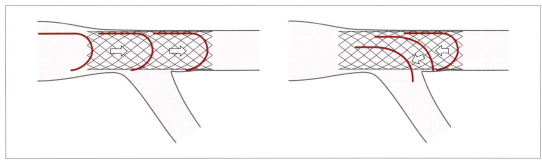

図1．ループワイヤーによる側枝選択

表 1. ストラット越えのガイドワイヤー操作における pitfall

a. ガイドワイヤーのストラット外通過
b. ガイドワイヤーツイスト
c. ガイドワイヤーの通過位置によるストラット変形の違い
d. ワイヤー操作による側枝解離

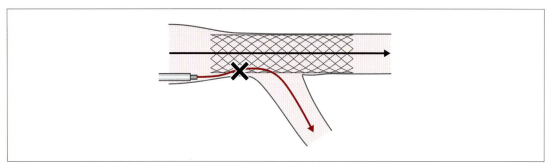

図 2. ステントマルアポジッションにおけるガイドワイヤーのストラット外通過

あらかじめ大きめの先端カーブを作っておくとループさせやすく，ループでステント内を進めることでストラットの下へ潜り込むことも避けられるため，単純だが有効な方法である．

2 | ストラット越えのガイドワイヤー操作の際に陥りやすい pitfall（表1）

a. ガイドワイヤーのストラット外通過

　左主幹部分岐部など近位側の血管径が大きい場合，ステントストラットが壁に圧着していない状態となることがある（マルアポジッション）．このような場合，ストラットの外側をワイヤーが通り側枝へ挿入されることがあり，デバイス通過困難の一因となる（図2）．このような場合でも先端プロファイルが小さなバルーンや新規バルーンなどだと容易にストラットを通過し，結果的にステント自体を変形・クラッシュさせてしまうことになり，注意を要する．

　▶ワイヤーのストラット外通過の確認：IVUS または OCT が有用である．
　▶ストラット外通過の回避法：近位側のマルアポジッションが予測されるときには，まず大径のバルーンを用いてしっかりストラットを圧着させること（proximal optimization technique：POT）が基本である．また MFC の使用も確実かつ有効な回避策として推奨される．

b. ガイドワイヤーツイスト

　ストラット越えのワイヤー操作の際にワイヤー単独で操作すると本幹方向のワイヤーとワイヤー同士が絡んでしまい（ツイスト），その後のデバイスの挿入が困難となる場合がある（図3-A）．このワイヤーツイストの原因は，側枝選択の際にワイヤーを必要以上に回転させてしまうことによるところが大きい．

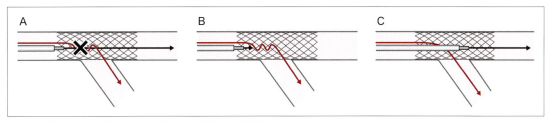

図 3. ガイドワイヤーツイストおよびその解消法

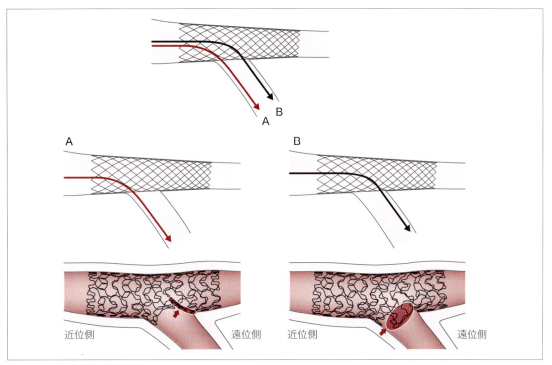

図 4. 側枝選択における pitfall
A：ワイヤーを近位側でリクロスさせた場合，遠位側ストラットが本管内腔に持ち上がるように変形する可能性がある（➡）．
B：ワイヤーを遠位側でリクロスさせることにより，近位側ストラットを側枝側に倒すことができ（➡），分岐部再狭窄の予防にも繋がる．

> ▶ワイヤーツイストの回避法：側枝選択の際にできるだけワイヤーの回転を少なくすることである．また MFC の使用も効果的である．
> ▶ワイヤーツイスト解消法：ツイストしている部分までデバイスを挿入した上で，ガイドワイヤーを先端部分までいったん抜去し（**図 3-B**），再挿入することでワイヤーツイストは解消される（**図 3-C**）．その際，できる限り直線方向（通常は本幹方向）のワイヤーで対処することが望ましい．

c．ガイドワイヤーの通過位置によるストラット変形の違い

分岐部病変で同時拡張（kissing balloon technique：KBT）を行う場合，ワイヤーのリクロスポイントによりステントの変形に大きな違いが生じる pitfall が存在する．

① 近位側でリクロスした場合：バルーン拡張によりストラットは本幹内にめくれ上がるように変形してしまう（**図4-A**）．
② 遠位側でリクロスした場合：バルーン拡張によりストラットは側枝側に倒れ込むように変形する．倒れ込んだストラットは再狭窄を生じやすい側枝入口部（カリーナ）の一部を覆うため，理想のリクロスポイントとされている（**図4-B**）．

しかし，実際には意図的に至適位置にワイヤーを通過させることは困難であり，*in vitro* でも通過部位にはばらつきが多いとされている．リクロスポイントの確認にはOCTによる3D解析が有用である．

d. ワイヤー操作による側枝解離

側枝入口部に狭窄がある場合，前拡張を行うことがあり，その際に解離を形成することがある．このような状況下での側枝リクロスの際には，ワイヤー迷入による解離腔の拡大により側枝閉塞をきたす可能性があり，注意を要する．

- ▶ 側枝解離・側枝閉塞の回避法および対策：不要な側枝の前拡張は避け，必要な場合は控えめなバルーンサイズを選択する．
- ▶ 側枝閉塞をきたした場合でも，保護ワイヤーがあればリクロスの際のランドマークとなり，選択性は向上する．先端がテーパーされたワイヤーは閉塞した側枝の選択性を向上させるが，ポリマージャケット系ワイヤーは容易に解離腔に迷入するため注意が必要である．
- ▶ Jailed balloon protection[1]は側枝閉塞を予防し，その後のワイヤーリクロスを容易にする可能性があり，知っておくべき手技の1つである．

秘伝　テクニック！　分岐部病変へのステント留置後のストラット越しのワイヤー操作における基本

- ・近位側ステントストラットをしっかり圧着させ（POT），MFCを積極的に使用する．
- ・KBTが必要な場合，側枝選択の際には遠位側でのストラット通過を心がける．
- ・保護ワイヤーの使用やjailed balloon protection[1]は，ストラット越しのワイヤーリクロスを容易にする．

分岐部病変へのステント留置後におけるガイドワイヤー操作のコツとpitfallについて概説した．ステント留置後の側枝処理の必要性については症例ごとの判断を要するが，積極的に側枝の処置を行う際はpitfallの存在を念頭に置いて治療に臨むことで不要な合併症を回避し，スムーズな手技と治療成功が達成できると思われる．

文　献

1) Burzotta F, et al：Jailed balloon protection：a new technique to avoid acute side-branch occlusion during provisional stenting of bifurcated lesions. Bench test report and first clinical experience. EuroIntervention 5：809-813, 2010

ガイドワイヤー操作法
分岐部病変

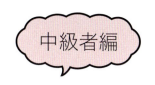

f jail したガイドワイヤーの取り扱い法

1 | jailed wire のどこを狙って，側枝へリクロスするか？

　側枝ガイドワイヤーは分岐部小弯側に偏在し（**図1-①**），本幹ステント留置時に小弯側に固定されるので（**図1-②**），側枝入口部にかかるステントの proximal cell の近位側にあると考えて良い（**図1-③**）．通常は，jailed wire をマーカーとして，それから，1～2 mm 程度遠位側を狙って，側枝へのガイドワイヤーリクロスを行う（**図1-④**）．しかしながら，側枝がcompromise されたときには，ガイドワイヤーリクロスできる部位は，jailed wire 近傍のスペースしかないので，そのワイヤーに沿うような形でリクロスさせるワイヤーを進めていく（**図1-⑤**）．側枝入口部の遠位側へのリクロスにこだわり過ぎると，側枝カリーナ側のプラー

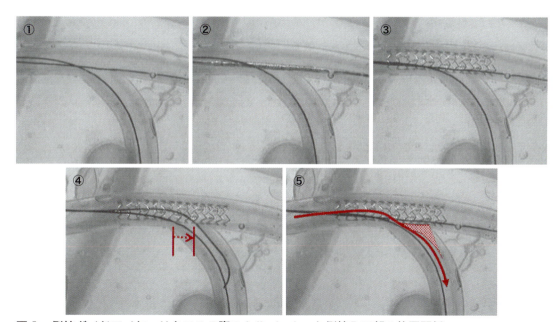

図1．側枝ガイドワイヤーリクロスの際の jailed wire と側枝入口部の位置関係
　通常は，jailed wire の遠位側 1～2 mm を狙うが，側枝 compromise の場合には，jailed wire に沿ってガイドワイヤーを進める．

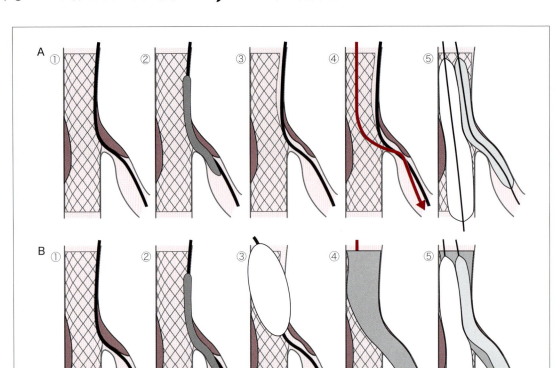

図2. 側枝へのアクセス困難時の jailed wire を使った解決法
A：extra-stent dilation
B：inverted crush stenting

クにガイドワイヤーが迷入し，解離を起こすことがある．側枝入口部が透視像で分かりにくい場合，jailed wire を近位部に手繰り寄せ，透視不透過部分を入口部に持ってくると明確なマーカーができ，リクロスがしやすい．

2 | jailed wire 回収時の注意

　ポリマージャケット系ワイヤーと非コーティングワイヤーのランダム化比較研究では，jailed wire 回収時の損傷は 2% vs. 55% であり，断裂に繋がる重篤損傷は非コーティングワイヤーにしか見られなかった[1]．この結果からは，ポリマージャケット系ワイヤーを使う方が安全である．容易にワイヤー回収できない場合には，ガイドカテーテルが反作用的に冠動脈内に引き込まれ解離を作ることやステント近位部の変形をきたすことがあり，注意を要する[2]．ガイドカテーテルのエンゲージを緩めるか外しておき，カテーテル動向にも気を配ることが重要である．

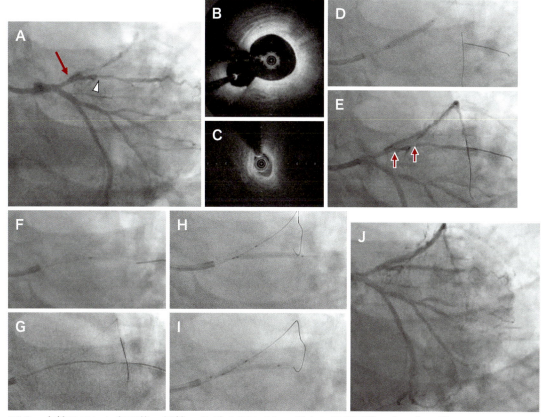

図3．本幹ステント留置後，側枝へのガイドワイヤーリクロスが困難であった一例
A：PCI 施行前；本幹遠位部，側枝遠位部（▷）に高度狭窄
B：分岐部 OFDI 像（A の➡の位置）
C：側枝遠位部 OFDI 像（A の▷の位置）
D：本幹ステント（Ultimaster 2.75/24 mm）留置
E：側枝狭窄の進行（➡）があり，ガイドワイヤーリクロスが困難であった．
F：extra-stent dilation；1.0 mm バルーンを jailed wire に沿って進め，側枝遠位部も含め拡張した．
G：容易にガイドワイヤーがリクロス．
H：側枝解離による血流低下があり，modified T-stenting の形で，側枝ステント留置．
I：ステント近位端での解離を避けるため，snuggle kissing balloon inflation を施行．
J：最終造影

3 | 側枝へのアクセスが困難なとき：jailed wire を使った解決法

a．extra-stent dilation（図2-A，図3）[2)]

　　側枝 compromise が著しく側枝へのガイドワイヤーリクロスが困難な場合，側枝閉塞による虚血が重症である場合に用いる．Jailed wire に沿って 1.0～1.5 mm の小径バルーンを進め（図2-A①），側枝入口部で拡張し（図2-A②），狭窄を解除した後（図2-A③），マルチファンクションカテーテル（Crusade，Sasuke）を用いて側枝へのワイヤーリクロスを行う（図2-A④）．その場合，拡張を行った後，kissing balloon inflation を行って近位側のステント変

形，未圧着の改善を図る（**図2-A⑤**）．未圧着の近位部の cell からガイドワイヤーリクロスするとステント変形をきたすことがあり，IVUS，OCT によるリクロスポイントの確認が必須である．小径バルーンも進まないような場合には，Corsair，Tornus を用い，閉塞した側枝を覆うステントをこじ開ける．

b. **inverted crush stenting**（図2-B）[2]

前述の extra-stent dilation を用いても（**図2-B①②**）側枝へのガイドワイヤーリクロスが困難であったり，バルーン拡張による解離により虚血の改善が困難な場合に用いる．さらに，側枝血管径に合わせたバルーンで側枝を拡張し，近位部のステントをそのバルーンで crush し（**図2-B③**），本幹近位部から側枝方向へステント留置を行う（**図2-B④**）．本幹へガイドワイヤーリクロスした後，kissing balloon inflation を行って，本幹・側枝ステントの十分な拡張・圧着を図る（**図2-B⑤**）．

4 | jailed wire 断裂時の対処[3]

1）ガイドカテーテル内でのバルーン拡張

2.5 mm バルーン高圧拡張により，カテーテル内に残存するワイヤーフィラメントを固定し，カテーテルごと抜去を試みる．

2）スネア

側枝拡張後，スネアシステムを挿入し，破損ワイヤー断端をつかんで抜去する．

3）wire wrap 法

側枝に複数のガイドワイヤーを挿入して，断裂したガイドワイヤーに巻き付かせ，それを引っ張り，抜去する．

4）ステントによる圧着

断裂したワイヤーはそのままにして，ステント近位部に残存し，浮遊している部分をステント留置により血管壁に圧着させる．

秘伝 テクニック！

1. 側枝へのリクロスは jailed wire の 1〜2mm 遠位側，側枝狭窄進行時はワイヤー自体を狙う．
2. Jailed wire 回収にはポリマージャケット系ワイヤーを使用する．
3. 回収時のガイドカテーテルの引き込みに注意する．
4. 側枝アクセス困難時は jailed wire に沿ってバルーンを進め拡張する．
5. Jailed wire 断裂時の回収法を熟知しておく．

文 献

1) Pan M, et al：Structural damage of jailed guidewire during the treatment of coronary bifurcation lesions：a microscopic randomized trial. JACC Cardiovasc Interv **9**：1917-1924, 2016
2) Sawaya FJ, et al：Contemporary approach to coronary bifurcation lesion treatment. JACC Cardiovasc Interv **9**：1861-1878, 2016
3) Owens CG, Spence MS：How should I treat a patient to remove a fractured jailed side branch wire? EuroIntervention **7**：520-527, 2011

ガイドワイヤー操作法
屈曲病変

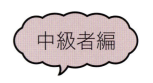

a　ガイドワイヤー選択

　ガイドワイヤーの選択のためには，まずガイドワイヤーの種類と特徴を知ることが重要である．さらにガイドワイヤーの構造の理解も必須であるが，基本構造の詳細は1章を参照していただきたい．CTO以外の非閉塞性病変に対するガイドワイヤーの種類としては，コイルタイプとポリマージャケットタイプがある．コイルタイプは，金属コアワイヤーの先端部分約30 cmにスプリングコイルを巻き付けて作られている．操作性に優れていて先端の感覚も手元に伝わりやすく，細かな枝の選択に優る．ポリマージャケットタイプは，金属コアワイヤーの先端部分がプラスチックのポリマージャケットで覆われている．滑りが良くて病変の通過性には優るが，末梢の微小血管にも容易に入り，穿孔のリスクがある．両タイプの代表的ガイドワイヤーについては，「タイプA病変に対する基本ガイドワイヤー選択」の項（p28）参照のこと．

　屈曲病変を含めた血管全体が比較的軟らかい冠動脈の場合には，先端加重の小さいコイルタイプのガイドワイヤーでの通過も容易であるが，石灰化を伴いある程度以上硬化した冠動脈における屈曲病変では，摩擦抵抗の少ないポリマージャケットタイプのガイドワイヤーでなければ末梢まで進まないことがある．一方，ポリマージャケットタイプのガイドワイヤーを軟らかい血管の屈曲病変に挿入した場合，心拍動により容易に抜けてくることがあり，かえって扱いづらいことがある．そのため，いったん屈曲病変を通過してしまえば，かえってコイルタイプのガイドワイヤーの方が安定して手技を行えることがある．したがって屈曲病変におけるガイドワイヤーの選択には，屈曲病変を含めた冠動脈全体の石灰化の程度など血管の硬さを考慮して，コイルタイプで通過させるか，ポリマージャケットタイプで通過させるか判断する必要がある．また，高度の石灰化を伴う蛇行血管における屈曲病変では，IVUSやステントなどのデバイスの通過の際に摩擦抵抗が大きくなり，病変部に持ち込めないことがある．その際には，ガイドワイヤーをサポートタイプ（例えばGrandslam）に交換することでデバイス通過性が改善することはよく経験される．

a. ガイドワイヤー選択

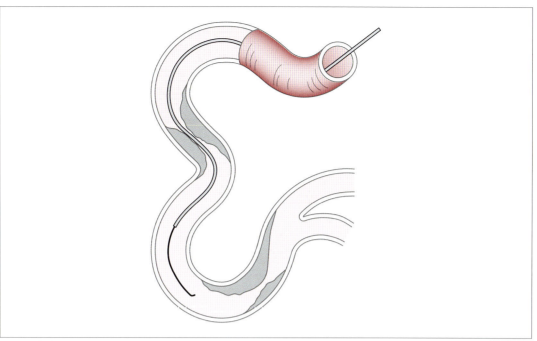

図1. 高度な屈曲病変に対する対応
　高度な屈曲病変に対しては，親水性コーティングされた血管造影用マイクロカテーテルの中にコイルタイプのガイドワイヤーを通して屈曲病変内を通過させていくと，操作性が向上して病変通過が容易となる．

秘伝 テクニック！

　屈曲病変にガイドワイヤーを通過させてその後の手技を安定して行うためのもう1つの方法として，最初から親水性コーティングされた血管造影用マイクロカテーテルの中にコイルタイプのガイドワイヤーを通して，血管造影用マイクロカテーテルのサポートのもとにガイドワイヤーを進めていき（**図1**），屈曲病変を通過後に血管造影用マイクロカテーテルを抜去して，その後の手技を行うと安定して手技を行えることがある．また，屈曲病変に対してポリマージャケットタイプのガイドワイヤーで通過させた後に，もう1本のコイルタイプのガイドワイヤーを屈曲病変に進めていき，ダブルワイヤーにすることでも屈曲病変へのデバイスの通過が容易になることも多く経験される．

ガイドワイヤー操作法
屈曲病変

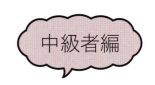

b 屈曲部のガイドワイヤーの動かし方（回し方，進め方）

　屈曲病変は，血管造影で受ける印象以上に，通過に難渋する鬼門となる病変の1つである．標的病変が存在する冠動脈でも差異がある．左前下行枝では，頭側多方向からの造影を行えば，多くの例で斜位によって蛇行の理解は容易である．一方，右冠動脈では，手技で一般に用いる第二斜位では蛇行・屈曲がないように見える症例でも，第一斜位で強い蛇行・屈曲が見られる例があり，思いのほか難渋する例がある．回旋枝でも，第一斜位で蛇行・屈曲がないように見える例でも，第二斜位で大きな屈曲が認められる例がある．右冠動脈と回旋枝は，個々の症例を特に三次元的に解剖を理解する必要性がある．第一斜位と第二斜位をうまく使い分けて，蛇行・屈曲・分岐の程度を多方向から理解することが重要である．

1 屈曲部でのガイドワイヤーの挙動

　冠動脈の屈曲部分では，ガイドワイヤー先端にかかる力が蛇行した血管に追従せず，血管外側へ進もうとするため，解離形成や穿孔するリスクをはらむ．特に，変曲点を通過した直後に軽度のプラークがある血管壁では，ガイドワイヤー先端がつまづいて引っかかり，無理に進めようとするとその部分から解離を形成することが少なくない（**図1**）．ワイヤーの進め方の注意として，この点が最も重要である．

2 コイル系ワイヤーの動かし方

　コイル系ワイヤーでは特にこのリスクがあり，蛇行した屈曲血管では親水性コーティングワイヤーを用いると通過が容易であることが多い．ワイヤーの回し方については，回転に対する追従性が低いワイヤーでは，先端がプラークに引っかかっている場合，進めようと強く回転をかけていくと遅れて回転した際に強い張力がかかり，解離を生じるリスクがある．このため，透視像でワイヤー先端がトラップされて動かない場合には，特にそのリスクに注意する必要がある．親水性コーティングワイヤーは屈曲病変や蛇行血管の通過が容易ではあるが，初心者が最初からそのワイヤーに依存すると技術が向上しない．むしろ，コイル系ワイヤーで安全に通過させられる技術を修得すると，ワイヤー操作が上達する．

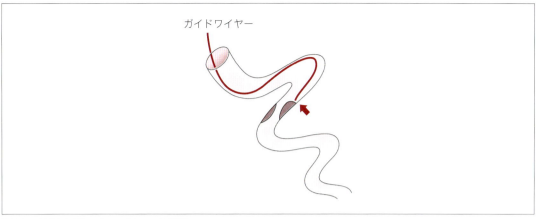

図1. 蛇行血管でのワイヤーの挙動

3 | マイクロカテーテルの使用

　マイクロカテーテルをうまく使用することも大事である．屈曲した血管を通過させようと形成した先端シェイプは，末梢へ進めるとむしろ状況にそぐわない場合もある．このため，マイクロカテーテルを用いていったんワイヤーを抜去し，場面に応じたワイヤーの選択やシェイプ形成を追加すると通過させられる．

　ワイヤーの選択では，親水性コーティングワイヤーを選べば容易に通過させられることが多いが，通過させた後に末梢での穿孔リスクを生じうるので，マイクロカテーテルでレギュラーワイヤーへ交換することが望ましい．

秘伝 テクニック！

　屈曲病変の中で，特に分岐部の病変ではワイヤーの通過が困難になる．1-1-1 や，1-0-1 病変で，枝が 90°以下で分岐するような場合には，コツが必要である．方法の1つとして，末梢で反転させたワイヤーで高度に分岐した枝へ通過させる方法がある［reverse wire 法（p82）］．この場合には，あらかじめ強い J カーブないし U カーブの形態にしてからガイドワイヤーをガイドカテーテルから出す．末梢まで通過させてから，引きながら側枝を捕らえる方法である（**図2①→③**）．次に，ワイヤーの曲げ方を工夫して枝を通過させる方法がある．血管造影所見をよく観察して，本幹側近位部の狭窄から枝へ分岐する角度を意識して，ダブルシェイプではなくあえてシングルシェイプにして，ガイドワイヤー先端が緩まないように第1カーブを作成せず，先端をストレートにする（**図3-A**）．第1カーブを作成しない理由は，1-0-1 や 1-1-1 の病変の場合，枝の病変を通過させようとしても第1カーブが鈍になり，枝に存在する狭窄に対するベクトルがずれるため，プッシャビリティとトラッカビリティが低下するためである（**図3-B②**）．

　そして血管壁をそのまま進行してくれるような角度で第2カーブを形成する．このため，第2カーブから先端の長さは，分岐している枝へ引っかかる程度まで伸ばす．この部分の長さが短いと枝には引っかからず，本幹末梢へガイドワイヤーが流れてしまう（**図**

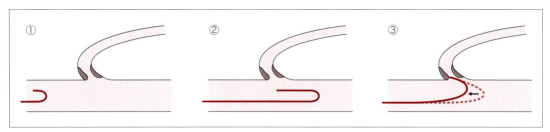

図2. reverse wire法

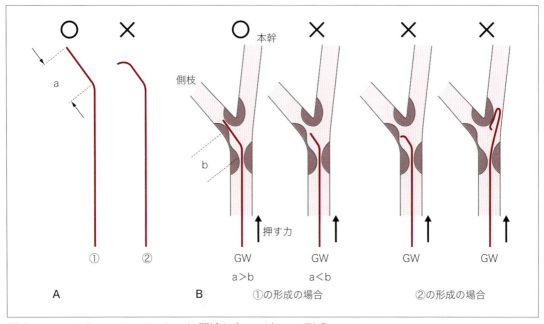

図3. true bifurcation lesion に関連したワイヤーの形成
A：ワイヤーの形成スタイル
B：冠動脈病変とワイヤーの曲げ方による側枝の捕らえられ方；a＞bだと最狭窄部分を捕らえて側枝へ通過させられる．ワイヤー通過後にマイクロカテーテルを用いてオーカーブを作成すれば良い．a＜bだと側枝に引っかからない．②の形成方法だと，ワイヤー先端がおじぎをして側枝へのプッシャビリティやトラッカビリティが低下する．a＜bと②ではガイドワイヤーは本幹へ流れる．

3-B①の右）．また，もう1つの注意点は，形成した第2カーブが本幹の近位部側枝病変で伸ばされてしまわない位置に作成することである．第2カーブ部分が狭窄部分に一致すると，ワイヤーに形成したカーブが伸ばされて先端は枝に引っかからない．

屈曲した蛇行血管では，Uカーブにして通過させる方法もある．先端をあえておじぎさせた形で持ち込む．そうすると，狭窄部分以外の病変などでも引っかかりにくくなり，通過が容易となる．ガイドカテーテル内で偶発的にUカーブになった場合には，そのまま持ち込んでみても良い．

ガイドワイヤー操作法
屈曲病変

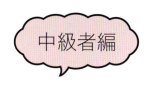

C 強い屈曲を乗り越える ガイドワイヤー操作のコツ

1 屈曲病変の特徴

　PCIにおいて，屈曲病変はその摩擦抵抗によりデバイスの通過が困難となることがある．したがって，屈曲病変に対するPCIにおいては，強いバックアップの得られるガイドカテーテルとともに，ガイドワイヤー（GW）を標的血管の末梢まで十分に挿入することが重要である．しかしGWの操作性も低下し，末梢への挿入が困難であることもしばしば経験する．本項ではこうした屈曲病変でのガイドワイヤー操作のコツについて概説する．

2 ガイドワイヤー操作のコツ

　屈曲病変では前述した摩擦抵抗とGW操作時のwhip現象により，GWのトルク伝達が低下する．こうした場合に，GWの操作性を改善するためにトルク性能の優れたGWや親水性コーティングのGWを使用するのも良いが，親水性コーティングワイヤーではGWによる血管損傷や穿孔に注意が必要であり，筆者の施設ではGW操作が困難な場合にはマイクロカテーテル（MC）を積極的に使用している．

　MCの最大の利点は，前述した屈曲病変における摩擦抵抗を軽減しGWの操作性を改善することである．MCを用いてGW先端を可能な範囲まで進めたら，MCを可能な限りGW先端近くまで進め，そこからさらにGWを遠位部に進めるといった操作を繰り返し，できる限り血管の末梢までGWを通過させる（症例1）．

　MCを使用するもう1つの利点は，GWの種類や先端のシェーピングを変えることが可能な点である．まず最初に，標的血管のより近位部にある屈曲，分岐，狭窄などの標的部位を通過させるのに最適な先端シェーピングをGWに施し，GWが標的部位を通過したらMCを追従し通過させた後，さらに遠位部にある病変部の通過に最適なGWや先端形状を選択する．屈曲病変ではカーブ付近から分岐する側枝にばかりGWが通過し，本幹の選択が困難な場合があるが，このような場合にGW先端をナックル型にすることで比較的容易に本幹を選択できることがある．どうしても本幹の選択が困難な場合には，まず側枝にGWを挿入し，ダブルルーメンカテーテルを用いて本幹を選択する（症例2）．

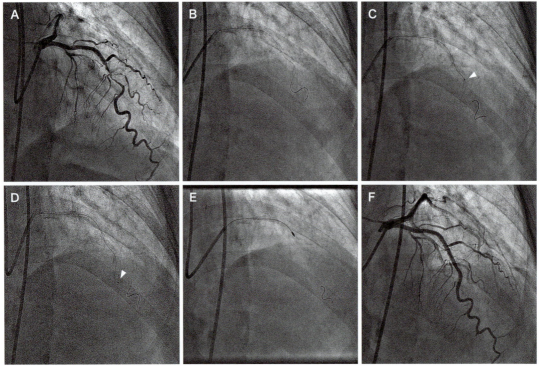

図1. 症例1

秘伝 テクニック!

　MCやトルク性能の優れたGWを使用しても，GWのトルク伝達が不良で通常の操作方法では目的とする血管や病変を選択することが困難な場合がある．このような場合には，GWを比較的高回転でローテーションさせると摩擦が軽減し操作性が向上することが期待できる．GWをゆっくりローテーションさせて目的の方向にGW先端を向けながら血管を選択する方法とは異なり，標的部位でGWを少し押しつけるようにしながらローテーションさせると，GW先端を目的の方向に進めることができる．分岐部病変で一度の操作では目的の枝を選択できない場合には，GWを少し引き戻してから同じ操作を繰り返すことで目的の枝を選択することができることが多い．

3 症 例

a. 症例1

　60歳男性，透析患者．高度石灰化を伴う左前下行枝の高度狭窄病変で，病変遠位部に屈曲蛇行を認めた（**図1-A**）．まずbare wireで病変通過させたが，病変部のfrictionが高度で（**図1-B**）の部位より遠位部に進めることができなくなった．そこでMCを使用したところ（▷），遠位部にGWを進めることが可能だった（**図1-C**）．さらにMCを遠位部に進め（▷），GWを遠位部に通過することが可能だった（**図1-D**）．病変部にローターブレーターを施行

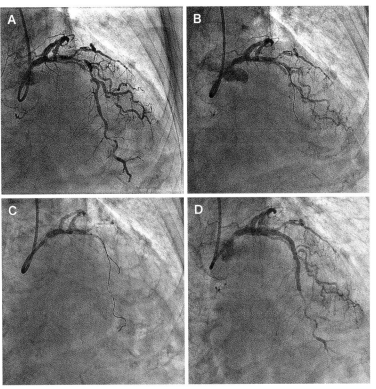

図2. 症例2

し（図1-E），最終的に薬剤溶出性ステント（DES）を留置し病変部の開大に成功した（図1-F）．

b. 症例2

　77歳女性．左前下行枝の高度狭窄病変で，冠動脈造影上分離が困難だったが対角枝分岐部に屈曲蛇行があり，分岐部直後にも高度狭窄病変を認めた（図2-A）．近位部狭窄病変の抵抗のためワイヤー操作性が不良で，手技中虚血も生じたため近位部病変をバルーン拡張したが，操作性はあまり改善せず，ようやくGWが遠位部病変を通過したが，造影したところ完全閉塞となった（図2-B）．GWの偽腔への迷入と考え，パラレルワイヤー法で真腔通過を試みたが奏効せず難渋した．そこで対角枝方向にダブルルーメンカテーテルを挿入し，サイドポートから本幹へワイヤリングを試み，最終的に左前下行枝真腔を捕らえることに成功し（図2-C），バルーン拡張後DESを留置し病変部の開大に成功した（図2-D）．

ガイドワイヤー操作法
屈曲病変

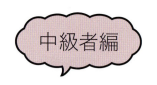

d reverse wire 法

　Reverse wire 法は急峻に分岐した病変枝へのガイドワイヤー選択方法として2008年に報告され[1]，後にダブルルーメンカテーテルを併用する方法が考案され普及している．

1 | ガイドワイヤー，ダブルルーメンカテーテルの選択

　側枝を狙うガイドワイヤーは滑りと復元力が重要でポリマージャケット系ワイヤー〔Fielder, Whisper（朝日インテック社），PT2（ボストン・サイエンティフィック社）など〕が好まれ使用される．また，側枝入口部に高度狭窄がある病変などではXT-R（朝日インテック社）のようなテーパードワイヤーを使用することもある．ダブルルーメンカテーテルはCrusade, Crusade K（カネカ社），Sasuke（朝日インテック社）を使用することができ，それぞれカテーテルのプロファイルや硬度に差を認める．

2 | ワイヤーのシェーピング

　カーブは側枝を選択する第1カーブと本幹内で反転する第2カーブが必要となる．第1カーブは側枝の血管径よりやや小さいぐらいの緩やかなカーブを付けると良い．第2カーブの位置は先端から2〜3 cmの辺りが良いとされ[2,3]，30〜45°ぐらいの緩やかなカーブ（**図1-A**）を付ける．第2カーブは完全に折るとYコネクターに挿入する際に容易であるが，ワイヤーが本幹方向へ逸脱したり後にマイクロカテーテルやバルーンを持ち込もうとするときに折れた部分でスタックする恐れがあるので推奨しない．

3 | Yコネクターへの挿入方法

　第2カーブをダブルルーメンカテーテルのover-the-wire（OTW）ルーメンの出口（側孔）に合わせ，Yコネクターに押し込み挿入する（**図1-A〜C**）．第2カーブの位置は注意しないとガイドカテーテル内や冠動脈内で容易にズレが生じる．第2カーブがOTWルーメンの出口（側孔）にずれないように位置させるためには，OTW入口部（ハブ部分）でトルカーを

d. reverse wire 法　83

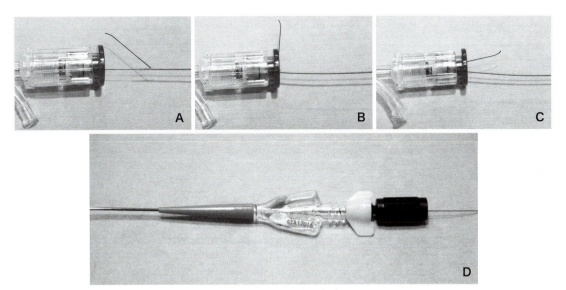

図1．ワイヤーのシェーピングとYコネクターへの挿入方法

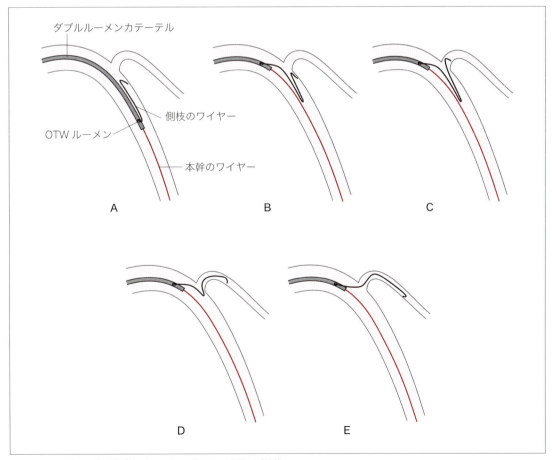

図2．ワイヤーとダブルルーメンカテーテルの操作

用いワイヤーを固定すると良い（**図1-D**）．

4 | ワイヤーとダブルルーメンカテーテルの操作の実際

① ダブルルーメンカテーテルと折りたたんだワイヤーを分岐部遠位まで進めていく（**図2-A**）．
② ダブルルーメンカテーテルだけを分岐部より近位に引いてくる．Reverse wireはそのまま遠位部に位置させる（**図2-B**）．
③ Reverse wireをゆっくり引きながらワイヤー先端が側枝側に向くように調整する．過剰な回転を行うと本幹のワイヤーと干渉し絡んでしまうことがあるので注意する．第1カーブ全体が側枝に入ってしまえばワイヤーの挙動は安定する（**図2-C**）．
④ ゆっくりワイヤーを引くと反転部分は本幹近位部側に移動し，反転部より先端側は側枝遠位部方向に滑り込んでいく（**図2-D**）．
⑤ 反転部分が伸展するもしくは反転部分が側枝に入り込めば，ワイヤーは通常通りの操作（押すと進む）を行うことが可能になる（**図2-E**）．

秘伝 テクニック！

ダブルルーメンカテーテルを分岐部より近位に引いてからワイヤーを引き抜いてくるのが原則であるが，ダブルルーメンカテーテルとreverse wireを同時に引き抜いてきても側枝を捕らえることは可能である．本幹の血管径が大きい症例や本幹のワイヤーとの干渉が気になる場合に有用である（**図3**）．

文 献

1) Kawasaki T, Koga H, Serikawa T：New bifurcation guidewire technique：a reversed guidewire technique for extremely angulated bifurcation—a case report. Catheter Cardiovasc Interv **71**：73-76, 2008
2) Suzuki G, Nozaki Y, Sakurai M：A novel guidewire approach for handling acute-angle bifurcations：reversed guidewire technique with adjunctive use of a double-lumen microcatheter. J Invasive Cardiol **25**：48-54, 2013
3) Ide S, et al：A case of successful percutaneous coronary intervention for chronic total occlusion using the reversed guidewire technique. Cardiovasc Interv Ther **28**：282-286, 2013

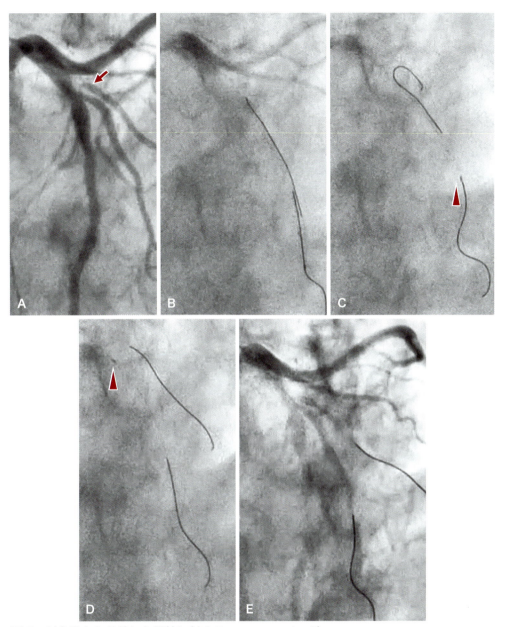

図 3. 対角枝から分岐した側枝に対する reverse wire 法

A：対角枝から入口部狭窄を伴った側枝を認めた（➡）．分岐の近位側は大きな LAD 本幹がある．
B：対角枝本幹にワイヤーを挿入し Crusade と Fielder を分岐部遠位に進める．
C：Crusade と Fielder を一緒にゆっくりと引き抜くとワイヤー先端は側枝を捕らえ進入した．▶は OTW ルーメンの出口部分．
D：さらに Crusade と Fielder を引き込むことにより第 2 カーブは進展し側枝へ入り込んだ．▶は OTW ルーメンの出口部分．
E：対角枝の側枝へ Fielder が挿入された．

ガイドワイヤー操作法
入口部病変

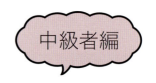

a　ガイドワイヤー選択

　中級者が対象とする入口部病変は，①右冠動脈（RCA）入口部病変，②左冠動脈 #6，#11 であろう．おおむね医師 5 年目以降の術者で指導医の監督から一部離れ，自己責任のもと PCI を施行する．つまり PCI を自身の生業にするかどうかの入口部にいるものと拝察する．中級者の自己責任とは 2 つ，①医療安全的責任（合併症のリスクを避けた手技の立案，合併症への対応），②医療経済的責任（保険審査に耐えうる病状詳記の作成）を指す．最近，筆者の施設のレセプトで起きた返戻事案だが，回旋枝の 75% 病変に対し，ガイドワイヤー SION blue（朝日インテック社）を使用した際，レセプト上，複合・高度狭窄部位用＞一般型ワイヤーの使用にて返戻（19,400 円⇒15,400 円）となった．ワイヤーの分類は種々あるが，本項ではレセプト上の分類（複合・高度狭窄部位用，一般型）も中級者（病状詳記作成者）として周知しておくべき事項として**表 1** に掲載する．

　医療安全的責任としては合併症リスクの軽減が肝要である．例えば，中級者から使用すると想定されるプラスチック（ポリマー）ジャケット系ワイヤーは特に屈曲を伴う #11 の入口部病変には有用であるが，末梢穿孔のリスクを有している．したがって，ファーストチョイスワイヤーとしてはやはり一般型を用い，先端シェイプの工夫［2 段曲げ（JR 曲げ）］とマイクロカテーテル（MC）の併用でワイヤー通過を試みるべきである．

1｜RCA 入口部：GC を浮かせる方策

　まずは医療安全の面から逆算してワイヤーを選択したい．すなわち，ワイヤーを進め，前拡張，ステント留置，デバイスを抜去し確認造影，その瞬間，ん？　となる場面に遭遇しないようにする（**図 1-A**）．これはデバイス抜去時にガイドカテーテル（GC）を引き込み，冠動脈解離・血腫を生じ，結果，真腔の狭小化・閉塞を生じたものである．PCI 黎明期からこの手技に携わっている指導医からは，ステントの位置決めやデバイス抜去時にワイヤーに押す力をかけ続けることで，GC の入口部への引き込みを防止し GC を浮き気味にできると習った方もいると思う．しかし，現在，安全面の妥当性が疑問視されている．筆者の施設では，末梢穿孔を極力予防するために先端がシリコンコートとなっている SION blue を初心者〜中級者のファーストチョイスワイヤーとしていたが，穿孔のリスクはゼロではない（**図**

表1. 償還分類別経皮的冠動脈形成術用カテーテル用ガイドワイヤー製品一覧

償還分類	メーカー名	商品名
一般型	アボット社	TRAVERS
		WIGGLE
	テルモ社	Runthrough NS Extension
		Runthrough NS Ultra Floppy
	朝日インテック社	Extention
		Rinato
		Route
複合・高度狭窄部位用	アボット社	PROGRESS 80
		Proturn
	朝日インテック社	Conquest Pro
		Conquest Pro 12
		Conquest Pro 8-20
		Feilder
		Feilder FC
		Feilder FC 300 cm
		Gaia 1st
		Gaia 2nd
		Gaia 3rd
		Grand Slam
		Grand Slam 300 cm
		Miracle Neo 3
		Miracle 6
		Miracle 12
		RG3
		SION
		SION black Pre-Shape
		SION blue
		SUOH
		SUOH03
		ULTIMATE bros 3
		XT-R
		X-treme XT-A
	日本ライフライン社	ATHLETE JOKER
		ATHLETE Passista
		ATHLETE WIZARD3

1-B：SION blueによる末梢穿孔）．さりとて，滑り性能が劣るワイヤー，例えばLight, Soft（朝日インテック：いずれも生産中止）を使いGCを浮かすことはPCIに今後も従事していく術者を想定すると非現実的と考える．以上から，選択するワイヤーは一般型，そしてMCを併用することを勧める．

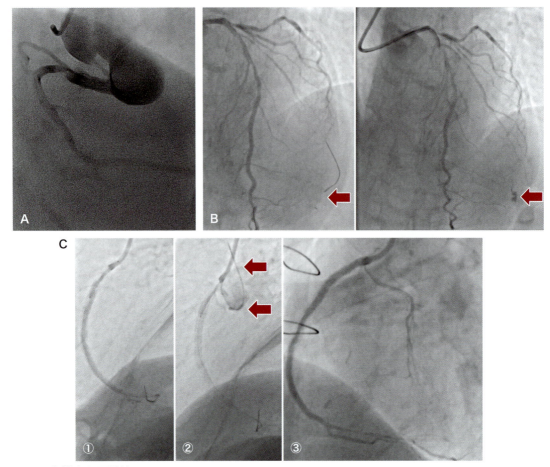

図1. 合併症と回避法
A：GC による RCA 入口部の解離．大動脈への逆行性解離も認める．
B：SION blue による対角枝末梢の穿孔．この後，遅発性の心タンポナーデを呈した．
C：入口部への MC 使用．①入口部でのステントの位置決めに難渋，②GC を浮かせ位置決め，③最終造影

秘伝 テクニック！

　ワイヤーを複数本使用した場合，1本のワイヤーを GC から冠尖もしくは大動脈壁に沿わせることで GC を浮かすことができるが，2本目以降のワイヤーは保険審査で過剰と判定される．そこで MC を用いワイヤーを RCA 末梢まで通過させた後，その MC を大動脈（AO）に出すことで，安全かつ経済的に GC を入口部から浮かせて手技を行うことが可能になる（**図1-C**）．これはバイパス血管への PCI や腎動脈形成術でも相似性があり，入口部への GC による損傷を回避できる．

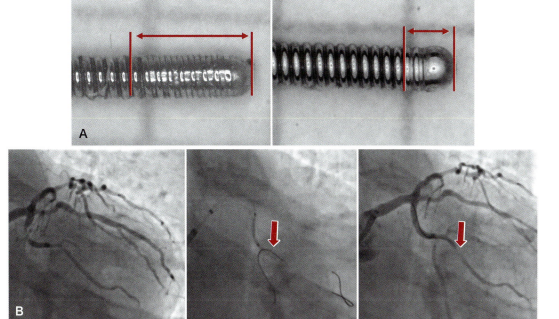

図2. ワイヤーの先端構造とDLC未使用時の合併症
A：先端ロウ付け部の長さ：Rinato 0.93 mm, Route 0.35 mm.
B：側枝保護のワイヤーの絡んだ部分が本幹遠位部に逸脱し、そこにプラークが存在したため解離を生じた.

2 | 左冠動脈

a. #11：プラスチックジャケット系ワイヤーの選択

　この病変でのワイヤー選択は，先端性状の観点から行う．中級者としてはインサーターによる2段曲げ（JR曲げ）とMCの併用をマスターしたい．より精巧なJR曲げを作成するには，ワイヤー先端特性の把握が必要になる（**図2-A**）．先端部のロウ付けの部分が短いほど第1カーブは小さくできるので，RinatoとRouteを比較した場合，Route一択となる．次にファーストチョイスワイヤーが不通過の場合，セカンドチョイスにプラスチックジャケット系ワイヤーを選ぶことになるが，原則，細径化し先端荷重が高くなるほどワイヤーの通過性能は高まり穿孔リスクも高まるため，中級者のファーストチョイスはFielder一択であろう．本ワイヤーを使用することで末梢血管治療におけるプラスチックジャケット系ワイヤー（Cruise）への習熟も可能となる．一方，この選択はワイヤー穿孔のリスクを内包しており，種々の止血法，心タンポナーデの管理についてシミュレーションしておく必要がある[1]．ワイヤー通過後は手技中に穿孔を生じないようにMCを挿入し，一般型ワイヤーに入れ直す手間を惜しんではならない．

　MCの選択も自分の得意とする2〜3種に習熟する必要がある．ここでも，そのスペックだけではなく保険償還分類を知る必要がある．大まかに造影用と貫通用の2つに分け掲載する（**表2**）．同一手技内で2本のMCを使用する際は同じカテゴリーのMCは過剰とされるため，各々のカテゴリーから1本ずつ選択することになる．

表2. 償還分類別マイクロカテーテル製品一覧

償還分類		メーカー名	商品名
血管造影用マイクロカテーテル：over-the-wire	選択的アプローチ型ブレードあり	カネカ社	MIZUKI
		グッドマン社	Mogul 血管造影用マイクロカテーテル
		メディキット社	NEO Cerisire SS
		朝日インテック社	ASAHI Caravel MC
	造影強化型	テルモ社	Sniper 2　HighFlow Type 2.7 Fr/130 cm
心臓手術用カテーテル	冠動脈狭窄部貫通用カテーテル	カネカ社	Crusade K
		ガデリウス・メディカル社	Lumine インフュージョンポート長：60 mm
		テルモ社	Navicath（マーカー付き）
			FINE CROSS GT
		朝日インテック社	Trunus Pro
			Sasuke
			Corsair Pro
		日本ライフライン社	GuideLiner V3

b. #6：血栓性病変内で kissing balloon technique（KBT）を行うためのワイヤーの選択

　#6 は今後，direct coronary atherectomy（DCA）・ステント，DCA・Drug-coated Balloon（DCB）などのオプションが考慮されるため，中級〜上級者が対象とする病変である．よって待機的 PCI ではなく，ACS の #6 が中級者のマスターすべき病変といえる．ここでは血栓性病変を想定しているため，#6 でのワイヤー選択は #6，#11 各々に一般型ワイヤーを用いることを勧める．2 本のワイヤーを選択する場合は色違い，もしくは識別が可能なワイヤーを選択したい．識別コードをカテーテル室内に貼っておくことでガイドワイヤーの誤りを防止できる．

> **秘伝 テクニック！**
>
> 　側枝保護のためにワイヤーを挿入する際には，ひと手間かけてダブルルーメンカテーテル（DLC）[Crusade（カネカ社），Sasuke（朝日インテック社）など] を用いる．分岐部のステント挿入困難は冠動脈の性状，GC のバックアップ不足，ワイヤーの絡みなどが原因となる．DLC の使用によりワイヤーの絡みが主因ではないと判断できれば他の要因を改善するが，いずれが主因か不明な場合，ステントを強く押し込むことで予想だにしない合併症を生じる（**図2-B**）．中級者の段階でDLCを使用する習慣を身につけたい．

文　献

1) 岡村篤徳：ガイドワイヤー末梢冠動脈穿孔時．達人が教える！PCI・カテーテル室のピンチからの脱出法119．村松俊哉（編），南江堂，東京，p444-449，2014

ガイドワイヤー操作法
入口部病変

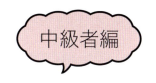

b 入口部のガイドワイヤーの動かし方（回し方，進め方）

　入口部病変とは冠動脈起始部よりおおむね 3 mm 以内を指す．同部位に病変が存在する場合，ガイドカテーテル（GC）を十分同軸性にエンゲージするのは困難であることが多い．また入口部に病変を有せずとも，冠動脈起始異常や入口部の解離形成などにより，GC をエンゲージできないこともある．このような場合，さらに多くの形状の GC のエンゲージを試みるが，無駄も多くなるので，以下のような方法が推奨される．

1 GC のエンゲージが困難な場合

　GC をエンゲージできない場合，ある程度同軸性にした状態でのワイヤー通過を試みる．あえてしっかりエンゲージされない GC を選択することで冠動脈入口部の損傷リスクを最小限にし，かつエンゲージされなくてもある程度の同軸性を保つことが可能な GC を選択することが重要で，同形状でもショートチップタイプが有効なこともある[1]．入口部病変の PCI の際に側孔付きの GC を選択することもあるが，造影性が不良である．

　図 1 は右冠動脈入口部のステント再狭窄病変である．4 Fr AL-1 の診断カテーテルでも先端圧は wedge したため（図 1-A），AL 1.0ST（6 Fr）をバルサルバ洞内で浮かせながら通常より長めの第 2 カーブを付けたワイヤー（SION black）で通過を試みた．まずはガイドワイヤーを上方より落とし込む形で通過を試みたが入口部で弾かれ（図 1-B①），次に冠尖に押しつけ同軸にしながら通過を試みたが，これもわずかに軸が合わず弾かれた（図 1-B②）．そこで左手で GC を前方から時計回転へ徐々に回し，右手でワイヤーを何度か押し引きしたところ（図 1-B③），GC との同軸性が得られワイヤー通過に成功した（図 1-B④）．ロータブレーター 1.75 mm でアブレーション後（図 1-C），Flextome カッティングバルーン 3.0×10 mm で拡張（図 1-D）．バルサルバ洞内で新たにワイヤーをループさせた状態で入口部をカバーするようにステント（Synergy 4.0×12 mm）を留置（図 1-E），後拡張（NC Euphora 4.5×8 mm）を行い（図 1-F）終了となった（図 1-G）．

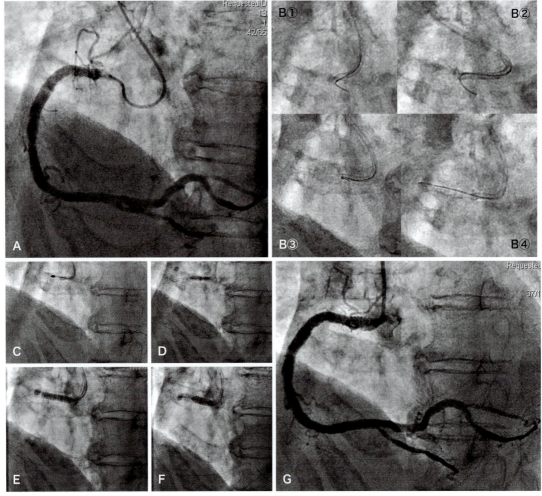

図1. 右冠動脈入口部病変に対するワイヤー通過に難渋した1例

2 | ガイドカテーテルの操作自体が困難な場合

　GCの操作自体が困難でエンゲージできない際に，より細径のGCに変更する，あるいは5 in 6テクニックのように子カテーテルを挿入する方法がある[2]．これらの方法はカテーテルの操作性を向上させ，カテーテル先端角度のコントロールを可能にする場合もある．ガイドワイヤーなどのRXエクステンションカテーテルの使用も有効である．動脈の蛇行などで6 Fr GCがうまくエンゲージできない場合でも，5 FrのGCに替えることでエンゲージが可能となり，ワイヤー通過が可能になる場合もある[3]．

3 | 入口部病変近傍に側枝が分岐している場合

　入口部近傍に側枝がある場合，そこへワイヤーを通過させることでGCが安定し，病変通過が容易になることがある（図2-A）[3]．図2-B①②は左主幹部入口部の急性冠症候群症例である．6FrのGC（BUL 3.5）が病変のためにエンゲージできず，浮いた状態で高位側壁枝

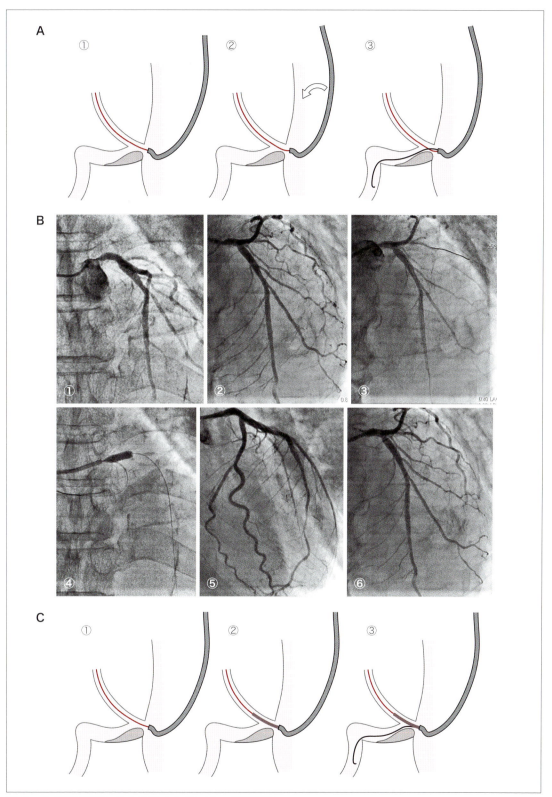

図2. 入口部病変に対する様々なワイヤー通過手法

にワイヤー（SION blue）を通過させた後，LADへワイヤー（Runthrough Extra Floppy）通過が可能となった（**図2-B③**）．病変にステント（XIENCE Alpine 4.0×18 mm）（**図2-B④**）を留置し，5.0 mmで後拡張後終了とした（**図2-B⑤⑥**）．さらに側枝ワイヤーにダブルルーメンカテーテルを載せて操作することで，ワイヤーの先端方向角度を変えることも可能となる（**図2-C**）．

> **秘伝 テクニック！**
>
> 特に緊急の左主幹部の入口部病変症例では血行動態が不安定なときも多く，ワイヤリングの際にはまず落ち着くことが大切である．本法は入口部の留置ステント内や，カテーテルなどでの入口部の解離形成後の真腔へのワイヤリングの際にも使用できる手法でもある．

文 献

1) Nguyen T, et al（eds）：Practical Handbook of Advanced Interventional Cardiology, 3rd ed, Wiley-Blackwell, Hoboken, 2007
2) Takahashi S, et al：New method to increase a backup support of a 6 French guiding coronary catheter. Catheter Cardiovasc Interv **63**：452-456, 2004
3) Matsukage T, et al：Successful transradial intervention by switching from 6 French to 5 French guiding catheter. J Invasive Cardiol **23**：E153-E155, 2011
4) 光藤和明：PTCAテクニック，改訂第2版，医学書院，東京，1999

ガイドワイヤー操作法
びまん性病変

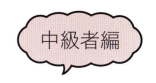

a ガイドワイヤー選択

　びまん性病変に対するPCIの醍醐味はガイドワイヤーの選択から始まる．一般的なフロントラインとしてRunthrough NS（テルモ社），ELITE II（アボット社），SIONシリーズ（朝日インテック社）などが選択されているが，筆者自身はSIONシリーズを選ぶことが多い．理由はシンプルである．操作性・トルクレスポンスが最も優れているから．一般的に朝日インテック社のワイヤーは，手元から先端まで1本のステンレスコア（1ピースコア）を使用することにより操作性の向上に成功している．さらに，SIONシリーズでは朝日インテック社のテクノロジー"ACTONE"を使用したcomposite core = double coil構造（**図1**）を搭載することによりトルクレスポンスが劇的に改善し，かつてのステンレスガイドワイヤーの問題点を大きく解決した．

　つまり筆者がSIONシリーズをファーストチョイスワイヤーとして選択する理由は以下の2つに要約される．

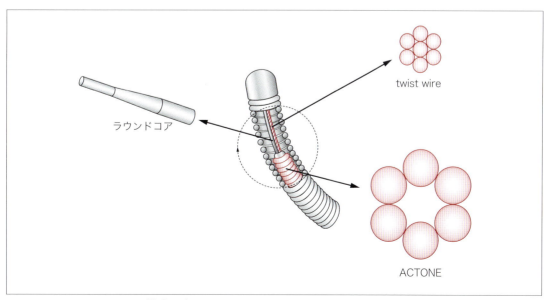

図1．composite core 構成要素

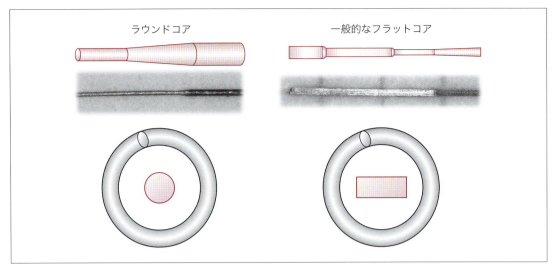
図2. ラウンドコアとフラットコア

1) whip の起きないスムースな回転操作

びまん性病変に対するワイヤリングの最大の難敵は"whip現象"である．われわれはこの現象に度々悩まされてきた．そして現行の SION シリーズは，コアワイヤーの先端をフラットコアよりラウンドコア（**図2**）にすることにより，whip 現象の解決に成功した．このイノベーションにより術者の想像通りの回転操作が得られるようになった．

2) 先端耐久性・形状保持力の強化

びまん性病変に対する PCI はときに長時間に至り，ガイドワイヤーの先端が破壊されることで手技の中断・変更を余儀なくされることがある．SION ワイヤーはこの"コアワイヤーのクセつき"という問題点を，先に述べた composite core を搭載することで克服した．先端の耐久性はナイチノールと同等かそれ以上となり，形状保持力も格段に向上した（**図3**）．

びまん性病変に対する PCI 時，ガイドワイヤーを選択する際は，製品の先端加重の情報だけでなく，ワイヤーの構造・開発の目的など製品そのものをしっかり理解することが必要である．病変背景に最も適したワイヤーを選択するべきで，これが最も重要なことである．

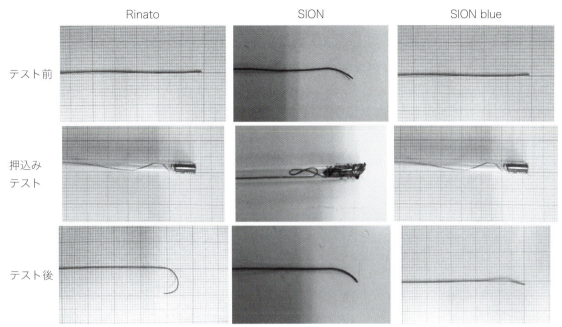

図3. 先端耐久性比較（クラッシュテスト）

秘伝 テクニック！

SIONシリーズラインアップの中でのガイドワイヤーの使い分けに関して述べる．

a．SION blue
びまん性病変に対するPCI時，最も選択することが多い．先端加重は0.5 gと非常に使いやすく，先端15 mmはシリコンコーティングが施されているため安全性も高い．そしてデバイスデリバリーに適したサポート性を備えている．最も平均点の高いガイドワイヤーだと考える．

b．SION
びまん性の病変の中でも屈曲の強い病変では末梢到達性の高いSIONを選択することがある．これはSIONがSION blueと違いフル親水性コーティングを施されているため，蛇行が強い病変においても，さらに末梢病変でワイヤリング操作が可能であるからである．

c．SION black
びまん性病変の中でも石灰化が強いタイトな狭窄では，このワイヤーの特性が発揮される．なぜならば，このSION blackはSIONシリーズの中で唯一ポリマーコーティングされているからである．もちろんポリマー自体に粘性があるため，操作性は若干劣る．しかし格段に滑りが良く，タフな石灰化病変にはファーストチョイスとして使用している．

ガイドワイヤー操作法
びまん性病変

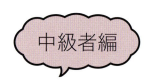

b びまん性病変のガイドワイヤーの動かし方（回し方，進め方）

　びまん性病変はときとして屈曲・蛇行を伴っており，また石灰化の有無や分岐角度などの要因によりガイドワイヤーの操作性を著しく低下させることがある．術者はガイドワイヤーの選択をする際にはそれぞれの特性，サポート性・トルク性・先端荷重・コーティングの種類をしっかりと理解することが重要である．また，限られた症例経験での対応できるようにあらかじめ代表的なガイドワイヤーを数種類に決めておき，はじめから色々なガイドワイヤーを使うことなく数種類のワイヤーの特性を肌で感じて身体に染み込ませるくらいにしておくことが重要ではないかと考える．そうしておけば困難な病変に対応するときに使っているガイドワイヤーのどの特性が影響しているかを理解でき，次のガイドワイヤーを選択する際の手助けになるし，新しく使用したガイドワイヤーの特性も分かりやすくなる．

1 症 例

　70歳代，虚血性心筋症によるうっ血性心不全で入院．心不全の治療後にCTにて冠動脈精査を施行し，右冠動脈に高度狭窄を認めたため，冠動脈ステント留置術を施行した（**図1**）．右橈骨動脈アプローチにて6 Fr IL-3.5ワイヤーを反転させて右冠動脈にエンゲージした．
　筆者は複雑病変ではコーティング系ワイヤーをファーストチョイスとしている．その理由は，屈曲や石灰化でも病変の抵抗が少なくガイドワイヤーの動きがスムースであることであり，すべてのPCIにおけるガイドワイヤー選択の基本としている．本症例は高度狭窄のびまん性病変で側枝も多いことから，ガイドワイヤーの操作性が悪くならないようにテーパードワイヤーでコーティングが良く，先端荷重の強くないガイドワイヤーとして，ATHLETE WIZARD78を選択した．また，マイクロカテーテルを併用することによりさらにガイドワイヤーの操作性は向上するので，Caravelを使用した．
　Caravelを病変の直前まで挿入し，ガイドワイヤーを回転させながらあまり押さずにゆっくり進めていくと容易に病変内を進んでいき，末梢の側枝まで入ることができた（**図2**）．

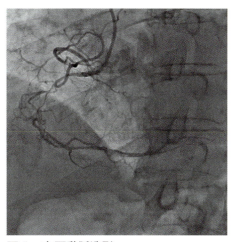

図1. 右冠動脈造影
びまん性に高度狭窄を認め，蛇行は強くないが石灰化を認めている．

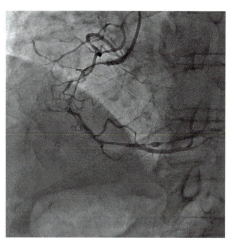

図2. ガイドワイヤーは病変の末梢で側枝に入っている

> **秘伝 テクニック！**
>
> ここでのポイントは，ガイドワイヤーを回転させるときに抵抗がないことを感じ取り，回転させることで病変の抵抗を低くし，小さな側枝への迷入を予防することである．また，回転される方向により狙うべき方向が決まるので，先端の動きに注意し，ガイドワイヤーの先端が撓んでいないかに注意する必要がある．撓んでいるときは押し過ぎている状態であり，押し過ぎることでガイドワイヤーの先端が壊れ血管を傷つけたり，偽腔へ迷入したりすることを防ぐことが大切である．

　側枝に入ったガイドワイヤーをゆっくりと引き戻し，本幹方向へ回転させることによって末梢まで進めることができた（図3）．
　残念ながら，通過性の良いとされているCaravelは病変を通過できなかったために，小径バルーンを使用してクラッキングテクニックを使用して末梢まで拡張できた．

> **秘伝 テクニック！**
>
> クラッキングテクニックとは，小径バルーンが末梢まで通過しないときに，病変まで少しでもバルーンが入ればそこで高圧拡張を行い，拡張中にガイディングカテーテルのバックアップを十分に取る体制を整えてからデフレーションし，同時にバルーンカテーテルを押すことによって徐々に末梢まで通過させるテクニックである．

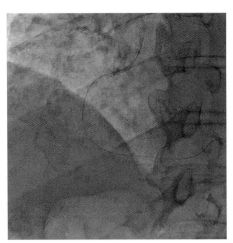

図3. ガイドワイヤーは末梢まで進める
　　 ことができた

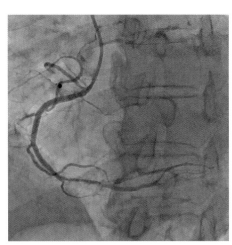

図4. 最終造影

　小径バルーンで前拡張後に薬剤溶出性ステント 2.75-38 mm と 3.0-28 mm を留置し，石灰化で拡張不十分な病変を一部認めたために高圧バルーンで後拡張を行った（**図4**）．
　ガイドワイヤーは各社それぞれのタイプの製品があり種類も多いが，はじめに述べたようにすべてを使うのは困難であり，すべての特性を完全に理解し使いこなすのはさらに難しい．筆者がはじめに述べたように，それぞれの代表的なガイドワイヤーを数種類決めておき，それを普段から使いこなしておくのが良いと思われる．

ガイドワイヤー操作法
血栓性病変

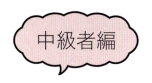

a　ガイドワイヤー選択

　対象となる責任病変に血栓が存在する場合，単純にガイドワイヤー（GW）を通過させバルーン拡張しステント留置したときに，血栓を末梢に押し込んでしまったり，血栓の一部が剝がれ末梢塞栓をきたし，slow flow/no flow を呈することがある．特に急性冠症候群，亜急性心筋梗塞（recent MI），脆弱化した静脈グラフト血管などは，末梢塞栓の可能性を常に念頭に置き strategy を検討する．十分な準備なく PCI を施行すれば合併症の発生に繋がり，慢性期の心機能低下や長期成績にも影響する．血栓性病変に対しては可能な限り血栓にストレスを与えることなく慎重に手技を進めていくことが重要であり，患者背景の情報に加え，病変形態，病変への造影剤の入り方，生成起因などから血栓の性状を見極め，最適な GW を選択するべきである．

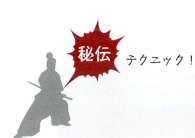

- 先端のシェーピングは大きく曲げない．
- GW の操作は必要最小限にする．
- 指先で血栓を感じるつもりで操作する．
- マイクロカテーテルを有効に使用する．

　最も大切なことは GW の抵抗が最も少ない方向へ進めていくことである．抵抗が少ない方向を見つけながら慎重に GW を進め，例え病変長が短くても抵抗がある場合は無理に GW を押し進めるべきではない．
　器質化されていない血栓の場合は，GW デリバリーの際に血栓を末梢に押し込まないように注意が必要である．

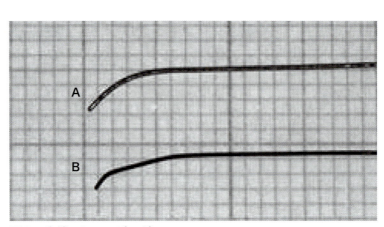

図1. 先端のシェーピング
A：第1カーブのみのコイル系ワイヤー
B：第2カーブを作成したポリマージャケット系ワイヤー

1 | 先端のシェーピングは大きく曲げない（図1）

　通常の狭窄病変に対するときのような先端を大きく曲げたコイル系ワイヤーでは，接点が多くなり血栓を押し込んだり，血栓との摩擦も多く血栓に触るときに末梢塞栓を起こす可能性が高い．GW先端のシェーピングは大きなカーブになり過ぎないよう必要最小限に留める．

2 | ガイドワイヤーの操作は必要最小限にする

　血栓内ではGWの回転を必要最小限に留める必要がある．必要以上に回転させると血栓を砕いてしまい，末梢塞栓のリスクを高めることになる．少しでも摩擦を減らすためにGWの先端まで親水性コーティング加工されたSION（朝日インテック社）やRunthrouth NS Hyper Coat（テルモ社），もしくはポリマージャケットコーティング加工されたFielder FC，SION black（朝日インテック社）を選択したい．石灰化を伴った高度狭窄の場合は，先端をテーパーしポリマージャケット加工が施されたXT-R，XT-A（朝日インテック社）も考えたい．

　また，血栓の器質化が進んでいない病変では，破綻したプラーク，内膜，血栓がそれぞれ境界線を残したまま存在しているので，硬いGWは使用しない方が良い．血栓の固さに応じて1g以下の軟らかいGWから使用しsub-intimal spaceに迷入しないよう心がける．血栓よりも少し硬く，血栓のみを通過し外弾性板外には進まない硬さのGWをイメージしたい．

3 | 指先で血栓を感じるつもりで操作する

　血栓を通過させGWを血管内に進ませるわけだが，先端荷重が重く，穿通性の高いGWは手元への感覚が鈍るため，血栓と血管壁を同様に感じ，容易に血管壁を穿孔する可能性がある．常に指先で血栓を感じようとすることが大切で，透視下でのGWの動きも常に観察しながら，自分がイメージしている血栓性病変でのGWの進み方と矛盾していないか留意する．

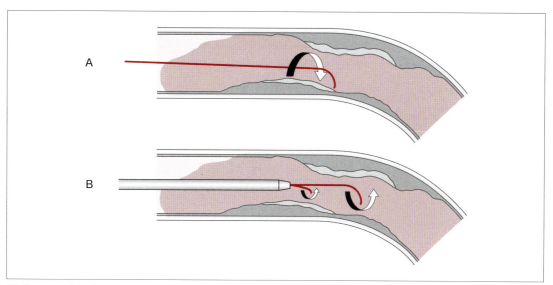

図2. マイクロカテーテルの利用
A：曲がりが大きいコイル系ワイヤーを血栓の中で何度も回転させると，血栓を破砕する量が多くなる．
B：先端のシェーピングは小さく，回転を抑え，マイクロカテーテルを併用して血栓の破砕を抑える．

4 ｜ マイクロカテーテルを有効に使用する（図2）

　血栓性病変内でGWを操作する際は，GW単独の操作は極力減らし，先端加重の低いGWとマイクロカテーテルを併用して血管損傷リスクを軽減させ，血栓とGWの摩擦抵抗を極力減らすことが重要である．血管の屈曲などでGWデリバリーの際に第2カーブが必要な際にも，マイクロカテーテルを利用してGWを出し入れすることにより，血栓との接点を調節することができ便利である．また，マイクロカテーテルを併用することで思いがけない事態になった際など，その後の対応が迅速にできる．GWが病変を通過した後は，速やかにより軟らかいコイル系ワイヤーに交換することも忘れてはいけない．

ガイドワイヤー操作法
血栓性病変

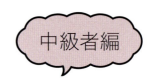

b 血栓性病変（急性心筋梗塞）のガイドワイヤーの動かし方（回し方，進め方）

　使用するガイドワイヤーは，血栓性病変であるため通常ソフトワイヤー（先端荷重1.5g以下）がファーストチョイスとなる．すべての病変のワイヤリングに当てはまることであるが，術者の意図した方向へワイヤー先端が向いていることを確認した上で進めていくことが肝要である．それができない場合はその原因について，例えば病変近位部あるいは病変部位に石灰化や屈曲が存在する場合などは，マイクロカテーテルなどを使用してトルクコントロールのレベルを上げる必要がある．また，ワイヤーの方向性を確認する上ではCTOのワイヤリングと同様，二次元ではなく三次元で考えるべきであり，常に1つのviewだけでなく，90°異なるviewからワイヤーの先端の向きを確認すべきである．

　急性心筋梗塞の病変は100％完全閉塞している場合と，再灌流されており高度狭窄病変となっている場合がある．100％完全閉塞と高度狭窄病変ではガイドワイヤーの進め方が異なるため，分けて述べていきたい．

1 高度狭窄病変の場合

　高度狭窄病変の場合には血管走行が見えるので，それに沿ってガイドワイヤーを進めていく．ただ狭心症の病変と違うことは，狭窄病変の周りは血栓もしくは軟らかい脂質に富んだプラークということである．つまり容易に血栓内もしくはプラーク内にワイヤーが迷入しやすい．プラーク内にワイヤーが迷入すると，高度狭窄が100％完全閉塞に移行する危険性があるため，ガイドワイヤーの向きに注意して，慎重に血管走行に沿ってガイドワイヤー先端を回して進めていく．特に病変エントリーが造影遅延を生じる高度狭窄の場合は，テーパードタイプのワイヤーの使用も考慮する．マイクロカテーテルの使用については，その病変および病変に至るまでの血管の複雑さから判断すると良い．

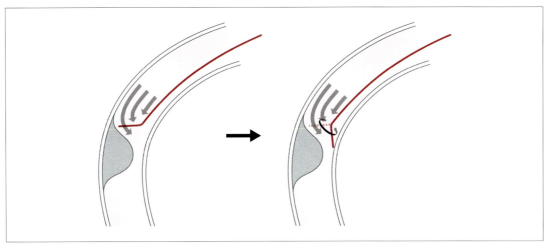

図1. ガイドワイヤーの病変通過

秘伝 テクニック！ ガイドワイヤー挿入

ガイドワイヤーを狭窄病変の手前で一度止め，助手に造影剤を流してもらいながら方向を確認して慎重にガイドワイヤーを進めていく．ガイドワイヤーの先端が向きにくいときは，助手に造影剤を流してもらうとガイドワイヤーの先端が血流のある方向へ向いて進んでいくことも多い（**図1**）．

2 | 100％閉塞病変の場合

100％閉塞病変の場合にはガイドワイヤーを進めていく血管が見えないため，本来走行している仮想血管が長く見える view でガイドワイヤーを動かしていくと良い．例えば RCA proximal〜mid あれば LAO view で，RCA distal であれば CRA view，LAD proximal であれば CAU view で，LAD mid〜distal であれば CRA view といった具合に，working view を適時変えながらワイヤリングをしていく．また，枝との分離がしやすい view も大切で，例えば LAD mid の閉塞であれば，正面 CRA view から確認することでガイドワイヤーが中隔枝または対角枝などの枝に進んだ際に気づきやすい．マイクロカテーテルの使用については，必ずしも急性心筋梗塞の軟らかい血栓性病変に対しては必要としない．しかし，ガイドワイヤーが自分のイメージした方向へ進まない場合，例えば末梢病変や，病変近位部あるいは病変部位に石灰化や屈曲が存在する場合などは，ガイドワイヤーのバックアップやトルクコントロールが必要となるため，早めにマイクロカテーテルの使用を考慮する．

ガイドワイヤーは新鮮血栓内を進んでいくので抵抗はあまり感じない．逆にガイドワイヤーが緩んだり抵抗を感じたりするようであれば，ガイドワイヤーを引いて向きを変えて軟らかいところを探して進めていく．ガイドワイヤーが閉塞部位を通過するのに時間がかかる

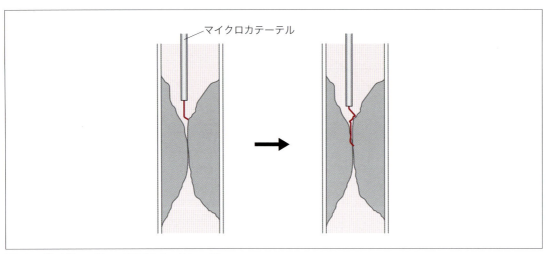
図2. ガイドワイヤー変更のタイミング

のであれば，それまでのガイドワイヤーの走行を造影にて確認してみると良い．一刻も早く再灌流を得たいという逸る気持ちを抑えて，ガイドワイヤーの病変部通過の際は特に慎重に行う．側副血行路があるのであれば，場合によっては対側造影も利用すると良い．

秘伝 テクニック！　ガイドワイヤーを変更するタイミングを図る

変更するタイミングは，ワイヤー先端が病変部エントリーに挿入されているにも関わらず，回転させながら少し進めたときに病変部とマイクロカテーテル間でワイヤーが緩む状況が生じた場合である（**図2**）．この状況では，恐らく手前の高度狭窄のためワイヤートルクコントロールが効かず，押し進めることで曲がってしまう．そこで，先端部のサポート力と押す力を備えたintermediateワイヤーへ変更が勧められる．先端荷重が低いがGaia 1stや2ndも良い適応である．

高度狭窄もしくは完全閉塞の如何を問わず，ソフトワイヤーで通過しない場合は，intermediate（先端荷重約3g）のガイドワイヤーに変更する．急性心筋梗塞の血栓性病変であれば，上述のガイドワイヤーで通過するはずであるが，それでも通過しない場合はその閉塞部位についてもう一度考え直す必要がある．慢性完全閉塞病変であるのか，高度石灰化病変であるのか，高度屈曲病変であるのか，動脈瘤の血栓閉塞病変であるのか，いわゆる通常の急性心筋梗塞ではない可能性について考え直し，その上で改めて戦略を立てることが大事である．したがって，安易に硬めのガイドワイヤーへの変更は控えるべきである．

ガイドワイヤー操作法
血栓性病変

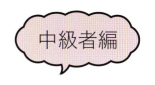

C フィルターデバイスの操作法

　一般的に末梢保護デバイスは，バルーン閉塞型のデバイスとフィルターデバイスに分類される．バルーン閉塞型の代表であるGuardwireは血流を完全に遮断して吸引カテーテルですべてのデブリスを回収できる反面，バルーン閉塞中の虚血に不耐容である症例が多くあった．一方，冠動脈用フィルターデバイスとしてFiltrapとParachuteが使用可能である．本項ではParachuteの特徴とその有効性について明らかにしたい．

1 | Parachuteの基本構造（図1）

　Parachuteは0.014 inch径の300 cm長のナイチノール製ガイドワイヤーであり，遠位端に0.0012 inchの72本の細いワイヤーで編まれた自己拡張型のバスケットを有する．バスケットの孔の大きさは中心部と周辺部で異なっており，中心部は理論上0 μmから周辺部が最大の250 μmとなっている．バスケットはワイヤーの中で前後にスライドできる構造を有しており，血管内留置後に少々のガイドワイヤーの動きにはバスケットが追従せず同じ位置に固定できるような工夫がある．フィルターのサイズとしては冠動脈用として径5 mm，末梢血管用として径6.5 mmおよび8 mmのものがある．

2 | Parachuteの操作方法（図2）

　本デバイスは単独で使用するのではなく導入および回収カテーテルとセットで使用する．まず，通常のガイドワイヤーにて病変をクロスさせて，マイクロカテーテルの中を通してParachuteに交換する．内腔が小さいマイクロカテーテルは使用できず，ハイフロータイプで先端内径0.027 inch（0.68 mm）以上，先端外形2.7 Fr 0.028 inch（0.90 mm）以上のマイクロカテーテルが適している．具体的にはプロメッサー（グッドケア社），ミチビキ（ハナコメディカル社）の両マイクロカテーテルが最も相性が良い．筆者の施設では現在プロメッサーを使用しているが，Parachuteを挿入するときの抵抗が少なく，回収の際にParachuteを格納するのも容易である．

　バスケット両端のマーカーを目安にParachuteを留置し，その後は通常の手技を施行する．

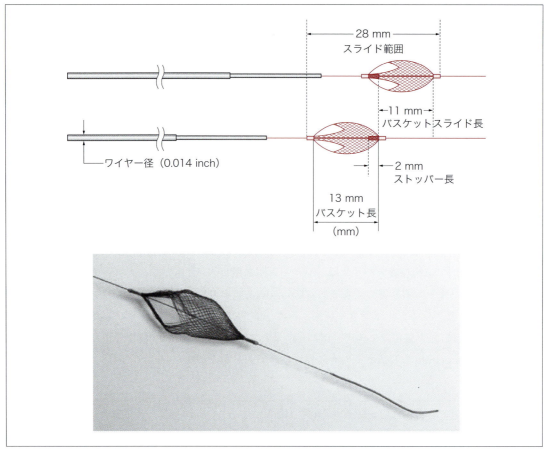

図1. Parachute の基本構造

　Parachute を回収する際に，導入の際に使用したバスケットの両端のマーカーの中間部までマイクロカテーテルを進める．これでバスケットは半分たたまれた状態となり，Parachute とマイクロカテーテルを同時に抜去できる．このとき，バスケットがたたまれていない状況で回収すると，ステントにバスケットが引っかかる可能性があり注意が必要である．

秘伝 テクニック！

a．挿入時
　Parachute をマイクロカテーテルのハブに挿入する際の抵抗が最も大きいので，穿刺針の外筒をハブに装着してから，それに沿わせて挿入すると比較的容易である．また，ワイヤーはナイチノール製であるので，力を入れて進めてもキンクする可能性は少ないため，抵抗があってもそのまま進めるのが良い．

b．Parachute 留置時
　Parachute がマイクロカテーテルの先端部から出る際にも抵抗がある．そこであまり力を入れて Parachute を進めるとシステム全体が抜けてくるので，マイクロカテーテルを病変の十分末梢に進めておいて，むしろマイクロカテーテルの方を引き，Parachute の先端

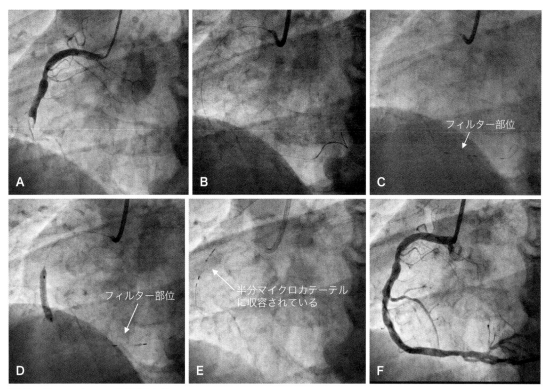

図 2．Parachute の使用方法
A：下壁心筋梗塞で右冠動脈閉塞
B：通常のガイドワイヤーで病変をクロス．
C：マイクロカテーテルを十分に病変部末梢まで持っていき，Parachute をマイクロカテーテル先端部まで進め，その後はマイクロカテーテルを手前に引くようにしてさらに Parachute を進めて留置させる．
D：通常の方法でステント留置（フィルターの位置は側枝の手前に）．
E：マイクロカテーテルと Parachute の位置関係を変えない．
F：最終造影

を血管内に出すようにした方が容易である．

c．Parachute 回収時

前述のように 2 つのマーカーの中間部まで挿入時と同じマイクロカテーテルを進めて回収するのだが，Parachute のワイヤー部分とマイクロカテーテルを一体としてしっかり保持して，両者の位置を決してずらさないようにすることが重要である．両者の関係がずれるとステントストラットに Parachute が引っかかったり，せっかく回収したデブリスを末梢に落としてしまう可能性がある．また，一体として保持した両者をバイブレーションをかけて引いてくるとステントのストラットに引っかかる可能性が少なくなる．

d．Parachute 回収後

Parachute のデブリスがカテーテル内に落ちている可能性があるので，Y コネクターから十分な血液逆流を観察することが重要である．

e．Parachute によるスパスムについて

Parachute 自身によって留置部位にスパスムが生じることがある．no reflow と間違えやすいが，通常はフィルターを抜去すれば自然に改善する．

ガイドワイヤー操作法
TRI

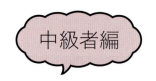

a　TRIからのガイドワイヤー操作法

　PCIのアプローチの第一選択は，橈骨動脈アプローチである．ヨーロッパ心臓病学会の2015年のガイドラインにおいて，急性冠症候群（acute coronary syndrome：ACS）に対するアプローチは経橈骨動脈的冠動脈形成術（transradial coronary intervention：TRI）がクラス1，レベルAの推奨になっており，ACSにはTRIを行うべきである．PCIで大腿動脈を穿刺する場合にはそれなりの根拠がないといけない時代である．TRIはACS症例におけるPCIの死亡率を有意に低下させる．ACS例はもうやらないと決めている術者には不要かもしれないが，ACS例を治療する通常のPCIの術者は，TRIを第一選択とするPCIに習熟するべきである．

　2017年現在，日本のTRI率は65％程度である．日本のTRIは筆者の第一例が1994年であり，スタートに関しては早かった．20世紀後半にはすでにそれなりの症例数が行われてきていた．しかしながら，英国においてはTRIの開始は21世紀になってからであるが，現在すでに80％を超えており，日本は完全に追い越された．症例数が多い中国では90％がTRIである．最も遅れていた米国においてもすでにTRIをいかに始めるかが大きな問題となり，様々な新しい方法が試みられ始めており，現在40％程度に上昇してきている．ここにきて日本は最も世界で遅れる兆候を見せており，筆者は危惧している．

1　橈骨動脈アプローチと大腿動脈アプローチの比較

　橈骨動脈アプローチでは出血合併症が少なく死亡率が少ないことは証明された．その他の比較はどうであろうか？ 表1に示すように，橈骨動脈は血管径が小さく，最大で6 Frシースくらいが適切である．この点，大腿動脈の方が太く，太いシース挿入が可能である．ところが，穿刺部周辺に枝が多く，大腿動脈ではワイヤーによる穿孔とそれに伴う出血をきたしやすい．また大腿動脈からすぐ外腸骨動脈は体の背面にまで蛇行しており，側面像では蛇行を認める．そして大腿動脈では後腹膜腔に繋がっており，出血した際にとめどなく出血が起きうる．したがって，穿刺部位としては橈骨動脈の方が安全である．

　カテーテル走行における蛇行についてであるが，これは個人差が大きいが筆者らが1,000例以上検討したところ，総じて動脈硬化が強い症例ではいずれの部位からも血管蛇行による

表 1. 橈骨動脈アプローチと大腿動脈アプローチの比較

	橈骨動脈アプローチ	大腿動脈アプローチ
穿刺部血管径	小	大
穿刺部周辺の枝	少ない	多い
穿刺部周辺の出血可能腔	小	大
穿刺部周辺の血管蛇行	少ない	多い
穿刺部から上行大動脈までの血管蛇行	小から大	小から大
腹部大動脈のカテーテル通過	なし	あり
脳梗塞発生率	小	小
ガイドカテーテルのバックアップ	小から大	小から大

アプローチは困難であった．その率は同等である．また脳梗塞の発生はどこからやっても上行大動脈にカテーテルを入れることで，PCI術後にはMRIで18％のdiffuseion weight image陽性所見が出る．また腹部大動脈は最もプラークの多い場所であるが，ここをカテーテルが通過しないことからTRIではコレステロール塞栓率も低い．ガイドカテーテルは形状によりバックアップが異なる．強い形状を用いれば何ら差はない．総合すると，太いカテーテルを使えることを除けば大腿動脈アプローチが優れているところは一つもない．

2 | バックアップ力

　ガイドカテーテルはPCIに必須のデバイスであることは，図らずもガイドカテーテルなしでPCIを行った吉町らの「裸の王様テクニック」[1]が示しているところであるが，ガイドカテーテルはPCIのデバイスの中で最大のサイズのものである．体内ではサイズが大きな分，いざ起きたときには大きな合併症をきたす可能性を含んでいる．バックアップ力はガイドカテーテルが冠動脈へ突入する力を示しており，バックアップ力が強いことは術者にとってはものが押しやすい利点があるものの，患者側からいうとガイドによる冠動脈解離などの合併症のもとにもなりうる諸刃の剣であることを理解すべきである．バックアップ力が強いとは，ものを通したいときの術者にとっては「善」であり必要なものであるが，それ以外のときには不要もしくは「悪」なのである．カテーテルはやさしく冠動脈周辺にいていただくのが良い．大きなガイドカテーテルによる冠動脈解離の発生を一定の割合で合併していることを忘れてはいけない．

3 | TRIからのガイドワイヤー操作

秘伝 テクニック！

上記から TRI 特有のガイドワイヤー操作というものはない．TRI の場合は 6 Fr 以下であるから，6 Fr でガイドワイヤー操作ができればそれで十分であろう．

一方，TRI の術者の方が PCI が上手である可能性が指摘されている．筆者自身は，TRI は穿刺以外については何も違わないと思っているが，大規模データを見ると，TRI 施行率が高い施設で常に PCI の成績が良いと出るのである．TRI を行っている術者が良いのか，TRI に慣れている施設やスタッフが良いのか，ガイドが細いからか，出血が少ないからか説明できていない．もし TRI の術者が PCI そのものが上手だとしたら，何かしら特別なテクニックがある可能性もある．ただし，この段階で筆者が説明できるものはないので，次の項目も参考にされたい．

文 献

1) Yoshimachi F, et al：Percutaneous coronary intervention without use of guiding catheters for extreme downsizing：the Emperor's new clothes technique. Cardiovasc Interv Ther **28**：213-215, 2013

ガイドワイヤー操作法
TRI

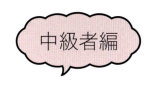

b バックアップが十分にない状態でのガイドワイヤー操作のコツ

　PCIは冠動脈にガイドワイヤー（GW）を末梢まで挿入し，病変部にバルーンやステントというデバイスを持ち込む手技である．GWを挿入するためには遠位端に向かう推進力が必要であり，作用反作用の法則でそれを支えるのがガイドカテーテル（GC）や冠動脈壁である．その応力をバックアップと称し，太いGCは一般に強いと考えられている．

> **秘伝　テクニック！**
> 　バックアップ不足が原因でGWを末梢までデリバリーしきれないかもしれないという不安から，どんな病変に対しても太いGCを選択する術者もいる．しかし，無駄に押す力を加えることは，GW先端の正しい方向への推進力にはならず，予期せぬ方向に力が逃げるために大きな合併症を引き起こしかねない．安全なPCIのためには，押す力やバックアップに頼らない手技を理解するべきである．

1 非閉塞病変への基本操作

　GWと冠動脈内腔との抵抗が小さければ，弱い推進力であってもGWは末梢に進んでいく．この目的のためには，親水性コーティングワイヤーやポリマージャケット系ワイヤーを選択すると簡単であるが，後述する抵抗を少なくする方法を駆使すれば，必ずしも滑りの良いワイヤーでなくても良い．
　先端のシェーピングは最小限の大きさと角度を付ける．大き過ぎる半径と角度ではGWが冠動脈壁に接触しやすくなり抵抗が増加する．
　先端の軟らかいワイヤーを回転させながら，回転を止めずにゆっくり進める．動的摩擦は静的摩擦より小さいという理論が実感できる（**図1**）．
　もちろん，GWで病変部を壊してしまわないよう注意が必要である．病変を含めて脆弱な組織が存在する場合，例え先端の軟らかいワイヤーであっても，ラフで強引な操作と不要な

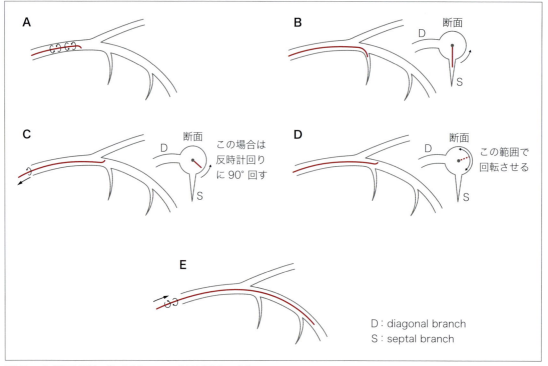

図1. 左前下行枝（LAD）へのGW挿入の例
A：GWの動きを止めないことを心がけ，時計回りに5～6回・反時計回りに5～6回を繰り返し，ゆっくりワイヤーを進める．
B：ワイヤー先端が枝に迷入したら，冠動脈の断面をイメージしてどちらの方向の枝に挿入されているかを考える（例えばこの図では中隔枝に入ってしまったと想定する）．
C：枝と反対側にワイヤー先端がくるようにゆっくり回して引き戻す（中隔枝に入った場合には，反時計回りに90°程度回転を加えながらワイヤーを引く）．
D：本幹にワイヤー先端が戻ったら，枝と反対側を意識して，方向性に回転させてワイヤーを進める（断面のイメージで中隔枝と対角枝のない方向にのみワイヤー先端が向くように回転させる）．
E：これを繰り返し末梢までワイヤーを進める．

　大きい先端カーブ付けが原因で病変を損傷し，大きな解離や閉塞をきたすことがある．それほど難しくない治療のはずが，非常に難渋する病態に変わってしまったケースを何例か見たことがある．PCIの基本である多方向の造影で病変の位置や性状を把握した上で手技を行い，乱暴で粗雑な操作やワイヤー任せの操作とは違い，コントロールができる範囲での操作を心がける．

2 屈曲蛇行のある病変への操作

　屈曲蛇行がある場合も，基本的に同じような操作で末梢までGWを挿入することができる．
　屈曲蛇行が厳しいほど，後のデバイスのデリバリーを容易にするために硬いシャフトのGWを選択しがちだが，これによりアコーディオン現象でGWと冠動脈の抵抗が増加するため，GWを末梢まで到達させることができないことがある．まずは軟らかいGWを1本末梢

b．バックアップが十分にない状態でのガイドワイヤー操作のコツ　115

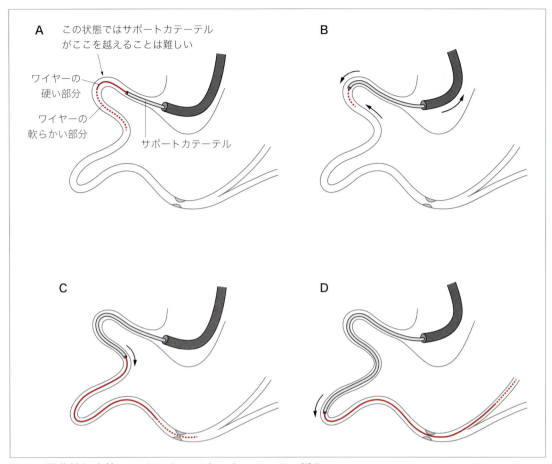

図2．屈曲蛇行血管へのGWとマイクロカテーテルの挿入
A：この状態ではマイクロカテーテルが矢印で示す屈曲部位を越えることは難しい．血管の大弯側にGWとマイクロカテーテルが押しつけられるだけである．
B：強引にマイクロカテーテルを押すと，せっかく入れたGWは抜けてくる．またGCも外れてしまうことがある．
C：GWが進まなくなってから，はじめてマイクロカテーテルを必要なだけ末梢側に進める．
D：この作業を繰り返すことでGWは末梢まで挿入できる．

まで挿入することに徹する．必要があればもう1本GWを追加したり，マイクロカテーテルにてシャフトの硬いGWに変更したりすれば良い．

　マイクロカテーテルの使用も躊躇すべきではない．まずはGWを回転させながら進めていく．この際に慌ててマイクロカテーテルを末梢側に押し込んではいけない．GWの軟らかい部位がまだ屈曲部位を完全に越えていない場合にマイクロカテーテルを無理に押し進めようとしても，屈曲部位を越えるどころか，システムが崩壊してしまうおそれがある．GCが冠動脈より少し離れても同軸がとれていれば，可能な限りGWを進めることを優先する．GWが進まなくなった時点でほんの少しGWを引き戻すと，GCはまた冠動脈入口部に近づくはずである．いくつかの屈曲部位を越えてGWがもうこれ以上進まないと判断してからマイクロカテーテルを進めていく．トルクが伝わるタイプのマイクロカテーテルを使用している場

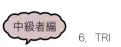

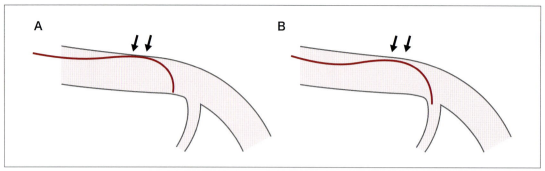

図 3. 側枝を選択する一般的な GW の曲げ方と挿入方法
A：側枝を選択するときに GW を押し込んでいく方法での先端カーブの付け方．本幹の径よりも大きなカーブを付ける必要がある．➡部分には大きな摩擦抵抗が生じる．GW を押していく時点でその先端を枝の方法に向ける必要がある．中枢側の冠動脈の状態によりトルクが十分に伝わらず，思う方向に GW が操作できない場合もある．
B：枝の方向に先端が向いたまま GW を押し進めると，枝の対側に GW が押しつけられ，枝へ GW 先端を挿入できる．

合には，冠動脈との抵抗が少なくなるように回転させながら進める．マイクロカテーテルが進んだ後は必ず GW は引き戻されているので注意を要する．再度 GW に回転を加えながらなるべく奥まで挿入し，これを繰り返すことで GW は末梢まで挿入される（**図 2**）．

　GW を 2 本使用し，交互に進めていく手法もある．動かしていない GW がスタビリティを高める．冠動脈の屈曲蛇行の程度と GW の種類との相性もあるため，種類の異なる GW の組み合わせで，意外なほど容易に末梢まで GW が到達する．

　むろん，ガイドカテーテルのスタビリティを補うためのダミーワイヤーやアンカーバルーンなども有効である．

3 | 分岐部選択の考え方と GW 操作

　GW 先端のカーブを大きく付け，強いバックアップに支えられた操作で分岐部に GW を押し進める方法がある．血管を平面的に考え，GW を柔軟性の小さな硬い素材と仮定し，ワイヤーバイアスは必ず大弯側にかかる想定である．GW が血管壁に大きく接するので，GW を進めるために大きな摩擦抵抗を生じ，結果大きなバックアップが必要になる（**図 3**）．GW の先端に大きくカーブを付けると，目標とする枝を越えた後で PCI の障害になる．細かい操作はできず，不要な側枝を選択し，時間を費やすこともある．また，GW のトルクは，ワイヤーを押すときには伝わりにくい．ワイヤーを引くときの方が思った方向に先端の向きを変えることができる（**図 4**）．GW を押すだけの操作は不利益が多いことも理解すべきである．

　これに対して，バックアップが十分にない状態や先端の曲げを最小限にした場合でも，GW の柔軟性と特性を生かし，GW を引いて先端の向きをコントロールし，GW を分岐部に引っかけて挿入する手法もある．もちろん，微細で慎重な操作が必要である（**図 5**）．

　実際には最小ではないにしろ血管径よりも小さめな GW の曲げと，押す手法と引く手法をミックスさせて手技を行っているはずである．

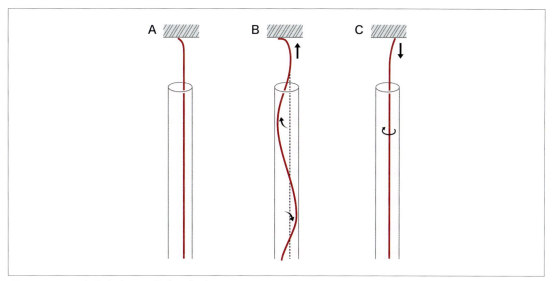

図4. GWの方向を変える操作の概念
A：ワイヤーの方向を変えたい場面で末梢側に抵抗が生じている状態をイメージしてほしい．
B：ワイヤーを押しながら回転させても，ガイドカテーテルの内腔や冠動脈の内腔でワイヤーが捻れたり曲がったりするためトルクは伝わらない．そしてそれ以上回転すると，残っていたトルクが一気に先端に伝わりフリップが起きる．カテーテル内腔が大きかったり，冠動脈径が大きかったり屈曲蛇行が強ければ強いほど，この傾向は強くなる．
C：トルクを確実に先端に伝えたい場合には，GWを引きながら回転操作を行う．しっかりと引き伸ばした状態のGWこそ，術者のコントロールしたい方向に先端は向く．

　紙面の関係上紹介できないが，慢性完全閉塞（CTO）病変へのantegrade・retrograde アプローチであっても，必ずしもバックアップに頼らずに GW を末梢まで押し込むことが可能である．「何かあったら困るから」という術者の心の余裕のためだけに，太い GC を選択するのは賛成できない．太い GC は生命予後を脅かす可能性があり[1]，本当に必要な場合のみに選択すべきである．
　多くの手法を身につけ，臨機応変にそれらを使いこなし，病変に対する戦略をよく考えながら治療を行うことが，患者への良好なアウトカムを提供することに繋がるであろう．

文　献
1) Grossman PM, et al：Percutaneous coronary intervention complications and guide catheter size. J Am Coll Cardiol Intv **2**：636-644, 2009

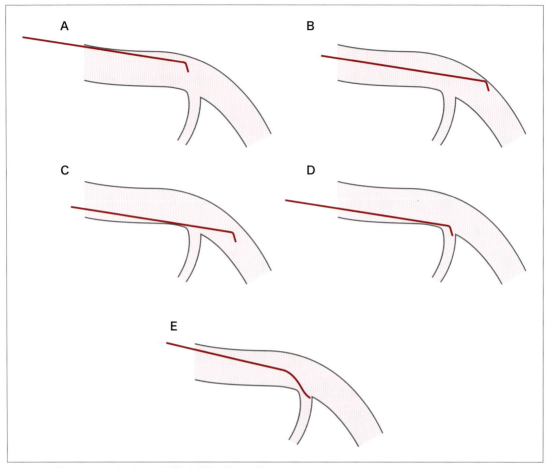

図5. 先端の小さな曲げでも側枝を選択する方法
A：本幹よりもはるかに小さな先端のカーブでワイヤーを進める．
B：ワイヤーは側枝にかかることなく，末梢まで進む．
C：ワイヤーを引いてくる段階でワイヤーは小弯側に位置しやすい．
D：ゆっくり引いてきた段階で枝に先端が引っかかる．
E：GWをわずかに引きながら180°回転させると，先端が逆反りになり，あたかも大きなカーブを付けたような形状に変化する．この時点では無理に押し込まなくても，ワイヤーの弾力と滑りと，結果としてできた大きなカーブにより自然にワイヤーは枝に滑り込んでいく．

ガイドワイヤー操作法
プレッシャーガイドワイヤー

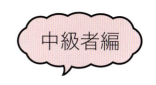

a　プレッシャーガイドワイヤーの動かし方（回し方，進め方）

　プレッシャーガイドワイヤーは従来，先端に高性能の圧センサー（マイクロマノメーター）が装着されており，図1に示すようにプレッシャーワイヤーの構成が3本の導線とワイヤーの芯でできていた．そのためワイヤーの芯がワイヤー中央になく，トルク性能が悪かったが，コアワイヤーを太くし，親水性コーティングを行うことによりトルク性能が改善した．最新のタイプはopticalセンサーが装着され，光ファイバーとなり，今までの導線よりも細くすることが可能となったので，ワイヤーの芯に光ファイバーが通っている構造となっている．そのため図2に示すようにワイヤーの芯がワイヤー中央にあり，トルク性能が改善した．以上のように，最新のワイヤーテクノロジーを用いることにより，操作性は通常のガイドワイヤーと遜色ない程度まで得られるようになってきている．しかし，屈曲の強い血管で用いる際には，蛇行血管用のガイドワイヤーと比べると抵抗を感じ，またwhipを生じることもある．

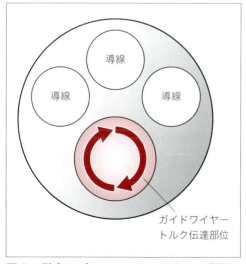

図1. 従来のプレッシャーワイヤーの断面

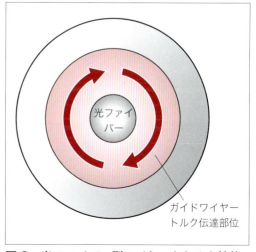

図2. 光ファイバー型ワイヤーとトルク性能

3章. ガイドワイヤー操作法 7. プレッシャーガイドワイヤー

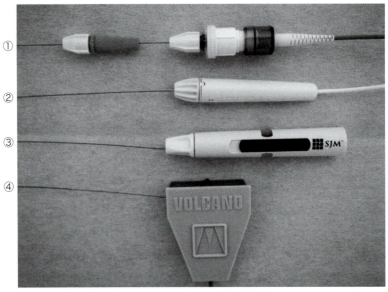

図3. 各社ワイヤーの近位部（コネクター部）
① Comet（ボストン・サイエンティフィック社）
② Optowire（Opsens社）
③ Aeris（St. Jude Medical社）
④ Verrata（Volcano社）
①②はopticalセンサー，③④はマイクロマノメーターを使用している．

秘伝 テクニック！

回転しづらい，進まないなどの状況では，ワイヤー先端がプラークに当たっているのか，ワイヤーボディの抵抗なのかを十分に確認しながら進めることが重要である（特に診断カテーテルを使用している場合）．

　比較的古いタイプのプレッシャーガイドワイヤーでは，回転を伝えるために，コネクター自体をトルカーとして用いると有用であった．現在使用可能なプレッシャーガイドワイヤーの近位部の接続部を**図3**に示す．この部分がワイヤーの回転を妨げる1つの要素となりうる．最近のものはすべてワイヤーが自由に回るようにできているが，重さがあるので，操作するトルカーの部分をカテーテル台より高くすると，近位部の部分の重さによりワイヤーが曲がってしまい，回転させづらくなる（**図4-A**）．

a. プレッシャーガイドワイヤーの動かし方（回し方，進め方） 121

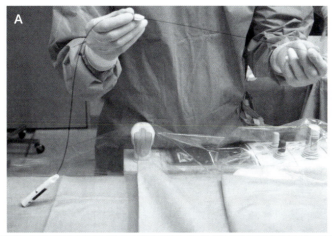

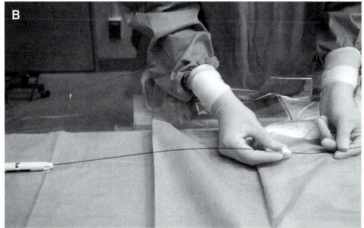

図4. 操作する手の高さに注意
　ワイヤー近位部（コネクター部）は回転可能だが，**A** のように操作する手をカテーテル台より高くすると，コネクターが重しとなり，回転を妨げうる．**B** のようになるべく水平な位置関係とする方が操作しやすい．

秘伝 テクニック！

トルカーを操作する手をカテーテル台になるべく近づけることが重要（**図4-B**）．

ガイドワイヤー操作法
プレッシャーガイドワイヤー

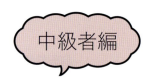

b プレッシャーガイドワイヤー測定の適切なポジショニング

　基本的に冠血流予備量比（FFR）計測時には，プレッシャーガイドワイヤーを計測血管の可及的末梢まで進める．センサーよりも末梢に高度狭窄が存在すると，その影響を受け FFR は偽高値を示してしまう．またワイヤーが挿入困難なほどの狭窄が末梢に存在する症例では，正しい FFR を計測することは不可能である．

　末梢が高度蛇行のために，アコーディオン現象による偽狭窄が出現し，FFR が偽低値を示した症例を提示する（**図1**）．重複病変，すなわちいくつかの狭窄が存在する場合には，FFR はその抵抗の総和により低下した灌流状態を表す．総和としての虚血の存在を評価した後，ワイヤーを引き抜き，Pd/Pa（狭窄病変遠位部圧/狭窄病変近位部圧）の変化を観察することにより，どの病変にどの程度の圧較差が存在するかを評価する（**図2**）．

　中等度の左主幹部（LMT）病変があり，末梢に病変がある場合，LMT 病変のみを正確に評価することは困難である．左回旋枝（LCX）に十分な灌流域があり狭窄がない場合，左前下行枝（LAD）近位部に高度狭窄がある場合を除いて，LCX 方向の FFR 計測が参考になる（**図3**）．バイパスグラフトの血流がある場合は，吻合遠位部で測定するべきである．心筋の血流量は冠動脈狭窄を通過してくる血流とバイパスグラフトによる血流との合計であるからである（**図4**）．

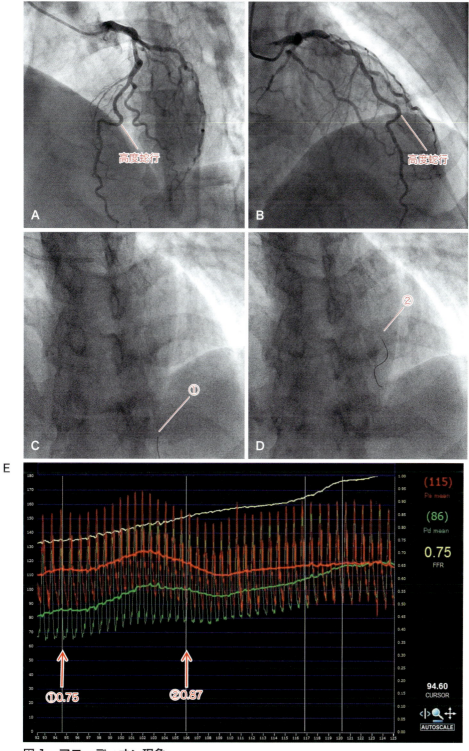

図1. アコーディオン現象

　LAD遠位部に高度蛇行を認め（**A**, **B**），プレッシャーガイドワイヤーを①まで進めると（**C**）FFR 0.75で虚血陽性であったが，蛇行の手前②まで引き抜くと（**D**）FFR 0.87であり虚血陰性となり，LAD近位部 #6 の50%狭窄は defer となった（**E**）．

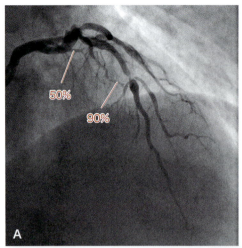
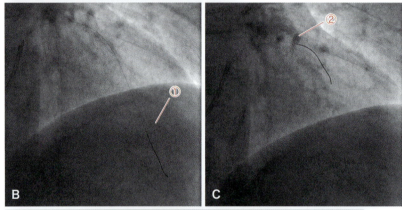
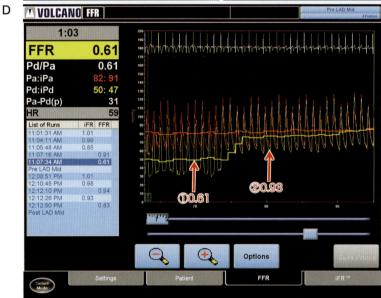

図2. 重複病変（tandem lesion）

　LAD 近位部 #6 に 50% 狭窄，中間部 #7 に 90% 狭窄を認め（**A**），プレッシャーガイドワイヤーを①まで進めると（**B**）FFR 0.61 であり，重複病変の間である②まで引き抜くと（**C**）FFR 0.93 であった．FFR の圧較差は近位部 #6 で 0.07，中間部 #7 で 0.32 となり（**D**），圧較差の大きい中間部 #7 から治療した．

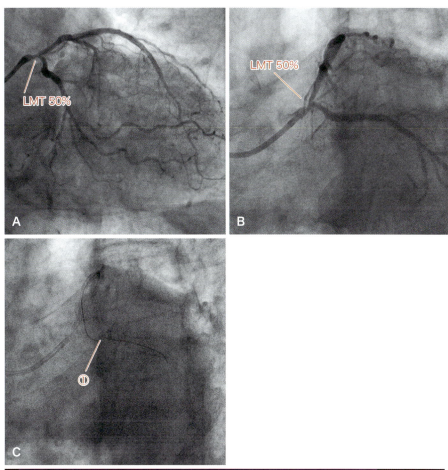
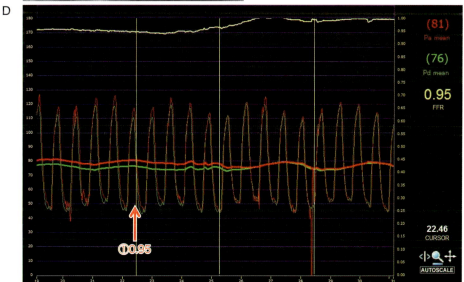

図3. LMT病変
　左主幹部LMTからLADにかけて50%狭窄を認め（**A**，**B**），LADのFFRは0.81で虚血陽性，LCX方向（**C**）のFFRは0.95であり，LMT病変のみも虚血陰性と判断してdeferとなった（**D**）．

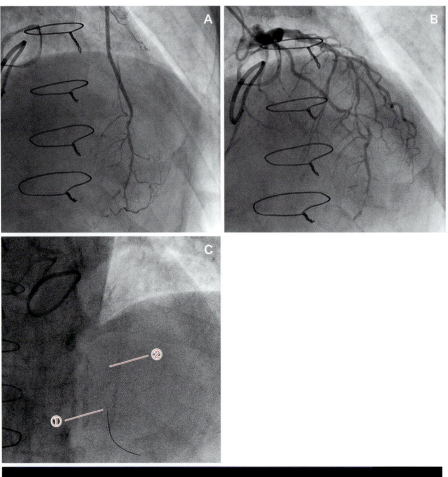
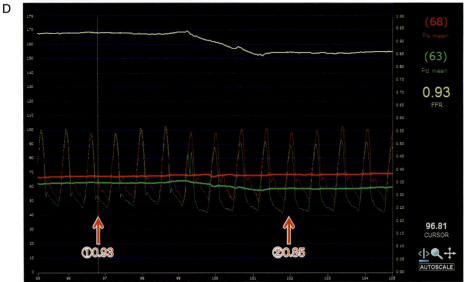

図4. バイパスグラフト

　LMT 75%狭窄のため，LAD遠位部#8に左内胸動脈がバイパスされているが（**A**），LAD自体も閉塞はしていない（**B**）．プレッシャーガイドワイヤーを①まで進めると（**C**）FFR 0.93であるが，吻合部の手前②まで引き抜くとFFRは0.85とむしろ低下する（**D**）．

4

ガイドワイヤー操作法

上級者編

ガイドワイヤー操作法
左主幹部

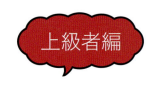

a KBTに至るガイドワイヤーの操作法，交換法

左主幹部分岐部病変のPCIにおいて，最も大きな問題は側枝の処理である．側枝に介入しない場合もあるが，側枝閉塞は避けなければならない．そのためには，左主幹部分岐部に治療が及ぶ際にはガイドワイヤーによる側枝保護は必須である．

1 | oneステントかtwoステントか？

Oneステントにて終了可能であれば慢性期の成績は良いと言われており[1-4]，provisional twoステントのストラテジーが一般的である．

2 | KBT（kissing balloon technique）について

KBTをルーチンで施行するかどうかは議論の分かれるところであるが[5]，個人的には左主幹部のステントの際には，KBTは施行することにしている．

3 | POT（proximal optimization technique）について[6]（図1）

分岐部ステントの際に，ステントサイズは遠位部の血管径に合わせて選択するため，ステント挿入直後は近位部が壁に圧着していない．近位部を適切に拡張し，血管壁に圧着させる手技がPOTである．筆者は，ステント挿入前の血管内超音波検査（IVUS）にて近位部の血管径を測定し，POTに使用するバルーンサイズをあらかじめ決定しておき，ステント挿入後に，まずPOTを施行し，その後にIVUSや側枝へのガイドワイヤー再挿入を施行するようにしている．いかに注意していても，IVUSやガイドカテーテルチップにてステント近位部を変形させるリスクがあるからである．またPOTは，ステント近位部を拡張することにより，側枝へアプローチする角度が緩やかとなり，ガイドワイヤーリクロスを容易にする効果もある．

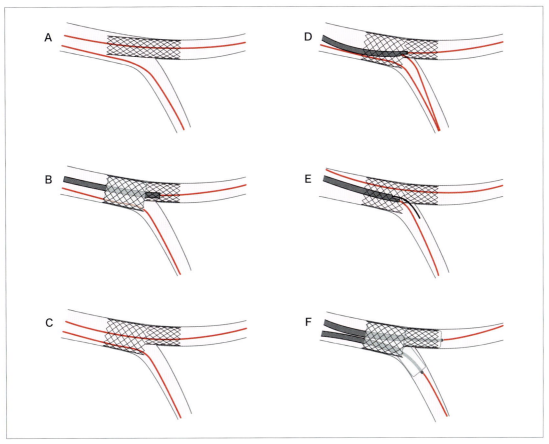

図1. POT
A：分岐部の場合，遠位部の血管径に合わせてステント挿入すると，ステント近位部の圧着が不十分であることが多い．
B：近位部を拡張し，ステント近位部を血管壁にしっかり圧着させる．これにより，ステント近位部が変形しにくくなり，側枝へのガイドワイヤー再挿入が容易となる．
C：POT 後
D：Crusade や Sasuke を使用して側枝方向にガイドワイヤーを再通過させる．
E：側枝へのガイドワイヤーはできる限り遠位部を通過させるのが望ましいが，1本目のガイドワイヤーが遠位部を捕らえていないと判断した際には，この1本目のガイドワイヤーにて Crusade を持ち込み，側孔からのガイドワイヤーにてさらに遠位部のストラットを狙う．
F：KBT 施行

4 | 側枝へのガイドワイヤーのリクロス

　　Crusade か Sasuke を使用する．最初のガイドワイヤーが遠位部を通過していないと判断した際には，Crusade を最初のガイドワイヤーに載せて，遠位部を通過させるように再度試みる場合もある（**図1-E**）．その際に光干渉断層画像診断（OCT）や optical frequency domain imaging（OFDI）にて側枝へのガイドワイヤーの通過したストラットを観察するのも有効である[7]．

> **秘伝 テクニック！** 側枝へのガイドワイヤーリクロスを容易にするためのポイント
>
> 側枝へのガイドワイヤー挿入困難とならないように手技を施行することが基本である．
> ① ステント挿入前のガイドワイヤーでの側枝保護は必須である．
> ② ステント挿入前の側枝入口部の拡張は，狭窄の程度や石灰化などにより適宜判断すれば良い．側枝の狭窄が高度で，ステント挿入による側枝閉塞のリスクが高いと判断したら，側枝を前拡張すべきである．また，石灰化が高度で，ステント後のKBTにて側枝が拡張不良となることが予測されたら，石灰化を処理する場合もある．側枝病変が軽度であれば，あえて側枝を前拡張する必要はない．前拡張にて側枝入口部に解離が生じると後のガイドワイヤーリクロスが困難となることがあり，注意が必要である．
> ③ ステント挿入後にPOTは必ず施行する．
> ④ 側枝へのガイドワイヤーリクロスには，CrusadeかSasukeを使用する．また，抜去の際にはKUSABIを使用する．
> ⑤ リクロス用のガイドワイヤーは，コーティングワイヤーやプラスチック（ポリマー）ジャケットの滑りの良いワイヤーを使用する．また，通過困難の際には，XT-RやX-tremeのようなテーパードワイヤーを使用すると通過できる場合がある．
> ⑥ もともと側枝の角度が急峻であったり，側枝入口部の病変が強い場合など，本幹へのステント挿入にて側枝へのガイドワイヤーリクロス困難や側枝閉塞が予測される際には，最初からtwoステントのstrategyで臨むのも賢明な選択である．

5｜側枝へのガイドワイヤーリクロスが困難な際の対処法

　側枝閉塞にてガイドワイヤーのリクロスが困難な場合や，側枝入口部に解離を生じて真腔を捕らえられない場合には，もともと側枝保護に使用した，ステントの外側を通過しているガイドワイヤー（jailed wire）にてCorsairなどのマイクロカテーテルをステント外側より側枝へ通過させ，その後小径バルーンにて側枝入口部を拡張し，側枝の血流を再開させると側枝へのガイドワイヤー通過が容易となる（**図2**）．

　左主幹部分岐部を含む治療は，血管径が大きく，病変が近位部にあり，手技自体はそれほど複雑ではないが，側枝閉塞にて血行動態が悪化したり，ステント近位部の変形にて後拡張バルーンが通過できなくなったり，ステントが短縮や延長するといったトラブルが起こりやすい．また，左主幹部は再狭窄やステント血栓症にて突然死のリスクを伴う病変である．安易なPCIの選択は患者の不利益となる可能性もあり，常に外科的バイパス術も考慮すべきである．

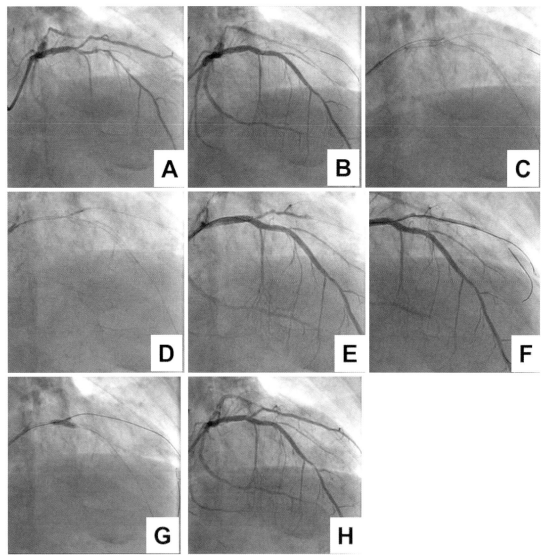

図2 側枝にガイドワイヤーがリクロス困難な場合の対応
A：コントロール造影
B：左前下行枝（LAD）にステント挿入後，対角枝が閉塞し，胸痛とともに胸部誘導にて ST 上昇．
C：ガイドワイヤーリクロスを試みるも通過できなかった．
D：ステント外を通過している側枝ガイドワイヤーに Corsair を通過させた後，1.5 mm バルーンをステント外のワイヤーに載せて挿入し，対角枝入口部で拡張．
E：側枝血流再開
F：ガイドワイヤーは容易にリクロスできた．
G：KBT 施行
H：最終造影

文　献

1) Kim WJ, et al：Comparison of single- versus two-stent techniques in treatment of unprotected left main coronary bifurcation disease. Catheter Cardiovasc Interv **77**：775-782, 2011
2) Karrowni W, et al：Single versus double stenting for unprotected left main coronary artery bifurcation lesions：a systematic review and meta-analysis. J Invasive Cardiol **26**：229-233, 2014
3) Song YB, et al：Optimal strategy for provisional side branch intervention in coronary bifurcation lesions：3-year outcomes of the SMART-STRATEGY randomized trial. JACC Cardiovasc Interv **9**：517-526, 2016
4) Park SJ, et al：When and how to perform the provisional approach for distal LM stenting. EuroIntervention **11**（Suppl V）：V120-V124, 2015
5) Niemelä M, et al；Nordic-Baltic PCI Study Group：Randomized comparison of final kissing balloon dilatation versus no final kissing balloon dilatation in patients with coronary bifurcation lesions treated with main vessel stenting：the Nordic-Baltic Bifurcation Study Ⅲ. Circulation **123**：79-86, 2011
6) Hildick-Smith D, et al；European Bifurcation Club：Consensus from the 5th European Bifurcation Club meeting. EuroIntervention **6**：34-38, 2010
7) Okamura T, et al：3D optical coherence tomography：new insights into the process of optimal rewiring of side branches during bifurcational stenting. EuroIntervention **10**：907-915, 2014

ガイドワイヤー操作法
左主幹部

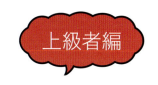

b 回旋枝が消失した際の ガイドワイヤーリクロス法

　左主幹部（LMT）-左前下行枝（LAD）にステントを留置した場合に生じるシチュエーションである．左回旋枝（LCX）は分岐角度が大きく完全閉塞が生じる頻度は少ないが，生じた場合は胸痛や血行動態に対する悪影響（血圧低下，徐脈など）が生じ，ガイドワイヤーを迅速にリクロスし血流を再開させる必要がある．下記に要点を示す．

1 | 保護ワイヤーの有無

　入口部狭窄など閉塞のリスクがあればワイヤーで保護しておくことが大切である．リクロスの際に大きな助けとなる．また，リクロスが困難であっても小径バルーンを用いて血流を再開させることが可能である．保護ワイヤーがない場合のリクロスは難易度が高くなる．ステント留置前の造影を頼りにしてワイヤリングすることとなる．

2 | マルチファンクションカテーテル

　通常の分岐部病変であれば本幹のワイヤーをステント内に引き戻し側枝のリクロスに用いる方法が一般的であるが，ワイヤーシェイプの変更やワイヤー交換が必要となる可能性が高く，マルチファンクションカテーテル（Crusade, Sasuke）を使用し，新たなワイヤーでリクロスを試みる方法が望ましい．LMT は血管径が大きく POT（proximal optimization technique）前はステントが浮いている可能性が高く，ストラットに絡むリスクをなくす意味でもマルチファンクションカテーテル使用のメリットは大きい．以下はマルチファンクションカテーテルを使用することを前提とし記載している．

3 | 最適ワイヤー通過部位

　主な側枝閉塞の機序としてはプラークシフトとカリーナシフトがあり，多くはカリーナシフトが原因と考えられている（**図1-B**）．ステント留置前のイメージングでプラークの分布を評価しておくとワイヤリングの参考になる．基本的に狙うのはカリーナの最遠部である．

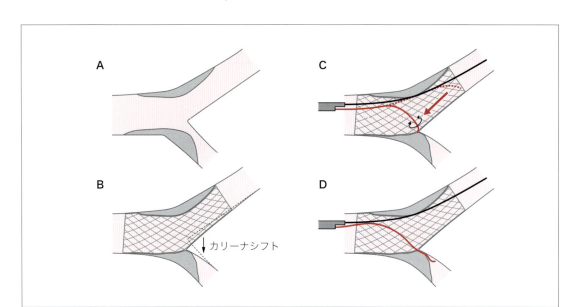

図1. カリーナシフトとマルチファンクションカテーテルを用いたワイヤリング
A：ステント留置前．
B：ステント留置後；カリーナシフトが生じLCXが閉塞．
C：マルチファンクションカテーテルを用いてワイヤリング．LADからワイヤーを引いてくる．引っかかったところで回転を加える．
D：滑らせるイメージで病変を通過．

Kissing balloon technique（KBT）後，LCX入口部のステントによるjailを最小限にするという目的もあるが，プラークはカリーナの対側に存在する頻度が多く，最遠部を狙うことで偽腔迷入のリスクを下げることができる．また同様の理由で，前拡張施行時にはカリーナ対側に解離が生じている可能性が高く，同部位への迷入も回避しやすくなる．透視での観察角度も非常に重要であり，spider view［左前斜位（LAO）caudal］や右前斜位（RAO）caudalが観察しやすい．分岐角度が大きいほどリクロスが難しくspider viewが適している．あらかじめ分離の良い角度を見つけておくことが重要である．特に保護ワイヤーがない場合はステント留置前の造影が重要となる．

4 ワイヤーの選択

ポリマージャケットタイプのワイヤーはリクロスしやすいが，偽腔に迷入するリスクも高いためファーストチョイスでの使用は回避したい．偽腔迷入を避けるためにはなるべく先端荷重の少ない非ポリマージャケットタイプのワイヤーをファーストチョイスとしたい（SION blue，Runthrough NS Extra Floppy，SIONなど）．困難であればポリマージャケットタイプであるFielder FC，SION black，XT-R（先端がテーパード）などへ変更する．それでも困難であれば，先端荷重を上げ，GaiaシリーズやULTIMATE bros 3などへの変更を検討するが，偽腔迷入のリスクが高くなり，より慎重な操作が必要である．

医療スタッフ必携。南江堂の好評書籍

今日の治療薬 2020 解説と便覧

- 編集　浦部晶夫・島田和幸・川合眞一
- 章名を新設：眼周囲クマなどの眼周病疾患として「ワンデイ性眼瞼炎、乾癬などを処方疾患として」を追加、主に処方薬となりました。
- その他：解説：「図で見る薬剤作用」を（2AG）を併載の後段に区別して新設。「空欄の警告表示」を別出。「冒頭の索引」を新設。巻末付録：「2019年11〜12月部分承認の新薬」を新設。

■B6判・1,438頁　2020.1. 定価5,060円（本体4,600円＋税）

動脈硬化診療のすべて

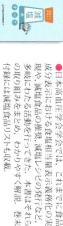

- 編集・発行　日本医師会
- 日本医師会生涯教育シリーズ
- 動脈硬化診療のカラーアトラス。基礎研究、新規治療法の開発などについての最新の情報を紹介。実地医家は主にプライマリケアの観点から日常診療に遭遇する動脈硬化症患についてやさしく解説。特に、再生医療などのトピックスを含めて、「動脈硬化診療のすべて」の情報を提供。

■B5判・374頁　2019.11. 定価6,050円（本体5,500円＋税）

減塩のすべて 理論から実践まで

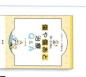

- 編集　日本高血圧学会減塩委員会
- 日本高血圧学会では、これまでに食品の表示における食塩相当量表示や、減塩レシピの作成、減塩食品の推奨、多岐にわたる活動を行ってきた。本書はそれら活動をまとめ、わかりやすく解説。巻末付録には減塩食品リストなどを掲載。

■B5判・142頁　2019.5. 定価2,640円（本体2,400円＋税）

輸液・栄養療法 もち歩きBOOK

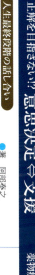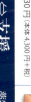

- 著　伊東明彦
- 「現場で使える輸液・栄養クイックブック」が

今日の処方（改訂第6版）

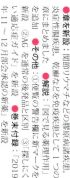

- 編集　浦部晶夫・島田和幸・川合眞一
- 各疾患ごとに、薬剤の投与方法、投与量、病型や病態、重症度に応じての段階的な処方など、一般的な処方のみならず、商品名を限定しない記載も、専門医と一般開業医の相互連携に必要な知識を「連携医療」としても盛り込んだ。

■A5判・904頁　2019.3. 定価7,150円（本体6,500円＋税）

なぜ？どうする？がわかる！便秘症の診かたと治しかた

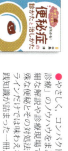

- 編集　中島 淳
- やさしく、コンパクトに、「令和時代の便秘症」診療のエッセンスをまとめた、薬剤による詳細な解説から診療現場で求められる稀な症例とその対処法まで網羅した。ラインだけでは味わえない、診療ガイド実践知識が得られる一冊。

■A5判・180頁　2019.12. 定価3,080円（本体2,800円＋税）

エキスパートが答える Dr. 小川の痔や傷あと治療Q&A

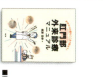

- 著　小川 令
- けがややけど、なかなか治らない傷・傷あとの診療・緩和は、患者のQOLに与える影響が大きく、その治療・管理においては、すべての医師・メディカルスタッフの相互協力が重要である。メディカルスタッフへの実践的な知識をQ&A形式でやさしく解説。

■A5判・184頁　2019.4. 定価4,730円（本体4,300円＋税）

正解を目指さない!?意思決定⇔支援

- 著　阿部泰之
- 個別性が高い（一般的な例が存在しない）

今日の臨床検査2019-2020

- 監修　櫻林郁之介
- 編集　矢冨 裕・廣畑俊成・山田俊幸・石黒厚至
- 保険収載されている検査を中心に、主要項目の検査、病型や分類やフォローアップに必要な検査をまとめ、新たに「性感染症」「HIV感染症」を追加。検査・検査対象物質などを主に「概説」と「各検査項目の解説」で構成。

■B6判・722頁　2019.2. 定価5,280円（本体4,800円＋税）

かかりつけ医もここまで診る！肛門部外来診療マニュアル

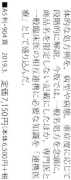

- 著　栗原浩幸
- 他科な外来患者が実は肛門の痛みや排便困難で悩んでいる、肛門疾患の病態を写真で連載の高い肛門部疾患の診療方法を臨床的に、基本的な肛門部の診療法をエキスパートが一般外科で行える処置をでエキスパートがやさしく解説。

■B5判・118頁　2019.5. 定価4,620円（本体4,200円＋税）

病態栄養専門管理栄養士のための病態栄養ガイドブック（改訂第6版）

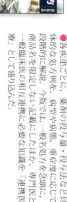

- 編集　日本病態栄養学会
- 同学会による「病態栄養専門管理栄養士」認定のための教育セミナー指定テキスト。資格取得・更新のための教育セミナーに必須。2016年以降の新しい病態栄養概念から治療の考え方を提示し、診療報酬改定ガイドラインの更新にあった「概説」と「各検査項目の解説」、臨床研究・臨床指導に関する項目が新設された。

■B5判・414頁　2019.6. 定価4,290円（本体3,900円＋税）

薬物療法に活かす糖尿病を聴く技術と話す技術

- 著　松本一成
- コーチングを取り入れた対話法を実践している

書籍カタログ

酸塩基平衡の考えかた
故(ふる)きを温(たず)ねて・Stewart
- 著　丸山一男
考えかたシリーズ第4弾！

データの読みによる病態の把握、さらに治療へと繋がる道筋という"考えかた"をもとに解説。難解にみえる概念や計算式もすんなり頭に入ってくる。

2019.3.　■A5判・278頁　定価3,520円（本体3,200円＋税）

New

周術期輸液の考えかた
何をどれだけ・どの速さ
- 著　丸山一男
第1弾！

2005.2.　■A5判・198頁　定価3,850円（本体3,500円＋税）

人工呼吸の考えかた
いつ・どうして・どのように
- 著　丸山一男
第2弾！

2009.7.　■A5判・284頁　定価3,520円（本体3,200円＋税）

痛みの考えかた
しくみ・何が効かす・どう効かす
- 著　丸山一男
第3弾！

2014.4.　■A5判・366頁　定価3,520円（本体3,200円＋税）

発売中

○○は専門ではない！けれども○○を診る機会がある！あなたへ
むかしの頭で診ていませんか？

日常の診療に役立つと便利な各領域の知識をスッキリまとめました。
①各項目の冒頭に「知っておく」と便利な各領域の知識をスッキリまとめました。②一般臨床医が遭遇する可能性が高い病態に絞って解説 ③具体的にどうするのか「なにをどうすの」など、要点をギュッと凝縮。

■A5判　各定価4,180円（本体3,800円＋税）

むかしの頭で診ていませんか？
循環器診療を
血液診療を
スッキリまとめました
- 編集　村川裕二

2015.8.

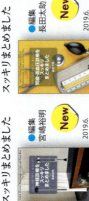

むかしの頭で診ていませんか？
呼吸器診療を
スッキリまとめました
- 編集　滝澤 始

2017.11.

むかしの頭で診ていませんか？
糖尿病診療を
スッキリまとめました
- 編集　森 保道・大西由希子

2017.12.

むかしの頭で診ていませんか？
循環器診療を
スッキリまとめました
- 編集　神田善伸

2017.10.

むかしの頭で診ていませんか？
神経診療を
スッキリまとめました
- 編集　宮嶋裕明

2019.6. New

むかしの頭で診ていませんか？
腎臓・高血圧診療を
スッキリまとめました
- 編集　長田太助

2019.6. New

むかしの頭で診ていませんか？
膠原病診療を
スッキリまとめました
リウマチ・アレルギーも扱っています！
- 編集　三村俊英

2019.10. New

現場のお悩みズバリ解決！
循環器の高齢者診療"術"

高齢者の循環器診療において直面する悩みやジレンマや、ケアの抜け分けていないの課題の評価・詳細の診治療の管理「ケア」「倫理の課題」にも対処。解説。

- 監修　代田浩之
- 編集　荒井秀典・大村寛敏

2019.4.　■A5判・262頁　定価4,620円（本体4,200円＋税）

専門医をめざす医師のみならず、緩和医療を専門的に学ぶ医療者が、緩和医療を臨床実践する際の指針となる一冊。

新たに登場したオピオイド等便秘治療薬に関する情報も盛り込み、さらに臨床に役立つ。
新たに加わった高齢者の終末期ケアの定番書。

今すぐはじめられる！
心臓デバイスの遠隔モニタリング超入門

遠隔モニタリングシステム（RMS）の導入方法や運用のポイントをわかりやすく解説。

- 編集　鈴木 誠・三橋武司・寺田 健

2019.4.　■A5判・98頁　定価2,860円（本体2,600円＋税）

結核Up to Date【Web付録つき】
結核症・非結核性抗酸菌症・肺アスペルギルス症
（改訂第4版）

この領域の著しい進歩を盛り込み、今後の結核診療に一層役立つ内容へとUp to Date。
付録として超絶貴重な写真をweb上で公開。

- 編集　四元秀毅・倉島篤行・永井英明

2019.6.　■B5判・314頁　定価10,120円（本体9,200円＋税）

Web付録つき

益と害のバランス、コストや患者の好みも踏まえ、日本を代表する専門家が診断・治療の指針としての推奨を示した。

3週間de消化器病理2
臨床医のための病理のイロハ

前書『3週間de消化器病理』とともに読み通すことで、臨床医が知っておきたい消化器病理の知識がさらに身につく。病態理解が深まる、待望の続編

- 著　福嶋敬宜

2019.5.　■A5判・200頁　定価3,960円（本体3,600円＋税）

3年ぶりの改訂により最新のエビデンスを反映し、日本における糖尿病診療の指針を示した。

特集 糖尿病診療ガイドライン2019

●編・著 日本糖尿病学会

2019.10. 定価4,400円（本体4,000円＋税）
■B5判・416頁

特集 診療力を上げる！症例問題集

臨床雑誌「内科」2019年4月増大号 (Vol.123 No.4)

2019.10. 定価8,800円（本体8,000円＋税）
■B5判・562頁

内科の各領域を理解するためのポイント、診療の考えかたなどを「総論」として解説。取り上げた症例問題はいずれも内科医の臨床レベルを鍛え、診療力を確実に向上させる197問である。

腰痛診療ガイドライン2019（改訂第2版）

●監修 日本整形外科学会 日本腰痛学会

2019.5. 定価3,300円（本体3,000円＋税）
■B5判・102頁

続・あなたのプレゼン誰も聞いてませんよ！
「あなプレ」、待望の第2弾！

●著 渡部欣忍

スライド作成技術の原則から具体的な修正方法までのすべてを解説！多くの実例から講演の継ぎ足しという形式で紹介する。

2017.10. 定価3,080円（本体2,800円＋税）
■A5判・184頁

特集 根拠がわかる治療とケアのベストプラクティス

雑誌「がん看護」2019年1・2月臨時増刊号 Vol.24 No.2

●編集 浅野美知恵・奥野滋子

2019年4月増刊号 定価2,860円（本体2,600円＋税）
■A4変形判・152頁

前回の特集より7年、変動する時代に即した内容を追加し、がん治療とケアに関する最新の内容を網羅。新たに編集した、専門的視点に立った高度な看護実践を提供できるよう、最新の研究成果を活用した実践例を掲載し、解説していく。
（「編集にあたって」より）

ここが知りたかった緩和ケア（改訂第2版）

●著 余宮きのみ

2019.6. 定価3,190円（本体2,900円＋税）
■A5判・324頁

高齢者のがん薬物療法ガイドライン

●編集 日本臨床腫瘍学会 日本癌治療学会

今後ますます重要性を増す高齢がん患者に対する薬物療法について、基本的な診療指針を示した。

2019.7. 定価1,980円（本体1,800円＋税）
■B5判・104頁

慢性便秘症診療ガイドライン2017

●編集 日本消化器病学会関連研究会 慢性便秘の診断・治療研究会

「定義・分類・診断基準」「疫学」「病態生理」「診断」「治療」で構成。「治療」ではCQ形式で臨床上の疑問を解説。

2017.10. 定価3,080円（本体2,800円＋税）
■B5判・112頁

特集 消化器疾患に対する機能温存・再建手術

臨床雑誌「外科」2019年4月増刊号 (Vol.81 No.5)

●編集 長谷川潔

2019年9月増大号 定価7,480円（本体6,800円＋税）
■B5判・200頁

特集 内科医に求められる他科の知識
専門家が伝えるDo'sとDon't

臨床雑誌「内科」2019年9月増大号 (Vol.124 No.3)

2019.7. 定価5,390円（本体4,900円＋税）
■B5判・341頁

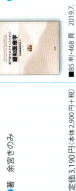

南江堂

www.nankodo.co.jp

〒113-8410 東京都文京区本郷三丁目42-6
（営業）TEL 03-3811-7239 FAX 03-3811-7230

定価は消費税率の変更によって変動いたします。
消費税は別途加算されます。

ご購入・ご注文はお近くの書店まで

向精神薬がわかる！使える！答えられる！Q&A付 改訂第2版

●著
吉尾 隆

「降圧薬と抗うつ薬どちらを一緒に服用しても大丈夫」「がんに向精神薬に関する好評な、糖尿病や高血圧、腎機能障害をなどの合併症を相互作用、具体的な処方例まで掲載。注意すべき点、向精神薬などをカバーした。

A5判・232頁 2019.11. 定価3,520円（本体3,200円+税）

本日の内科外来

●編集
村川 裕二

"内科外来を担当する"、"専門領域以外の内科診療にもあたる"、そんな状況下で、何をすべきか/どうしたらよいか、何か手がかりは何か。"どうしらないのさ"として役立つ、易しく解説した手引書。

A5判・336頁 2018.3. 定価5,060円（本体4,600円+税）

肝硬変治療マニュアル エキスパートのコツとじい加減

●編集
吉治 仁志

95%は一生涯、関心合います!
肝硬変

合併症に対する新薬の登場、抗線維化薬の開発など進歩の著しい肝硬変治療について、最新の治療方針を踏まえて解説。治療のポイントは、エキスパートのさじ加減、治療の解説のコツを掲載。また、エキスパートの実臨床に基づくポイントも掲載した。今回、エキスパートのさじ加減が見えるまうとしてご紹介した。

A5判・288頁 2019.12. 定価4,400円（本体4,000円+税）

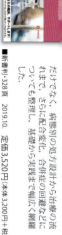

聞く技術 聞いてもらう技術 支援

に支援する。患者さん本人と家族の方に、どのように支援するか、聞くことで最良の過ごし方、医療を提供できるかについて解説し、必要とされるコミュニケーション技法を解説。

A5判・262頁 2019.7. 定価3,520円（本体3,200円+税）

続々 同種・同効薬
違いがわかる！

続 同種・同効薬をわかりやすく実践的に解説した好評シリーズ。＊B5判

●好評書籍第3弾、「経口抗凝固薬」「SGLT2阻害薬」など12薬効群をすぐに役立つ12薬効群を収載。

■254頁 2018.10. 定価3,080円（本体2,800円+税）

同種・同効薬
違いがわかる！改訂第2版

●薬剤・ガイドライン情報のUPDATE のほか、自己注射製剤や配合剤情報も充実。

■266頁 2015.3. 定価3,080円（本体2,800円+税）

同種・同効薬
違いがわかる！大谷道輝

●編集
黒山政一・大谷道輝

●好評書籍第1弾、要望の多かった「オピオイド鎮痛薬」「抗不安薬」の章を新設。

A5判・158頁 2019.6. 定価3,080円（本体2,800円+税）

最新の治療シリーズ
年々進歩する専門領域の最新情報と治療方針を整理する。

New 発売中

- 小児・新生児診療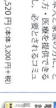
  ゴールデンハンドブック（改訂第2版）
  454頁 2015.12. 定価4,180円（本体3,800円+税）
- 糖尿病診療・療養指導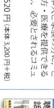
  ゴールデンハンドブック（改訂第2版）
  520頁 2016.5. 定価4,950円（本体4,500円+税）
- 内分泌・代謝ゴールデンハンドブック
  286頁 2013.2. 定価3,300円（本体3,000円+税）
- 感染症診療
  ゴールデンハンドブック（改訂第2版）
  164頁 2016.9. 定価2,750円（本体2,500円+税）
- 神経内科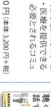
  ゴールデンハンドブック（改訂第2版増補）
  376頁 2018.6. 定価4,400円（本体4,000円+税）
- 循環器内科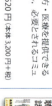
  ゴールデンハンドブック（改訂第4版）
  402頁 2018.5. 定価4,400円（本体4,000円+税）
- リウマチ・膠原病診療
  ゴールデンハンドブック
  352頁 2017.1. 定価4,400円（本体4,000円+税）
- 血液内科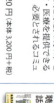
  ゴールデンハンドブック（改訂第2版）
  262頁 2015.6. 定価3,520円（本体3,200円+税）
- 甲状腺・副甲状腺診療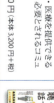
  ゴールデンハンドブック
  530頁 2016.10. 定価5,060円（本体4,600円+税）
- アレルギー診療
  ゴールデンハンドブック
  234頁 2012.11. 定価3,850円（本体3,500円+税）
- 緩和ケア
  ゴールデンハンドブック
  366頁 2013.6. 定価4,180円（本体3,800円+税）

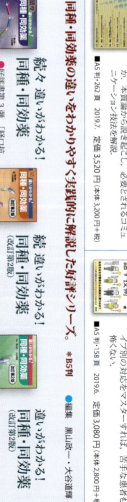

2020年は3点がリニューアル。

- 循環器疾患 最新の治療2020-2021
- 腎疾患・透析 最新の治療2020-2022
- 血液疾患 最新の治療2020-2022

- 感染症 最新の治療2019-2021
- 糖尿病 最新の治療2019-2021
- 呼吸器疾患 最新の治療2019-2021
- 眼科疾患 最新の治療2019-2020
- 産科婦人科 最新の治療2019-2021
- 消化器疾患 最新の治療2019-2020
- 皮膚疾患 最新の治療2019-2020
- 神経疾患 最新の治療2018-2020

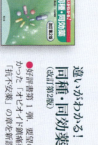

各B5判　定価8,400円（本体8,000円+税）
〜定価11,000円（本体10,000円+税）

*刊行期間はホームページ等でご確認ください。

5 | ワイヤーのシェーピング

　POT前であればLAD径（留置したステント径）+1.0〜2.0 mm，POT後であればLMT径（POTのバルーン径）+1.0〜2.0 mmの90°弱のカーブを付ける．さらに先端0.5 mmに45°程度の小さなカーブを付けることで，ストラットに引っかかった後の操作が容易になると思われる．

6 | 実際のワイヤリング

　マルチファンクションカテーテルを用いてワイヤー先端をLADまで挿入し，マルチファンクションカテーテルはステント近位部まで引いておく．ワイヤー先端をLCX方向に向け引いてくる．カリーナ付近で引っかかったところで造影し位置を確認する．問題なければワイヤーが撓まない程度に軽く押し当て，両方向に90°の回転を加え滑らせるようなイメージで進める（図1-C，D）．血行動態が不安定な場合もあり，最遠部にこだわり過ぎず，より近位部でのワイヤークロス後に血流を再開させ，後ほど落ち着いて最遠部を狙うstrategyも有効である．また，POTを行うことでストラットが圧着しリクロスが容易になることもあるので，血行動態に余裕があれば試す価値はある．

> **秘伝　テクニック！　ガイドワイヤーを選ぶにあたって**
>
> ・躊躇なくマルチファンクションカテーテルを使用すること：ワイヤリングに集中できる環境を作り出し，精度の向上・手技時間短縮に繋がる．
> ・ワイヤー先端の小さなカーブと回転を重視した操作法：偽腔迷入を避け手技時間短縮・twoステント回避に繋がる．

ガイドワイヤー操作法
石灰化病変

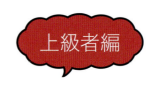

a 石灰化病変のガイドワイヤーの動かし方（回し方，進め方）

　本項では高度石灰化病変におけるガイドワイヤー（GW）の選択と操作方法について述べる．高度石灰化病変においては，石灰化および病変部との摩擦抵抗が強く生じ，GWのトルクレスポンスは減弱し屈曲時に操作性を失うこともある．このため，マイクロカテーテルを使用し，摩擦抵抗を最低限にする必要がある．しかし，それでもマイクロカテーテルから出ている先端部のbare wire部分と石灰化病変での摩擦抵抗は生じ，通常の病変に比し，GWのトルクレスポンスが減弱する．このため，高度石灰化病変においては，その操作性のみならず，GWの選択が重要となってくる．

1 ガイドワイヤーの選択

　接触抵抗の強い石灰化病変に対して滑り性能を重視し，狭小化した石灰化病変に対して先端のプロファイルの小ささを重視して，先端が柔軟で外形が細いものを選択する．また，硬い組織に跳ね返されないように先端の硬さを重視する．一般的には，GWの滑り性能を重視して，スプリングコイルにポリマージャケットを被い，親水性コーティングを施した先端荷重1g以下であるFielder FC，SION black，テーパードタイプのXT-R/A（朝日インテック社）などが有用である．ポリマージャケットタイプは高い滑り性能を実現するために開発され，コイルタイプに見られるコイルの凹凸を抑制し（**図1**），加えて滑り性能の優れた親水性コートを先端部から付与しているのが特徴である（**図2**）．特にSION blackはFielder FCをさらに進化させたものであり，ポリマージャケットタイプのワイヤーの中でもコイル剝出タイプと同等の先端部の柔軟性を有し，トルク溜まりがなく耐久性も向上し先端部の剛性を最適化している．また，通常のスプリングコイル剝出タイプを選択する場合でも，Runthrough NS Hypercoat（テルモ社）など，先端まで親水性コーティングを施されているGWが望ましい．しかし，上記の滑り性能の良好なGWはその能力がゆえに，容易に冠動脈末梢に進み，冠動脈穿孔のリスクがあることを十分注意する．

a. 石灰化病変のガイドワイヤーの動かし方（回し方，進め方） 137

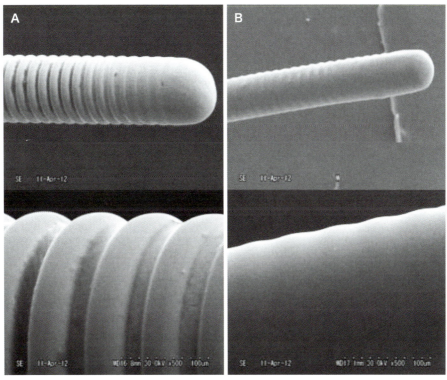

図1．電子顕微鏡写真によるガイドワイヤー表面の観察
A：コイル剝出タイプ，B：ポリマージャケットタイプ

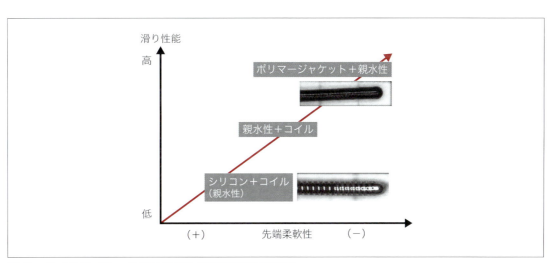

図2．ガイドワイヤーの滑り性能と先端柔軟性の関係

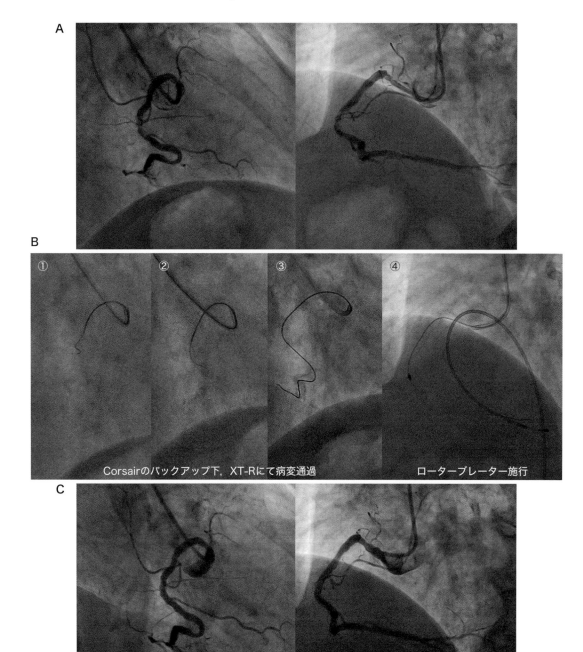

図3. 屈曲を伴う右冠動脈高度石灰化病変
A：右冠動脈 #2 90%，高度石灰化病変
B：①Corsair のバックアップ下，XT-R にて病変選択．抵抗のある部位では GW は進まない．②回転を加えながら滑らせる．③病変通過に成功．④ローターブレーター施行．
C：薬剤溶出性ステント（DES）留置後，最終造影

2 | ガイドワイヤーの操作

　前述のごとくマイクロカテーテルを使用し，病変部との摩擦抵抗を少なくすることが重要である．摩擦をそれほど感じない場合は，方向性を決めてGWを回すが，石灰化病変との摩擦でGWのトルクレスポンスが低下していると感じた場合は，摩擦の軽減目的にGWを時計・反時計回転に2～3回転しながら進める．その際は，プラーク内に迷入していないことを確認する．強く押し進めるのではなく，高い滑り性能を活かし滑り込ませ，その上でのdrilling，穿通，ステップアップ（先端荷重上昇）という方法となる．ただし，その場合には先端荷重がステップアップするため先端部の剛性が増して柔軟性がなくなり，血管内での解離を作ることに注意する．

3 | 症　例

　図3にXT-Rを使用した高度石灰化病変の一例を示す．実際のところ，筆者が最近施行したローターブレーターを必要とした高度石灰化病変連続25例において，85％はSION blueで病変選択が可能であった．高度石灰化病変であっても，実際にはSION blueやRunthrough NSなどのファーストチョイスGWでも，その有効性は高く十分対応できるのが現状であり，逆にあえて親水性コーティングのないGWを使用して，その操作性を評価することで，造影以上の石灰化病変の評価に繋がる点もあるといえる．

秘伝　テクニック！

　高度な石灰化病変におけるGW選択・操作については，その選択に伴うリスクも十分理解した上で，有効性を使いこなすことが重要である．石灰化に伴う摩擦抵抗を最小として，いかにGWをフリーにして滑り込ませるかがポイントであり，この点では一般的なGW操作の基本に一致している．

ガイドワイヤー操作法
石灰化病変

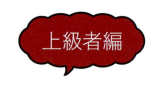

b ローターワイヤーの交換法，操作法

　ローターブレーターは，バルーンやステントでは治療困難な高度石灰化や線維化病変に対して治療効果を発揮するデバイスである．ローターブレーターは，先端にダイヤモンドが埋め込まれたバーとローターブレーター専用のガイドワイヤーを使用する点が，通常のPCIと異なるところである．

　方法は，ローターワイヤーを病変通過させた後に，ワイヤーに沿って挿入されたバーを，窒素ガスを使用してタービンを回転させ，バーが病変を切削する．このためローターワイヤーは，手技を進める上で重要な位置を占めている．

　本項では，ローターワイヤーの特徴，操作法，交換法について述べる．

1 ローターワイヤーについて

　ローターワイヤーは，シャフトの太さが 0.009 inch と先端部 0.014 inch の X 線不透過部からなる，長さ 325 cm のコーティングのない滑りの悪いワイヤーである．ワイヤーは RotaWire Floppy と RotaWire Extra Support の 2 種類であり，先端の X 線不透過部の長さが異なり，RotaWire Extra Support の方が長い．

a．**RotaWire Floppy**
　血管走行に沿って切削する場合に使用する．ほとんどの症例は，RotaWire Floppy で切削可能である．

b．**RotaWire Extra Support**
　病変や前後の屈曲，蛇行を進展させるために使用する．病変の1ヵ所に強くワイヤーバイアスが出る可能性があり，注意が必要である．

　　注意点：ローターワイヤー先端部（X線不透過部）とシャフトとの接合部の段差は，ローターバーのストッパーではない．同部位にバーが接すると，高頻度でワイヤーは断裂する．ワイヤー断裂の危険を避けるためにも，切削時には接合部から十分な距離をとるべきである．

2 | ローターワイヤーの交換法

ローターワイヤーは構造上操作性に難があり，通常はこのワイヤーを直接操作して病変部の末梢まで通過させることはない．一般的なローターワイヤーの使用には，まず 0.014 inch のガイドワイヤーにて病変部を通過させ，その後このワイヤーを使用してマイクロカテーテルを病変末梢側へ通過させる．そしてマイクロカテーテル内の 0.014 inch のワイヤーを抜去した後に，ローターワイヤーに交換する．

a．マイクロカテーテルが病変部を通過できないときの対処法

1）マイクロカテーテルや貫通用カテーテルの種類を変える

色々なマイクロカテーテルや貫通用カテーテルがあり，それぞれの先端の硬さ，カテーテルの滑りやプッシャビリティなどの特徴を理解して変更してみる．

注意点：無理にマイクロカテーテルを回転させた場合に，カテーテルの先端が石灰化に捕捉され断裂する危険性があるため，注意が必要である．

2）Tornus（朝日インテック社）を使用する

Tornus は狭窄部を回転させながら通過させるデバイスであり，バルーンと異なり解離を起こすリスクは少ない．Tornus が病変を通過した後に，ローターワイヤーに変更する．

全周性の石灰化や屈曲蛇行のために，ガイドカテーテルの変更，子カテーテルやアンカーバルーンを使用しても Torunsが病変に食い込まないときは，他の方法を考慮する．

注意点：Tornus はウロコ状に切れ目の入ったカテーテルであり，屈曲部などで内腔の変形をきたし，ローターワイヤーの通過に抵抗を感じることもある．

3）小径バルーン（1.0 mm 径）の使用（図 1）

小径バルーンの使用は，病変部を直接的に拡張することではなく，マイクロカテーテルや貫通カテーテルの先端部にスペースを作ることで，これによりカテーテル先端の方向が変わり病変部を通過することもある．

この方法を行う場合は，冠動脈解離の発生に注意が必要である．

4）色々な方法を試しても交換用カテーテルが不通過の場合

① ローターワイヤーのみで病変部の通過を行う

できる限り病変部まで交換用カテーテルを持ち込み，そこでローターワイヤーに変更するのが一般的な手技である．この場合も，病変部を小径バルーン（1.0 mm 径）で拡張してマイクロカテーテルや貫通カテーテルの先端部にスペースを作ることが，ローターワイヤーの操作性を向上させ，ワイヤー先端の破損を防ぐために有効な方法と考えられる．

> **秘伝 テクニック！**
>
> ローターワイヤーはトルク伝達性が不良なため，ワイヤーの方向性を決めることが重要である．このためワイヤー先端部の曲げの角度を変え，ワイヤーシャフトのキンクに注意して，慎重に回転を加えながら押し進めることがポイントと思われる．

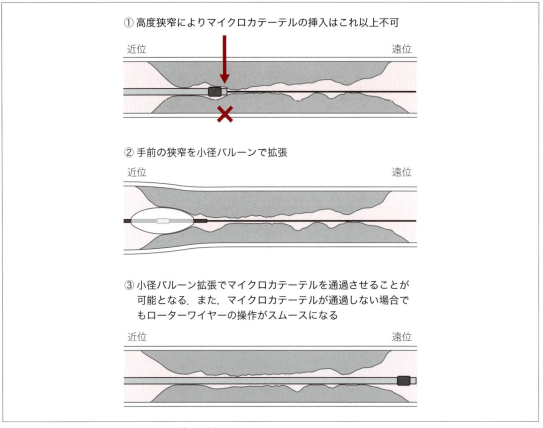

図1. 小径バルーン（1.0 mm径）で拡張

② 2本目のワイヤーの通過を試みる（**図2**）

　最初に通過した0.014 inchワイヤーに追加し，次に先端硬度の異なるワイヤーをもう1本慎重に通過させ，この2本目のワイヤーを使用して病変部に交換用カテーテルを通過させる方法である．

　注意点：2本目のワイヤー通過は狭窄部の形態から困難なケースも多く，2本目のワイヤーによる解離形成や石灰化の裏へのワイヤー迷入に注意する必要がある．

5）側枝の利用法

　石灰化を伴う分岐部病変で，本幹に交換用カテーテルが通過しない場合，分岐角度や側枝の太さを考慮して，側枝方向を先に切削することで本幹への交換用カテーテル通過が容易になるケースもある．

3 | ローターワイヤー操作法

　ローターワイヤーの操作時には，常にワイヤーシャフトを生理食塩水で濡らしておくことが必要である．

①ワイヤー操作時，術者のワイヤーを持つ右手母指部に，助手に生理食塩水をかけてもらう．

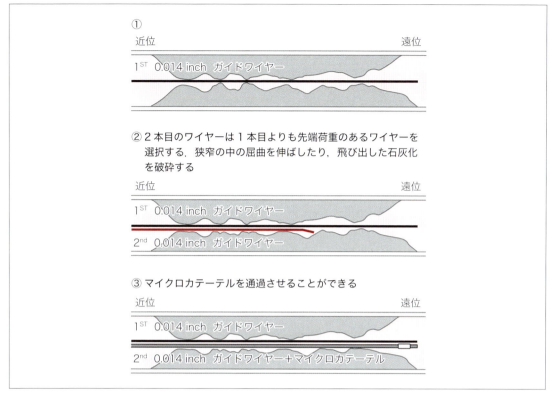

図2. 2本目のワイヤーの通過を試みる

　②術者自身が，ワイヤーを持つ左手に濡れガーゼを持ち，ガーゼの中にワイヤーを通して操作する．

　注意点：非常に滑りが悪く操作性の悪いワイヤーであり，加えてワイヤーシャフトのキンクは，今後の手技に対して影響を及ぼすことがある．キンクを確認した際には速やかに新しい製品に交換した方が，その後の手技を円滑に進めることができる．

ガイドワイヤー操作法
石灰化病変

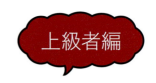

C ローターワイヤーの使い分け

ローターブレーターは石灰化病変に対するデバルキングデバイスであり，ローターブレーター専用のワイヤーを病変に通過させてから施行される．

ローターワイヤーには2種類のワイヤーが存在し，病変の部位やプラークの分布そして冠動脈の解剖の違いにより使い分けがされる．

1 ローターワイヤーの種類（図1）

ローターワイヤーは330 cmのガイドワイヤーで，先端の数cmは0.014 inch（0.36 mm）の不透過ワイヤー（スプリングチップ）で，その近位部のシャフト部分が一般的なPCIに用いられる0.014 inchのワイヤーよりも細い0.009 inch（0.24 mm）の太さとなっている．スプリングチップは0.014 inchであるため，ローターバーがスプリングチップより先に進まないようになっていることは構造上重要である．

ローターワイヤーはシャフトの硬さによりfloppy typeとextra support typeの2種類のタイプがある．

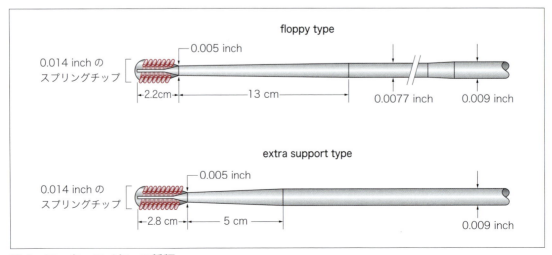

図1．ローターワイヤーの種類

2 ローターワイヤーの使い分け

　ローターブレーターは冠動脈内のローターワイヤーの通過している軌道を確実にローターバーサイズにアブレーションすることができる．したがって，冠動脈内のローターワイヤーが通過する軌道が石灰化プラークと接触していないとアブレーションがなされない．全周性石灰化は間違いなくアブレーションが可能であるが，屈曲した血管や偏心性の石灰化プラークをアブレーションする場合はワイヤーの軌道を十分に評価する必要がある．

　石灰化の局在が屈曲部の小弯側に局在している場合は extra support type のワイヤーの方が確実に小弯側アブレーションが可能であるが，高度な屈曲病変の場合には過度なワイヤーバイアスがかかり，解離または冠動脈穿孔を生じ，ローターバーのスタックを引き起こす可能性がある．

　その他分岐部，ステント内再狭窄病変などいずれの病変でもガイドワイヤーの強力なサポートやワイヤーバイアスを必要とすることはほとんどなく，原則的に筆者は floppy type を用いている．

　Extra support type を考慮するべき病変や冠動脈形態としては以下のものが挙げられる．

　　　　①ガイドカテーテルのサポートが必要な状況
　　　　　・冠動脈末梢病変
　　　　　・非屈曲性びまん性病変
　　　　　・右冠動脈入口部
　　　　②floppy type にて十分なアブレーションができない

3 症　例

a．症例 1（図 2）

　右冠動脈（RCA）#2 に石灰化を伴う高度狭窄を認める透析患者．RCA は Shepherd's crook タイプの形状を呈しており，右前斜位（RAO）view を見ると，RCA の起始部が右冠動脈洞の前方より後方に分枝しており，病変部にも高度屈曲が見られている．このような病変に対して extra support type を用いると，冠動脈入口部のみならず狭窄部のいずれにおいてもローターバーが小弯側をショートカットするリスクがある．

　本例では floppy type にてローターバーが大弯側に向かないように少しずつ進めていくことで屈曲部でのアブレーションに成功し，ローターバースタックも回避し得た．

b．症例 2（図 3）

　RCA 入口部が高度狭窄の患者．このような症例の場合，ガイドカテーテルを大動脈に引き上げてからローターブレーターを施行する．

　RCA 入口部では，floppy type を用いるとローターバーのサポートが保てないばかりかRCA 入口部との同軸性が失われ，大動脈損傷や解離などを生じる可能性がある．したがって，RCA 入口部のローターブレーターに関しては extra support type の方がガイディングの出し入れや同軸性の保持，バックアップ確保という点で優れていると思われる．

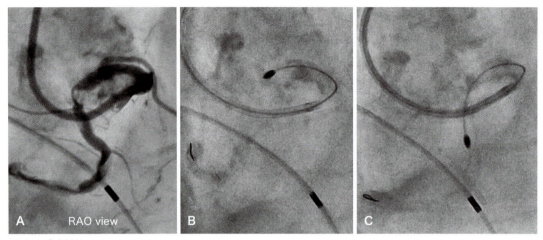

図2. 症例1

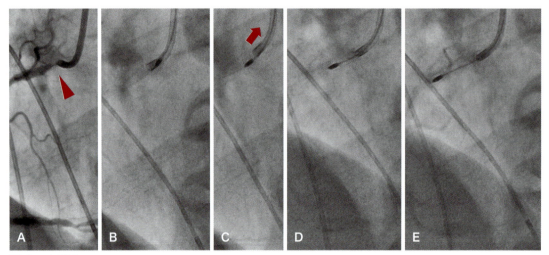

図3. 症例2

　本例ではextra support typeを選択し，ローターバーをRCA入口部の近位部にダイナグライド（低速回転）で運んだ後に，ガイドカテーテルを大動脈内に浮かした．その後，同軸性を保持したままローターブレーターを行った．

秘伝 テクニック！

　Floppy typeとextra support typeの使い分けにとりわけ秘伝テクニックはないが，前項で述べられているようなローターワイヤーの病変末梢への留置方法には各種テクニックを用いる．0.014 inchワイヤー通過後にアンカーバルーンやTornusを用いても無効な場合，子カテーテルを用いてTornusかOTWバルーンを持ち込み最大限に進めたところで，0.014 inchワイヤーを引き抜きローターワイヤーそのもので病変部に通過を試みる．

ガイドワイヤー操作法
完全閉塞病変：Antegrade

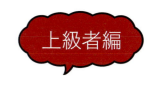

a CTOガイドワイヤーの動かし方（回し方，進め方）

　慢性完全閉塞（CTO）病変に対するPCIにおいて，現在，retrogradeアプローチが標準的な治療のオプションとして確立されている．しかし，retrogradeアプローチは手技特有の合併症もあり，またすべてのCTO治療で用いられるわけではない．したがってantegradeアプローチは依然としてCTO治療の基本であり，antegradeからのガイドワイヤー（GW）操作技術を向上させることにより，必要のないretrogradeアプローチ選択を回避し，結果的によりシンプルで安全な血行再建を可能にする．

　本項では，antegradeアプローチにおけるGWの基本操作およびその応用について，実例を含め以下に概説する．

1 CTO治療におけるantegradeアプローチによるGW操作の基本

a．CTOエントリーポイントでのワイヤー操作

　CTOエントリーポイントでのGW操作は，CTO近位端の性状，用いるGWにより異なってくる．現在，先端加重の低いポリマージャケットおよび親水性コーティング付きテーパードワイヤーが，antegradeアプローチのファーストチョイスワイヤーとして用いられることが多い．

　筆者は通常，GW先端1mmのあたりに45°程度の第1カーブを作り，エントリーポイントまでのルートに曲がりがなければ5～6mmのあたりに軽い第2カーブを作る．しかし，第2カーブが第1カーブに近過ぎると大きな1つのカーブになり，エントリーポイントに入り込んだ後にチャンネルに引っかかりやすく，ときにチャンネルを壊す結果となるので，注意を要する．

　造影上，マイクロチャンネルが認められる，あるいはその可能性が高い場合，軽いトルクをかけてチャンネルに滑り込ませるように進める（**図1**）．

　XT-R（朝日インテック社）系のGWはマイクロチャンネルがない場合でも，CTOの病変部が軟らかい組織で形成されている場合，いわゆるloose tissue trackingでワイヤー通過をすることにも適している．

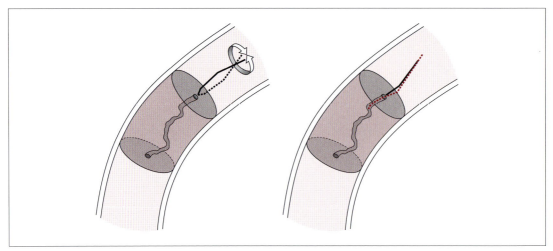

図1. マイクロチャンネルトラッキング
　マイクロチャンネルがあると想定される病変、あるいは比較的エントリーポイントが軟らかい病変では、先端加重の低い親水性コーティングのテーパードGWを用い、マイクロチャンネル/loose tissue trackingを試みる。滑り込ませるような感覚で、きわめて軽いタッチでチャンネルの入り口を見つけ、その後もチャンネルを壊さないように進めていく。チャンネルの性状に応じて回転させても良いが、GW先端に当たった部分の抵抗を外す程度で、決して押さないことが肝要である。

　XT-R系のGWでエントリーポイントに入り込まない場合、先端加重の高いGWにステップアップしていく。一般的にはGaiaシリーズ（朝日インテック社）が用いられるが、筆者の場合、Gaia 1st→Gaia 2nd→Conquest Pro 9 g（朝日インテック社）の順でワイヤー交換することが多い。基本的に親水性コーティングが施され、テーパード型という共通点があり、血管壁から手元に伝わる情報（感触）が分かりにくく、先端加重が高くなれば必然的に内膜下に迷入する可能性が高くなり、さらにGW穿孔の可能性も高くなる。CTOのエントリーポイント近傍に屈曲がある場合、Gaiaシリーズで内膜下に迷入するリスクを考慮し、非テーパード型のGWであるUlLTIMATE bros 3（朝日インテック社）などで刺入を試みることもオプションの1つである。

b. penetrationとdrilling

　GWを回さず、最低限のトルクで先端の方向をコントロールし、刺す（押す）ような操作で進めていく方法がpenetrationであり、GWを回転させ、捻じ込むように進めていく方法がdrillingである。一般的には先端加重の低いGWでは穿通力が弱いため、ある程度回転させることが多い。明らかなマイクロチャンネルはないが、軟らかい組織の場合、GWの第1カーブから先がクルクル回る状態でdrillingするとエントリーポイントに刺入していく。

　エントリーポイントが硬い場合、先端加重の高いGWでも多少のトルクでは刺入できないことがある。その場合drillingの操作を加えるが、硬いエントリーポイントでGWの第1カーブから先がクルクル回る状況で押すと、より軟らかい内膜下に潜り込みやすくなる。エントリーポイントでGW先端が固定され、GWにごくわずかな撓みができるような力で押しながら回すと真腔にGWが入り込みやすい（**図2**）。

　CTOのエントリーポイントを通過させるにあたり、従来用いられていたMiracleシリーズ

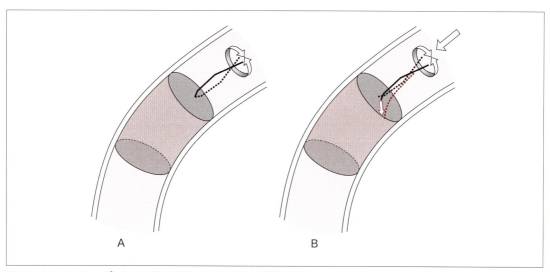

図2. エントリーポイントが不明か硬い場合のGW操作
　先端加重がやや高めのGaia 1stなどで先端が引っかかるところを探し，GW先端が固定された状態（**A**）で，必要に応じdrillingをかけて穿通する．GWの第1カーブから先がクルクル回る状態でdrillingを行うと，より軟らかい内膜下組織方向にGW先端が流れやすい（**B**）．
　エントリーポイントを通過できれば，その後はGWをイメージしたルートに進めていく．この際，CTO病変内が軟らかければ最低限のトルクで方向性のみコントロールし，硬ければ血管壁の摩擦抵抗に打ち勝つトルク（drilling）で進める．一般的に，先端加重が高く穿通力があり，親水性コーティングが施されたGWは硬い病変を穿通するとき以外は強く押す操作は避ける．

　（朝日インテック社）などの非テーパードかつ非ポリマージャケット系ワイヤーではエントリー部でもある程度回転させないと入って行かないことが多い．マイクロチャンネルがあるCTO病変でもチャンネルの径がGWの外径（0.014 inch）以下のことが多いからであり，現在のCTO治療ではエントリーポイントの通過にテーパードかつポリマージャケット系ワイヤーを用いることが多くなった．

c．CTO病変内でのワイヤー操作

　CTOのエントリーポイントを通過した後は，イメージした冠動脈の走行に向けてGWを進めていく．イメージした走行が間違っていれば，当然GW通過の成功率は下がることから，術前・術中の造影所見の理解がきわめて重要である．GWの基本操作は回す，押す，引くの3つである．GWの走行を修正するにあたりこの3つの操作を使い分け，進める際にはpenetrationとdrillingを組み合わせてCTO遠位端に導く．実際には，閉塞長が長く硬いCTO病変の場合，GaiaシリーズやConquestシリーズでもdrillingを行わないとGWが進まないことが多い．Drillingしないと，病変内での摩擦抵抗によりGWが進まないからである．すべてのルートで真腔を通すことが理想的ではあるが，真腔から偽腔に迷入することはしばしばあり，またエントリーポイントから偽腔に迷入する場合もあり，それぞれの状況でGW操作は変えなければならない．

　偽腔に迷入したことは，かなりGWを進めた時点で気がつくことも少なくない．Antegradeアプローチで最も気をつけなければならないのは，GWが偽腔に迷入した際に，安易なdrillingで偽腔（解離腔）のスペースを広げないようにすることである（**図3**）．

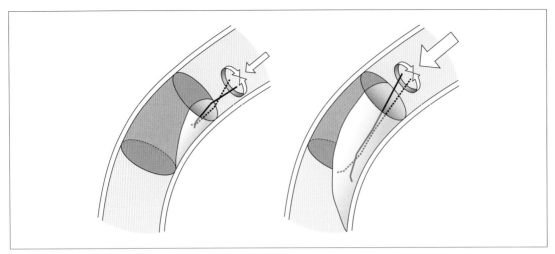

図 3. drilling による解離腔の拡大
　内膜下に GW が迷入した状態で drilling を続けることにより，解離腔が拡大し，真腔を圧排した結果，側副血行からの CTO 遠位部の情報もなくなり，antegrade からのワイヤリングが不成功に終わる可能性が高くなる．

　したがって，特に先端加重の高い GW で drilling することは，そうしなければ GW が進まない病変に限って行うべきである．
　Drilling で病変内を進める場合，GW がトラップされて抜けなくなることがある．同方向で drilling し続けるとトラップされやすいことから，GW 先端の挙動を確認しながら，時計・反時計方向を組み合わせて進める．手元の回転のわりに GW 先端が動かない場合，わずかに引き抜いてトラップされていないか確認する．
　側副血行で CTO 遠位端が同定されるケースでは，GW が CTO 遠位端を越える前に他方向から造影（必要に応じ rotation angiography）して GW 先端が正しいルートにあるか確認する．一貫して真腔を GW が通過しても CTO 遠位端で内膜下に潜ることはしばしば経験する．GW の通過ルートがほぼ正しいと判断されても，CTO 遠位端でずれている場合は，あまり GW 先端の方向修正に固執せず，早めにパラレルワイヤー法か retrograde アプローチに切り替えるべきである．

d. 内膜下に迷入した場合の GW 操作

　Antegrade アプローチで GW が内膜下に迷入した場合，特に retrograde アプローチのオプションがないケースでは，早めにパラレルワイヤー法に移行すべきである．
　パラレルワイヤー法によりファーストチョイスワイヤーの誤ったルートを残しておくことが，セカンドチョイスワイヤーの軌道修正をするにあたり大きなマーカーとなり，セカンドチョイスワイヤーが再度同じスペースに入り込みにくくなる役割もする．内膜下のスペースは閉塞したプラークを取り巻いていることから，ときにらせん状に GW が進むことがある．硬い GW で容易に進むものの CTO 遠位端を越えても GW 先端がフリーにならず，造影上の血管径を越えて大きく撓む場合は内膜下を通過している可能性が高い．閉塞長の長い CTO 病変において，GW がほとんど理想的なルートを通っているにも関わらず，CTO 遠位端で真腔に抜けない場合は Crusade（カネカ社），Sasuke（朝日インテック社）のようなダブルルー

メンカテーテルを用いてパラレルワイヤー法を行う．長い CTO 病変では，2 本目の MC を用いると，途中で違うルートに行くことがしばしばあることから，ダブルルーメンカテーテルによるパラレルワイヤー法を用いれば，2 本目の GW が同じルートを取れるため，時間の節約にもなる．

　GW が本来のイメージしたルートより大きく蛇行する場合，手前（場合によってはエントリーポイント）からずれていることが多い．その場合，CTO 遠位端付近で GW 操作をしても真腔に抜ける可能性は高くない．1 本目の GW の走行で不自然なカーブがあれば，内膜下にずれた場所である可能性もあり，先端加重が同等以上の GW で真腔通過を試みる．通常は第 2 カーブを大きめに作り，いわゆる引っかかりのあるところで慎重に penetration を行う．どこからファーストチョイスワイヤーが内膜下に迷入したか不明な場合，IVUS で真腔のエントリーポイントを評価する IVUS ガイドワイヤリングも有効である．この場合，開大した偽腔からのリエントリーのチャンスは決して高くはなく，IVUS にて内膜下に入ったポイントを同定し，そこから再度 GW 通過を試みる．しかし，偽腔に IVUS を入れてワイヤリングすることは，IVUS 挿入可能な偽腔のスペースが必要であり，すでに解離腔（偽腔）が開大して antegrade ワイヤリングに行き詰った場合に限り，特に小血管では最後の手段と考える．

e．CTO 遠位端での GW 操作

　GW が CTO 遠位端を越え真腔に抜ければ，血管壁の抵抗がなくなるが，Conquest Pro などの親水性コーティングが施された先端加重の高い GW では，内膜下に抜けてもほぼ無抵抗で進むことがあるので注意する．長く硬い CTO 病変では，GW が真腔に抜けても病変内での摩擦抵抗により明らかに抜けた感覚がない場合もある．そのような状況でも，内膜下に潜っていなければ，手元のトルクがダイレクトに GW 先端に伝わるため，GW 先端の動きで真腔に抜けた判断はできる．最低限のトルクで GW 先端の動きが連動していることを確認し，CTO を越えた先にあるプラークに解離を形成しないよう慎重に GW を進める．明らかに CTO 遠位端を越えているにも関わらず GW が撓む場合は，内膜下である可能性が高い．MC が CTO 病変を越えて進むことが可能な状況であれば，通常の floppy ワイヤーに交換して真腔か確認が可能となる．その際，MC からの安易な先端造影は慎むべきである．万が一，偽腔の場合は造影により解離が拡大し，antegrade アプローチでの GW 通過のチャンスがきわめて低くなる．

2 ｜ CTO 治療における antegrade アプローチによる GW 操作の応用

● side branch technique による GW 通過

　大きな側枝が CTO 遠位端にあり，側枝に GW 通過が可能であれば，側枝をバルーンで広げることにより，本幹への GW 通過が可能となることがある．しかしその一方で，側枝のバルーン拡張により本幹への GW 挿入がより困難となるケースもある．したがって side branch technique も選択すべき最後の手段ともいえる．図 4 は side branch technique が奏効した症例で，側枝のバルーン拡張のみでは本幹への GW 通過が困難であり，側枝分岐の直上までステント留置を行い，真腔へのリエントリーが可能となったケースである．このような場合，

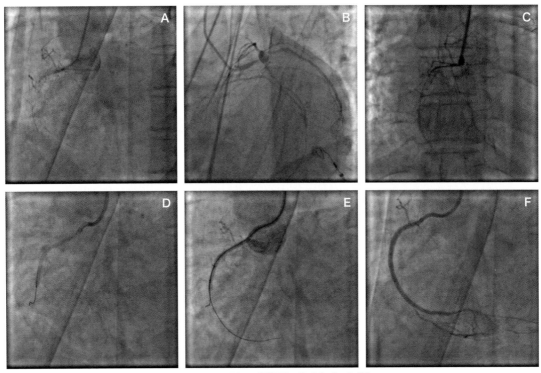

図 4. side branch technique にてワイヤー通過に成功した 1 例

A：右冠動脈（RCA）入口部直下に CTO 病変を認める．
B：左主幹部（LMT）分岐部に aneurism を伴う高度狭窄病変を認める．
C：左室駆出率（LVEF）30%程度の低左心機能でもあり，本来冠動脈バイパス移植術（CABG）の選択が好ましいと思われるが困難な状況にあり，RCA の PCI を大動脈内バルーンパンピング法（IABP）サポート下に行った．
D：GW は CTO の遠位端を通過することができず，conus branch に抜けたため，RCA 入口部から conus branch にかけてバルーン拡張を行った．しかし，その後も RCA 本幹にワイヤー通過困難であったため，conus branch 直上までステント留置を行った．
E：その後，改めて Corsair サポート下に XT-R を用いたところ，病変通過に成功した．
F：最終造影所見

通常，SION，XT-R のような先端加重の低い GW の方が解離腔を避けて真腔に通過させやすい．しかし，分岐部近傍に石灰化があれば，側枝のバルーン拡張により分岐部本幹側に石灰化部のプラークシフトが生じ，Conquest Pro のような硬いワイヤーを用いても通過困難なケースもある．

秘伝 テクニック！

図4の症例のような低左心機能の場合，CTO治療手技中に偽腔を拡大し，側副血行からの血流低下を認めるだけでも血行動態の破綻をきたす場合がある．LMTに高度狭窄を認め，対側造影のカテーテルを留置した状態が続くだけで血行動態を維持するのが困難となる可能性もあることから，診断用カテーテルを必要なときだけエンゲージし，対側造影を行った．ただし，緊急的にLMTのPCIを施行せざるを得ない状況を想定して，GCがLMT病変に影響しない可能性が高ければ，あえてGCで対側造影を行うことも考慮すべきである．AntegradeアプローチでGW操作が小血管の場合，side branch techniqueを用い，側枝をバルーンで広げても本幹の真腔を捕らえることが容易でないことが多い．この症例では側枝を分岐する直上までステントを留置し，結果的にconus branchと本幹とのスペースは広がり，解離を避けて，真腔を捕らえることに成功した．

antegradeアプローチによるGW操作について概説した．一言で性状や形態は多様で，術者の技量により日常的に治療対象とする．これからCTO治療を始める若い術者には今後のCTO治療にれば幸いである．

ガイドワイヤー操作法
完全閉塞病変:Antegrade

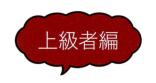

b テーパードガイドワイヤー

　PCIに用いられるガイドワイヤーの外径は，先端部を含めて0.014 inchであるのが通常である．一方で，先端が0.014 inch以下と，先細りになっているガイドワイヤーも数多く上市されており，XTシリーズ，WIZARDシリーズ，Conquestシリーズ，Progressシリーズ，Abyssシリーズ，Gaiaシリーズといったものがある．前二者はテーパード親水性コーティングガイドワイヤーであり，その他は主としてCTOをpenetrate（貫通）するためのスティフ系ワイヤーである．本項では，テーパード親水性コーティングガイドワイヤーについて解説する．

1 テーパード親水性コーティングガイドワイヤーの特徴

　XTシリーズ（XT-R，XT-A，X-treme）やWIZARDシリーズ（WIZARD 78，WIZARD 1，WIZARD 3）は，先端の外径が0.010 inch以下とテーパード構造になっているのみならず，ワイヤー先端付近のコーティングが非常に優れている．XTシリーズはプラスチックワイヤーという構造，WIZARDは特殊なコーティング法を導入することによって，その良好な滑り性能が生み出された．また，0.010 inchガイドワイヤーのeel Slenderは厳密にはテーパードワイヤーではないが，WIZARDシリーズと同様の特徴を持つ．これらのガイドワイヤーは先端荷重が3g以下であるにも関わらず，CTO病変をクロスできるポテンシャルを有している．すなわち，CTO内のマイクロチャンネル（loose tissue）のトラッキングが可能である．CTO内にはマイクロチャンネルが存在することが報告されており，冠動脈造影上は完全閉塞であっても，組織学的には多くの病変に内腔が存在するとされる[1,2]．マイクロチャンネルの本体は，器質化血栓内に形成されるneovascular channelやvasa vasorumから派生して血管外膜，中膜，内膜プラークまで到達する微小血管で，内径は大きいもので250 μm以上に達する．先端の外径が250 μm以下であるテーパード親水性コーティングガイドワイヤーは，マイクロチャンネルをたどってCTOを通過することが可能と考えられる．

The findings of the McG were classified into three categories as follows :
- Grade 0 : No identifiable microchannels.
- Grade 1 : Microchannels only in the proximal part of the CTO.
- Grade 2 : Continuous microchannels throughout the CTO.

A Case of McG Grade 2

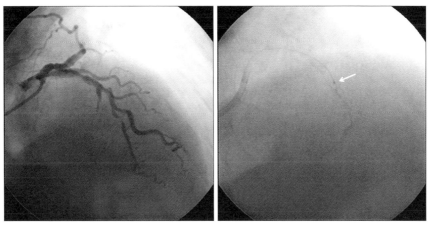

A Case of McG Grade 1

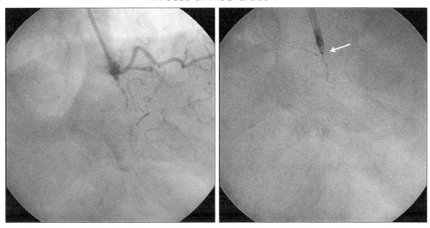

A Case of McG Grade 0

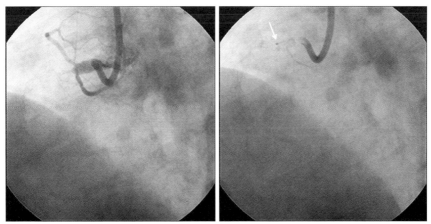

図1. マイクロチャンネル造影法(McG) Grade
⇨はマイクロカテーテルの先端を示している.

2 | マイクロチャンネル造影法

　マイクロチャンネルは造影カテーテルやガイドカテーテルからの造影剤注入では造影されないが，マイクロカテーテルを用いCTO入口部近傍から造影すると明らかになる場合がある．筆者はこの「マイクロチャンネル造影法（Microchannelography：McG）」による所見（**図1**）と，テーパード親水性コーティングガイドワイヤー（0.010 inchガイドワイヤーを含む）の通過成功率との関連について検討した．結果，マイクロチャンネルがまったく造影されない病変（McG Grade 0）では，テーパード親水性コーティングガイドワイヤーの通過成功率は11.1％であった．一方，マイクロチャンネルが少しでも造影された群（McG Grade 1，2）では，実に94.7％の病変でテーパード親水性コーティングガイドワイヤーが通過し得た．この実臨床におけるデータは，病理組織学的な知見が正しいことを示唆するものと考えている．

秘伝 テクニック！

　テーパード親水性コーティングガイドワイヤーは，「ワイヤー様の言う通り」，「行ってこいワイヤー」などと揶揄されるように，決して術者によってコントロールされるワイヤーでないことを認識すべきである．ワイヤーの操作法としては，病変との抵抗を取るようにひたすら回転を加えるのみとし，ワイヤー（トルカー）を押すことはしない．このような操作によって，CTO内に軟らかい組織があれば自然とワイヤーは進んでいく．その進んだ先が遠位真腔へ向かっていると判断されればその操作を続け，そうでなければワイヤーを少し引き戻し，もう一度同様の操作を繰り返してワイヤーの挙動を観察する．最終的に遠位真腔へ到達するかどうかは病変に依存する．ワイヤークロス可能な病変だったとしても，ガイドワイヤーが偽腔へ進んでいくのを放置すれば失敗に終わる．術者が制御できることがあるとすれば，「ワイヤー様」が間違った方向へ進もうとするのを引き止めることくらいであろうか．

　ガイドワイヤーは，他のデバイス以上に術者の好みや使用法が分かれるものである．本項の記述にも主観的な内容が多く盛り込まれているので，その点を考慮して参考にしてほしい．

文　献

1) Srivatsa SS, et al：Histologic correlates of angiographic chronic total coronary artery occlusions：influence of occlusion duration on neovascular channel patterns and intimal plaque composition. J Am Coll Cardiol **29**：955-963, 1997
2) Katsuragawa M, et al：Histologic studies in percutaneous transluminal coronary angioplasty for chronic total occlusion：comparison of tapering and abrupt types of occlusion and short and long occluded segments. J Am Coll Cardiol **21**：33-36, 1993

ガイドワイヤー操作法
完全閉塞病変：Antegrade

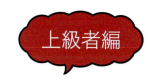

C Gaia ガイドワイヤー

　Gaia シリーズは閉塞病変内での使用を前提として閉塞病変内での操作性能を追求したガイドワイヤーであり，その構造については1章で紹介された通りである．本項では閉塞病変 PCI 時の antegrade アプローチでの Gaia 使用について述べる．

1 | Gaia シリーズのコンセプト

　最初に，Gaia の使用法を考える上で，閉塞病変内でのワイヤーコントロールの原理とそれに対する Gaia のコンセプトを理解する必要がある．閉塞病変の最も重要な特徴はワイヤーの周囲が組織で充満し，ワイヤーを動かすと必ずそれに反する抗力を受けるということである．ワイヤーを押して得られる直進力がこの抗力によりワイヤー先端のシェーピング部で偏位し，ワイヤーの軌道が変化することを deflection と呼ぶ（**図1**）．Gaia のコンセプトは，この閉塞病変内での deflection をコントロールする性能を追求したものである．すなわち，必要な方向づけを行える優れたトルク性能を有し，繊細なワイヤー軌道の変化を実現するために先端に小さな pre-shape を施し，軌道の変化に追従するための横方向の柔軟性と穿通性の両立を目指したワイヤーである．そして，この deflection をコントロールして意図した軌道にワイヤーを導くこと（active control）が Gaia 使用のコンセプトである．したがって，deflection が生じなくなるようなワイヤー周囲の空間が形成されると，Gaia の特性は生かされなくなってしまう．

2 | Gaia シリーズを選択する場面

　Gaia の特性を生かす基本的な考え方は閉塞部内において意図する方向へワイヤーを進めていくことなので，閉塞部の血管の走行が予想できる病変が適応となる．閉塞近位端は造影所見，または CT，IVUS を用いて確認でき，閉塞部の血管に過度な屈曲がなく，走行が推測できる血管で，閉塞遠位の真腔の受け口が造影で確認できるという病変が Gaia シリーズに向いた病変である．

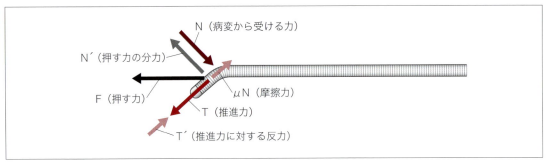

図1. tip deflection
① ガイドワイヤーを押すと長軸方向の力（押す力F）が生じる．
② 押す力Fに対しガイドワイヤーの先端カーブで閉塞病変から抵抗（病変から受ける力N）を受ける．
③ 押す力Fは，先端カーブによって押す力の分力N'と推進力Tに分けられる．
④ N=N'となり相殺され，結果的に押す力Fが閉塞病変から受ける力によって推進力方向へ偏位することになり，ガイドワイヤーが推進力T方向へ進む．
⑤ 推進力Tは推進力に対する反力T'と，病変から受ける力Nから発生するGW表面との摩擦力μNの総和によって決定される．
⑥ ワイヤーが進むごとに角度が変化してワイヤーの軌道が徐々に曲がっていく．先端の柔軟性がないとこの曲がりに追従することができない．

　他のワイヤーとの使い分けとして，入口部がテーパード型であることやマイクロチャンネルの存在が示唆されている場合は，テーパードワイヤーを先に試すのも一法である．Gaiaは穿通力が優れているためせっかくチャンネルに入っても逸れて自ら新しいルートに入る可能性が高いためである．特に屈曲が大きい病変，チャンネルなどではGaiaでは追従しきれないので不利になる．ただし，テーパードワイヤーでも粗雑な操作で病変内の軟らかい部分を割いて空間を作ってしまうと，その後のGaiaのコントロールが難しくなるので粘り過ぎは禁物である．むしろ病変が非常に短く，方向性が確実な場合は，軟らかい病変でもGaiaシリーズから始めた方が良いであろう．また，近年はretrogradeアプローチの確立により比較的血管走行の予想できない長い閉塞病変にもPCIを行うことがあるが，このように血管の走行が判然としない場合はGaiaシリーズのワイヤーはときに血管外へ出てしまうので使用しない方が良い．

3 | Gaia シリーズの使用方法

　まずはじめに，Gaiaシリーズではワイヤーを進めていくルートのイメージを確認しておく必要がある．閉塞病変の入口部がabrupt typeなどではっきりしない場合は，可能な限り事前のCTやIVUSガイドなどを駆使して入口部を同定する．CTなどを利用して血管のどの部位（方向）に石灰化があり，透視像で石灰のどちら側をどのくらいの距離でワイヤーが通過したら良いのかまでイメージしておくと良い．さらに閉塞部の遠位端では対側造影や側副血行路からのマイクロカテーテルによるtip injectionなどで遠位端を良好に描出してからワイヤー操作に臨む．

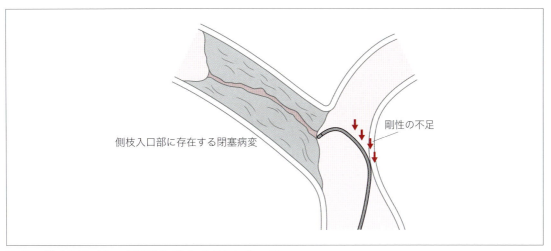

図2. ガイドワイヤーが閉塞に進入できないケース
　病変の反対側の血管壁を利用しても，ガイドワイヤーが撓んで別の枝にprolapseし，罹患枝側に進入しない．

　ワイヤーの使用においては，まずGaiaのトルク性能を活かすために可能な限り第2カーブを付けないで使用したい．そのため，必ずマイクロカテーテルを併用し，病変直前までは他のワイヤーでマイクロカテーテルを誘導する．閉塞手前に枝があり閉塞部への進入角度が良好ならば，ダブルルーメンカテーテルを積極的に使用する．それらの処置を講じても，閉塞近位端に進入する際にどうしても第2カーブを付けなければならない場合も存在する．また，トルク性能とは別の問題としてGaiaシリーズが柔軟性を重視しているため，図2のような側枝入口部閉塞では閉塞近位のフリーなスペースでワイヤーの剛性が足りずに閉塞部に入り込めず，枝の方向へprolapseしてしまうことがある．Gaiaシリーズは2^{nd}, 3^{rd}となるほど先端近くの剛性も強くなるが，それでも不可能な場合はConquestシリーズ，コアの太いMiracleシリーズなど横方向の剛性に優れたもので近位端のpunctureを行い，マイクロカテーテルを閉塞内に導入できたらそこでGaiaシリーズに交換するなどの対処が必要となる．

　ワイヤーの操作に関しては，先述のdeflectionを利用してワイヤーをコントロールするため，不要な腔を形成しないように留意した操作が重要である．病変に入り込んだ後は，ワイヤーの回転による方向付けと，方向を決めてワイヤーを押すという操作をていねいに繰り返していく．少なくとも直交に近い2方向でワイヤー先端の位置と先端カーブの向いている方向を把握し，次にワイヤーを進めたい方向を決めたら180°以内の回転で向ける方向（時計回転または反時計回転）にワイヤーを回す．具体的な例を図3に示す．この例の場合はワイヤーを時計方向に回す．反時計方向に回すとそれだけワイヤーの動きが大きくなり，正確な角度調整が難しくなるほか，不要な腔を形成するリスクも高くなるので好ましくない．回転の操作に関しては，非常にトルク性能の良いGaiaシリーズでも閉塞病変内では手元と先端のレスポンスは1：1ではないが，少なくとも1回転以上回すことはほぼないはずであり，そのようなラフな操作は避けなければならない．ワイヤーを押す操作では，ワイヤーに撓みが出るようであれば止めなければならない．ワイヤーに撓みが出たときは，組織が硬く，穿通力が不足しており，進めたい方向へは進まずにワイヤー周囲に腔を形成して，以降の操作が

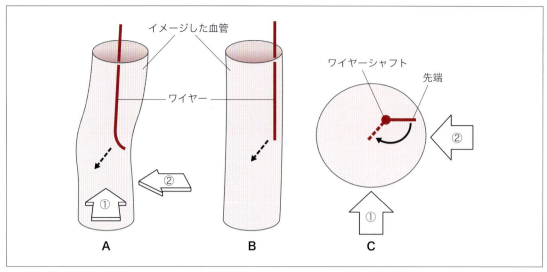

図 3. 透視で見るワイヤー方向の決定方法

　正面からの透視像で **A**（①方向から見る），直交する右方向からの（②方向から見る）透視像で **B** のように見える場合，ワイヤー先端部を上から（ワイヤーの近位側から）見た像が **C** となる．次に進みたい方向は **A**，**B** の破線矢印の方向となり，ワイヤーのチップカーブをそちらに向けるように回転したい．**C** のイメージでは時計回りに 135° 程度回転させることになる．

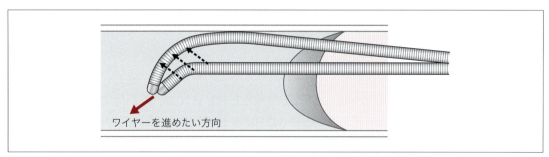

図 4. 撓んだワイヤーの挙動

　ワイヤーが撓んだ場合，進めたい矢印の方向には進まず，破線矢印の方向へ撓んだワイヤーで組織を割いて腔を形成してしまう．

難しくなってしまうので，速やかにワイヤーをステップアップした方が良い（**図 4**）．また，ステント内再閉塞病変などでは血管走行がステントによりはっきり視認できるのでスティッフ系ワイヤーでも安心して使用できるが，Gaia シリーズの先端はストラットに容易に引っかかるので，その場合は ULTIMATE bros 3 や Miracle シリーズなどの先端がより鈍的なワイヤーを用いた方が良いこともある．

　以上，Gaia の選択と操作について記したが，基本的な操作の注意点は他のスティッフ系ワイヤーと重複するところもある．実臨床では理論通りにいかないこともあるが，基本的な原理を理解し，Gaia の特性を活かした方法を考えながら使用することが大切である．

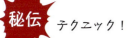 秘伝 テクニック！

- Gaiaの特性である良好なdeflectionコントロールを活かすため，周囲に不要な腔を形成しないよう留意する．
- Gaiaは決してぐるぐる回さず，方向性を考えてから回転させ，ワイヤーが撓んだら無理に押さずにステップアップする．
- 分岐部入口部閉塞など横方向の剛性が足りない場合はMiracleやConquestシリーズを用いる．

ガイドワイヤー操作法
完全閉塞病変：Antegrade

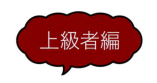

d　Conquest ガイドワイヤー

　昨今の CTO 用ガイドワイヤーの進歩は目覚ましく，Conquest の使用機会は他のテーパード型のワイヤーがほとんどなかった時代に比べて減少しているが，この穿通力のきわめて高いガイドワイヤーをどう用いるのかが，CTO の治療を行う際の引き出しとして重要である．通過性の良いマイクロカテーテルや probing catheter がある現在では，ガイドワイヤーステップアップやステップダウンをうまく行えば，もう少し活躍の場面があるのではないかと筆者自身も模索中である．

1 | Conquest の使用に適した条件

　Conquest をどのようなときに用いれば良いのか，適している病変や条件は下記のとおりである．複数合致すれば，より有効な使用環境といえる．
① 石灰化などの指標で，走行が理解できている病変（stent occlusion では，ファーストチョイスワイヤーとしても有効性が高い）
② 蛇行の少ない比較的直線的な病変
③ パラレルワイヤー法のセカンドチョイスワイヤーとして
④ CTO 出口部の受け皿が良い病変
⑤ 他のガイドワイヤーでは穿通が不可能な病変

2 | Conquest の操作法

　このガイドワイヤーを用いるときの感覚的な面を記述すると，他のガイドワイヤーと比べると，その先端は針先のようなイメージで考えると理解しやすい．Conquest を用いる際にきわめて重要なことは，決して強い力をかけずに操作を始めることである．このガイドワイヤー開発に携わった故・光藤和明先生が言われていたように，Conquest の操作は鳥の羽をつかむようなきわめて繊細な操作で行うということである．Conquest で不用意に過剰な力をかけたり，無造作に drilling すれば，容易に血管外へ perforation してしまう（パラレルワイヤー法のセカンドチョイスワイヤーとして用いる場合はこれほどの神経質な操作は不要）．

a．CTOにおける先端カーブの重要性

　GaiaシリーズのようにpreshapeされていないConquestにおいては，その形状作成もCTOへのガイドワイヤー通過に成功するための大変重要な要素である．

　通常，先端のシェーピングは，インサーターを用いてその先端約2 mm以内に30～45°程度の鋭利なシェーピングを施す（**図1-A**）．これは，CTOの硬い病変内に進入しても，目的とする側へ方向修正するために重要であり，長いCTO病変内を進んでいても，このシェーピングがメモリーされている必要性がある．したがって，あまり遠慮して作成すると，術中に簡単にシェーピングが伸びきってしまい，方向修正が効かないことになりかねない．インサーターから先端を出したら，1ヵ所にしっかりと付ける必要がある．強いながらも角度は控えめというのが大事である．

b．2nd shapeの重要性

　CTOワイヤーであっても第2カーブは重要で，それにはいくつかの理由ある．まず，CTOの入り口にConquestが良い角度で当たる必要があり，この1st penetrationが良いポイントかどうかで，先の展開がかなり変わってくる．次に，蛇行した血管にfloppyワイヤーを通過させるためにも曲がが必要なように，CTOワイヤーであっても蛇行した中を通過していくためには，ある程度の曲がりは必要である（当然曲がりを強くするほど垂直方向への穿通力が減少するため，硬い病変に弾かれないための最小限のカーブを形成する）．シェーピングの付け方も重要で，第1カーブのようにインサーターの先端で曲がりを付けるときは，かなり第1カーブに比べて曲げる力を弱める必要がある．第2カーブの場合，同様にインサーターでなぞるようにシェーピングを行っても良い（**図1-B**）．

　弱い力で作成した第2カーブはCTO病変内に入り込むとほとんど直線化するため，大きめなshapeが付いていても偽腔を開大する危険は少ない．一方で，Conquestのような硬いガイドワイヤーでさえ，第2カーブはCTO病変内で押しつけた際のガイドワイヤーdeflectionのきっかけを作ってくれることにもなる．

c．操作イメージ

　Conquestの得意分野は直進方向での穿通力であるため，曲がりには使えないと思われがちであるが，操作面の意識一つで意外と使えることがある．車に乗る方は分かると思うが，クランク状の道路を走る場合，道の中心寄りをトレースして通過していくのか，F1マシンのように直線的に通過していくのかということである．当然，いずれの方法でもプラーク内をガイドワイヤーが通過したことになる（**図1-C**）．

> **秘伝** テクニック！
>
> 　Conquestのようなワイヤーを曲がりに追従させるためには，やや早めに方向修正を加えることで，鋭角に曲がらずとも緩やかなカーブで血管内をトレースできることがある．したがって，ガイドワイヤー操作で方向修正を加える際に，通常よりもやや手前に戻って，そこから修正をかければ追従してくれる．

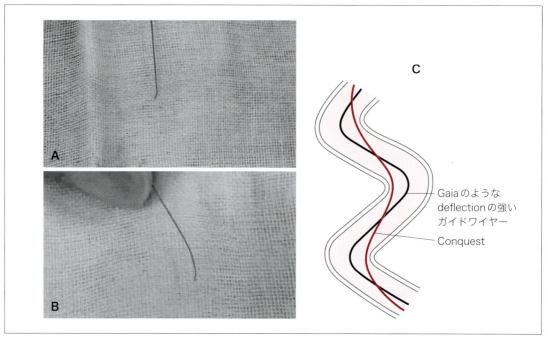

図1. ガイドワイヤーシェーピングと操作イメージ

3 | 症 例

Conquest Proが有効であったごく最近の症例を提示する．

a. 症例1

左前下行枝（LAD）の第1世代薬剤溶出性ステント（DES）の遠隔期 stent occlusion の症例である（図2-A）．DESの閉塞病変は，器質化した血栓の関与した病変のためか，bare metal stent（BMS）の閉塞部位に比べてかなり閉塞部が硬い病変であることが多く，個人的には Conquest の非常に有効な病変であると考えている．

［実際の antegrade の手技］

- GC：7 Fr SC4.0 HYPERION
- 対側造影：5 Fr AL1.0（手技時間の熱だれを考慮して，右冠動脈へは近位部に病変がなければ 4 Fr や 5 Fr の AL を用いることが多い）

この症例では，ファーストチョイスワイヤーを Corsair サポート下の Conquest Pro 9 g として rotation シネ撮影を行いながら慎重にステント内をトレースした（図2-B）．その後，Conquest Pro を閉塞部の出口付近まで進めてから，ガイドワイヤーが動かないよう細心の注意を払いながら Corsair を可能な限り進めて，Gaia 1st へのステップダウンを行った．造影所見を頼りに distal fibrous cap の穿通を行い，幸い大きな diagonal 方向へと通過した（図2-C）．Corsair を進めた後に Gaia 1st から floppy ワイヤーへと交換して，IVUS 施行後に Sasuke を用いて容易に LAD 本幹も取ることができた．その後は 2 本の DES を留置して，single stent kissing balloon technique（KBT）を行った（図2-D）．

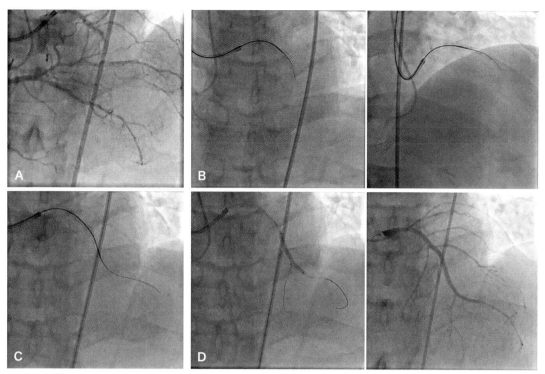

図 2. 症例 1
A：AP cranial view；左右同時造影でステント末梢は造影されており，LAD 本幹自体はそれほど大きくないことが分かる．
B：Rotation を行うことで，ステント内をきれいにトレースしていることが確認できる．
C：Corsair を進めた後に，ステント遠位端付近で Gaia 1st へと交換して，造影所見を頼りに distal fibrous cap の穿通を行う．末梢側は比較的 diagonal が大きい血管で，Gaia 1st が幸い cross に成功した．
D：IVUS 上も血管径の比較的大きく，灌流域の広い diagonal に向かって末梢側より 2.25×28 mm，2.5×28 mm XIENCE を留置して，single stent KBT で手技を終えた．

b．症例 2

　　RCA ♯ 1 で完全閉塞しており，断端は abrupt closure type である．閉塞部位の直近に 2 本の側枝を出しており，複数の bridge collateral を形成している（**図 3-A**）．高齢重症 3 枝病変で左冠動脈（LCA）からは左回旋枝（LCX）経由の著明に蛇行した epicardial channel が主体で LAD からの septal channel は乏しく，LAD just proximal および ♯ 7 にも高度狭窄があったため，antegrade でのワイヤー通過が必須であった（**図 3-B**）．
［実際の antegrade の手技］
・GC：7 Fr SAL1.0 HYPERION
・対側造影：5 Fr JL4
　　まず CTO 近位部 2 本の側枝から IVUS を引いてみたが，プラークの acoustic shadow に阻まれて，まったく CTO の入口部は同定できなかった．このような症例では penetration point が手の感触と想定する方向性のみが頼りとなるため，retrograde アプローチが組めるのであれば retrograde 優先の strategy でも良い症例であろう．まずは 2 本の側枝に挿入した floppy ワイヤーにアンカーバルーンと Sasuke サポートのシステムで Gaia 1st から試すが，CTO 断端

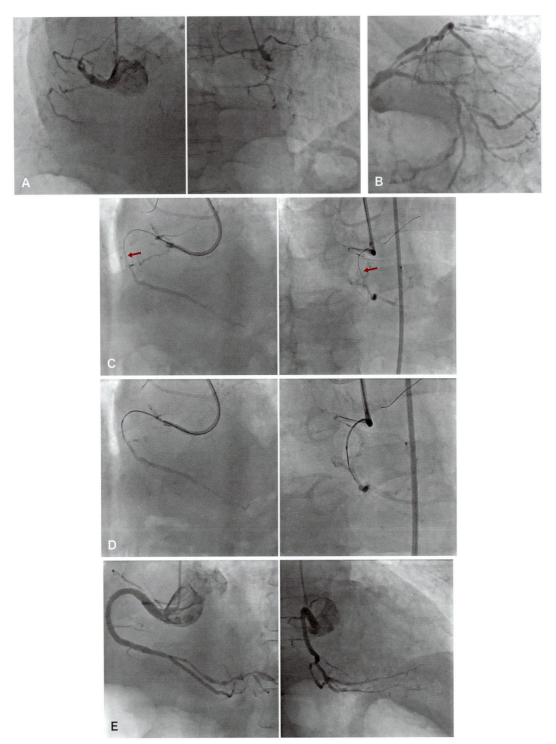

図 3. 症例 2

A：左は LAO view, 右は RAO view

B：LAD は just proximal および #7 近位部に高度狭窄を有し, 同様に高度狭窄を有する LCX からは著明に蛇行した epicardial channel を認める.

C：Gaia 2nd は, LAO view で心臓の右側, RAO view で心臓の後方側へずれていることが分かる（➡：変曲点となる部位）.

D：Distal の受け皿は比較的良好で, Conquest が真腔を捕らえることに成功.

E：左は LAO view, 右は RAO view

周辺で弾かれて反転してしまうため，すぐに Gaia 2nd に交換した．penetration が可能となったが，穿通力が不足するため KUSABI を用いて Sasuke から Caravel のサポートに切り替え，手の感触とバイプレーンの造影所見を頼りにガイドワイヤーを進めていったが，Gaia 2nd は偽腔へと迷入した（**図 3-C**）．

次いで，再度 KUSABI を用いて Caravel から Sasuke のサポートに切り替えて Conquest Pro 9 g でパラレルワイヤー法の手技を行った．この症例では変曲点となる部位（**図 3-C** の→）で方向修正したいので，より穿通力の高い Conquest Pro 9 g を用いて，変曲点のやや手前から探り，Gaia 2nd に対して心臓の左前方へとガイドワイヤーを進めることで，幸い病変通過が可能であった（**図 3-D**）．最終的には 2.75×33 mm，3.5×28 mm の XIENCE を末梢側より留置し，bridge collateral の血流が多いことから同側から造影せざるを得なかったために，入口部に造影による逆行性解離を生じたが，入口部を 3.5×14 mm BMX-J でカバーして良好な結果を得た（**図 3-E**）．

ガイドワイヤー操作法
完全閉塞病変：Antegrade

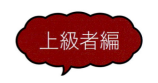

e　パラレルワイヤー法のテクニック

　パラレルワイヤー（PW）法は，CTO-PCI の antegrade アプローチにおいて，シングルワイヤー法に続く strategy である．成功に導くポイントはいくつかあるので，手技の手順に沿って解説する．

1│ガイドカテーテル（GC）のバックアップは十分か？

　複雑病変を治療する際の準備として，十分なバックアップが得られる GC の選択が挙げられる．PW 法では，1 本目のガイドワイヤー（GW）をランドマークに，2 本目の GW で CTO の通過を試みる．GC のバックアップ不足では，マイクロカテーテルや GW 操作により，1 本目の GW の位置が容易に変わってしまう．近位側に抜けてしまえばランドマークとして役に立たず，遠位側へ進むと血腫を新たに偽腔に作ったり，穿孔も起こりうる．システムを安定させるためにも，GC の選択は大切な要素である．

2│1 本目のガイドワイヤーの状況把握

　最初に操作していた GW が，狙い通りに distal true lumen を捕らえられない場合に，PW 法が選択される．この際，2 本目の GW をどのように操作するのかを把握していないと，PW 法での成功率は高くならない．GW が inintima にあるのか，subintima にあるのかは，IVUS などが行えない状況では正確に把握するのは不可能である．しかし，GW の走行の状態や先端の位置などから，ある程度の 1 本目の GW の位置を推定しうる．一般に，GW が subintima にある場合，アンギオグラフィ上の GW の走行は曲線的に波状になっていることが多い（**図 1-A**）．一方，GW がプラーク内を通っている例では，血管の屈曲があっても比較的直線状になっている（**図 1-B**）．

e. パラレルワイヤー法のテクニック

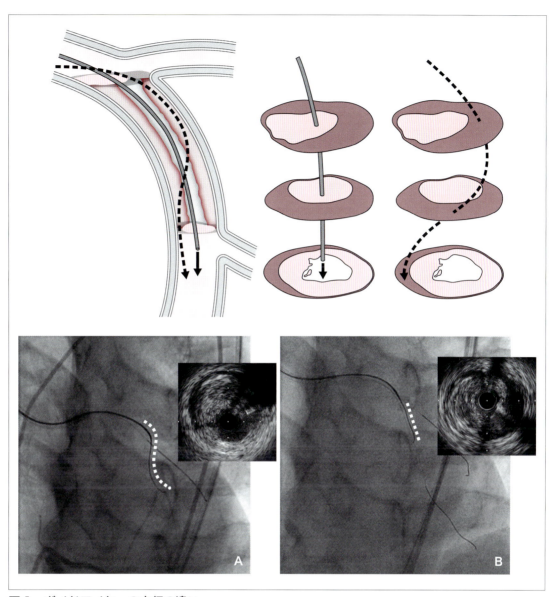

図1．ガイドワイヤーの走行の違い
A：ガイドワイヤーが偽腔に迷入しているときは，アンギオグラフィ上でS字状に見えることが多い．
B：同病変をIVUSガイド下で真腔に選択し直した際のアンギオグラフィ．ガイドワイヤーは直線に進んでいる．

3 パラレルワイヤー法選択のタイミング

秘伝 テクニック！

PW法では，シングルワイヤー法でのGWの操作がとても大切．大きな血腫後では，どんなGWも機能しない．

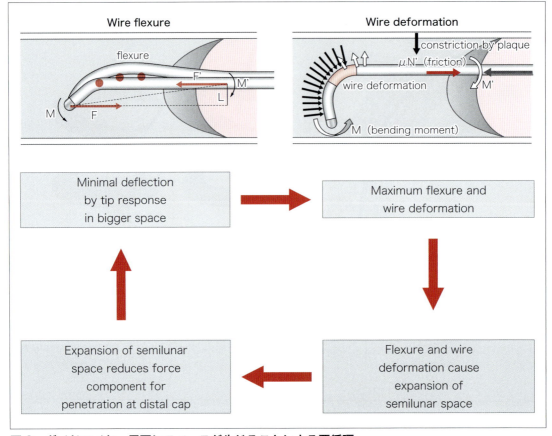

図2. ガイドワイヤー周囲にスペースが生じることによる悪循環
ガイドワイヤーを前方に押すことによって，flexureやdeformationが生じる．これによってCTO病変内にスペースが作られると，ガイドワイヤーの方向を変えるためには，より大きなdeformationが必要になり，ガイドワイヤー周囲のスペースが拡大していく．

　GWはその先端周囲にスペースがあると能力を発揮できない．CTO病変内でGWを進行方向に押すと，deflectionが生じるほか，flexureやdeformationが生じる．それにGWの回転操作が加わると，大きな空間がGW先端周囲にはできてしまう．CTO病変内において，GW先端周囲に空間が存在すると，先端の可動性は高くなる．しかし，deflectionを起こしてGWの方向を変更するには，より大きな力が必要になり，結果，flexureやdeformationが生じ，さらにGW先端周囲の空間を拡大させてしまう悪循環に陥る（**図2**）．すなわちどの状況においても，GWに回転を加え方向を変更する操作は慎重に行うべきである．組織学的にもCTO病変は層状に組織が構成されており，GWの回転によって層を割いて三日月様のスペース（semi-lunar space）を容易に作ってしまう（**図3**）．中膜外の血腫が容易に形成される理由も同様である．

　GWが遠位部に進まない，distal capを穿通できないときがPW法へ移行するタイミングである．その状況下では，GW先端周囲の血腫の拡大を予防するためにも，できるだけ速やかにPW法へ移行する．

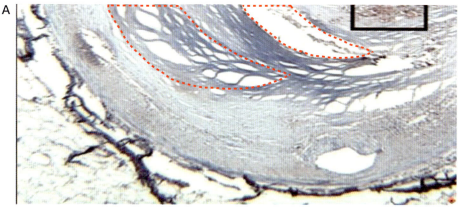
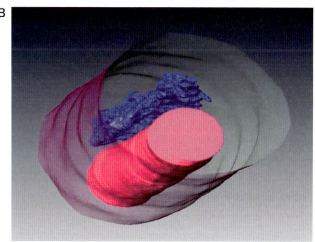

図 3. semi-lunar space
A：CTO 病変の組織図．赤枠で囲われた部分は層状構造になっており，ガイドワイヤーの回転によって三日月様のスペース（semi-lunar space）が作られる．
B：3D-IVUS 画像で見た semi-lunar space（青色部分）．

4 マイクロカテーテルの選択

a．2 本の GW をそれぞれマイクロカテーテルに入れる場合

1）メリット

① それぞれの GW に等しくバックアップサポートを与えられる．
② シーソーワイヤー法を行う場合，1 本目の GW の変更が容易である．

2）デメリット

① 2 本分のマイクロカテーテルによって，CTO よりも近位部にびまん性の病変が存在する場合は虚血が生じる場合がある．
② それぞれのマイクロカテーテルが固定されず，1 本目の GW 先端の位置が動きやすい．

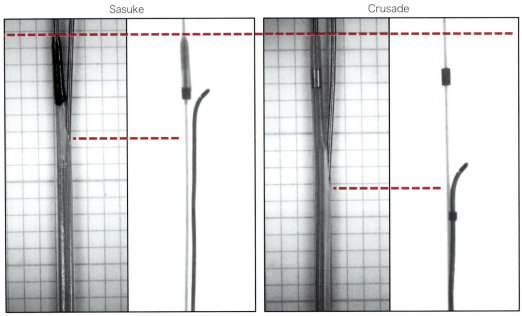

図4. Sasuke と Crusade の比較
Sasuke に比して，Crusade の方がカテーテル先端からセカンドワイヤーポートまでの距離が長い．

b．マルチファンクションカテーテルを使用する場合

1）メリット
① 2 本の GW の同軸性が保ちやすい．
② カテーテルが病変内に挿入され固定されれば，両ワイヤーに良好なバックアップが与えられる．

2）デメリット
① 2 本目のワイヤーポートは手前にあるので，GW のサポートが弱くなってしまう．
② 1 本目のガイドワイヤーの変更作業が煩雑（マルチファンクションカテーテルを抜去する必要あり）．
③ カテーテルの先端が CTO 内に挿入できない場合は，システムの安定が困難な場合もある．

　現在，本邦で使用可能なマルチファンクションカテーテルは，Crusade（カネカ社）と Sasuke（朝日インテック社）である．通過性，ガイドワイヤーの操作性ともに Sasuke の方が優れている．前述の通り，先端から 2 本目のワイヤーが出るポートまでの距離が異なるため，ガイドワイヤーの挙動の違いを認識しておく（**図4**）．

5 ｜ 2 本目のガイドワイヤーの選択と操作

a．どこから違うルートを選択するか？

　1 本目のガイドワイヤーが distal true lumen に鉛直方向にあり，距離が近い場合は同じルートをたどり，distal cap を penetration すれば良い．このような状況では，Gaia 2nd や Gaia 3rd などが有効なことが多い．GW を進めるべき場所が明確であれば，Gaia シリーズを使用す

e. パラレルワイヤー法のテクニック　173

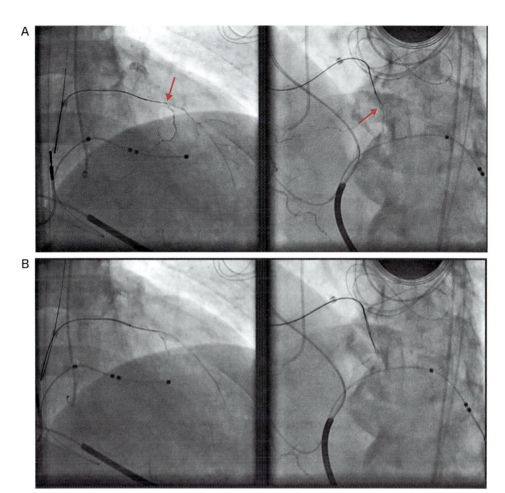

図 5. LAD CTO 病変
A：ファーストチョイスワイヤーは，RAO 30° CRA 30°（左側）では distal true lumen とオーバーラップしているが，LAO 30° CRA 30°（右側）では右側に外れている．
B：セカンドワイヤーに Gaia 3rd を使用して，LAO 30° CRA 30°で distal true lumen 近くにナビゲートすることに成功した．

る方が，他のガイドワイヤーより高率に目的の場所へナビゲートできる．1 本目の GW が前述の通り，曲線状に走行していて先端が distal true lumen から離れている場合は subintima であることが多く，多くの場合は CTO の proximal cap からの修正が必要である．このような状況では，より tip load の高い GW（Conquest Pro や Conquest Pro 12 g）などが必要になる．GW の先端が引っかかる場所を探して違うルートを選択していくが，1 本目で作った偽腔が大きな場合は成功率は低く，retrograde アプローチが可能であれば手技を変更する．Retrograde アプローチが不可能な例では，IVUS ガイド下による GW 操作が望ましい．

b．2 本目の GW の操作方法

　Distal cap を穿通する場合は，rotational angiography や bilateral angiography で GW の方向を確認し，穿通操作を行う．前述したように GW の不要な回転は，血腫を拡大させるため，注意が必要である（**図 5**）．

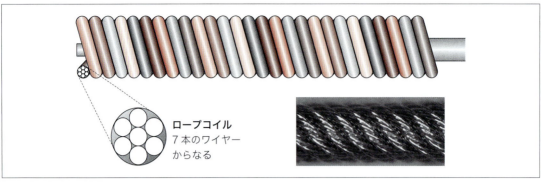

図6. Gaia Next の Xtrand コイル
7本のワイヤーの編組線をさらに7本使用してロープコイルを形成している.

6 | 次世代のガイドワイヤーについて

　Gaia シリーズの改良版として，Gaia Next シリーズの発売が予定されている．現行の Gaia シリーズは，micro-cone tip，pre-shape および ACTONE（composite core）システムによって flexibility を維持しながらも高い穿通効果とトルク力を保持し，トルクレスポンスも良好な GW である．しかし，コアワイヤー自体の強度は弱いため，病変内オーバーローテーションによって容易に断裂する欠点があった（特に Gaia 1st）．そこで，Gaia Next シリーズでは，GW 先端のロープコイルを単線から7本の細いワイヤーの編組線で作り，さらにその編組線を7本使用してロープコイルを形成している（**図6**）．GW の回転操作によって，コアワイヤーがロープコイルによって締めつけられ補強されることで断裂を予防し，トルク力を上昇させることが可能になった．Gaia Next はパラレルワイヤー法においても非常に有用なデバイスになる．

　パラレルワイヤー法の成否は，パラレルワイヤーへ移行する前の GW の操作に非常に影響を受ける．GW の選択は重要な要素ではあるが，GW 先端周囲にスペースを作らない手技について熟慮を重ねて手技を行ってほしい．

ガイドワイヤー操作法
完全閉塞病変：Antegrade

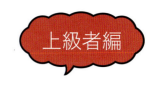

f　3D ワイヤリング法

　筆者は，PCI のワイヤー操作を 15 年以上経験しても，何かしっくりとしないストレスを感じていた．透視のモニター画面が二次元（2D）のため，ワイヤーが三次元（3D）の動きであるにも関わらず，その奥行を考えずワイヤー操作を行っていたためであった．筆者は，6年ほど前から，Navifocus WR（テルモ社）を使用した IVUS ガイドによる 3D イメージ下のワイヤー操作（3D ワイヤリング法）の重要性を認識した[1]．この操作を，CTO 病変から open vessel まで，すべての病変に必要に応じて行うようになり，このストレスから解放された．3D ワイヤリング法は，PCI のすべてのワイヤー操作に通じるものである[2]．今回は，透視の 2 方向を使用した CTO-PCI における 3D ワイヤリング法をついて述べる．

1 CTO 病変のワイヤー操作における 3D ワイヤリング法の位置づけ

　CTO 病変内の CTO スティッフ系ワイヤー操作には，大きく 2 つに分けて advanced with rotation と penetration 法がある．前者は 0.5〜3 回転ほどの回転を加え，ワイヤー先端が撓まないように，動摩擦による進みやすさを生かし，軟らかいルートを探って進める searching と，プラークをドリル効果で破砕しながら進める drilling がある．Target が不明確なときと後者の penetration 法でワイヤーが進まないときに有効で，血管外への穿孔のリスクは低いが，ワイヤーの正確なコントロールは困難である．この操作はテーパードソフトワイヤー，Gaia 1st や ULTIMATE bros 3 ワイヤー（朝日インテック社）の操作時に使われることが多い．後者の penetration 法は，±45〜180°程度の最小限の回転でガイドワイヤーを target に正確に向けて押して進める方法である．正確なワイヤー操作ができるが，target を把握できないと血管穿孔のリスクがあり，以下に述べる 3D ワイヤリング法下に行うのが望ましい．この操作は，Conquest ワイヤー（朝日インテック社）の操作時に特に有効であるが，軟らかい組織であれば，Gaia 2nd，3rd でも可能なときもある．

　CTO スティッフ系ワイヤーを使用し penetration でワイヤーを進めるには，ワイヤーの操作性が保たれていることと，ランドマークが視認できることが必要である．ランドマークとは，出口部や CTO 内部の造影，CTO 領域の石灰化やステント，retrograde ワイヤーである．

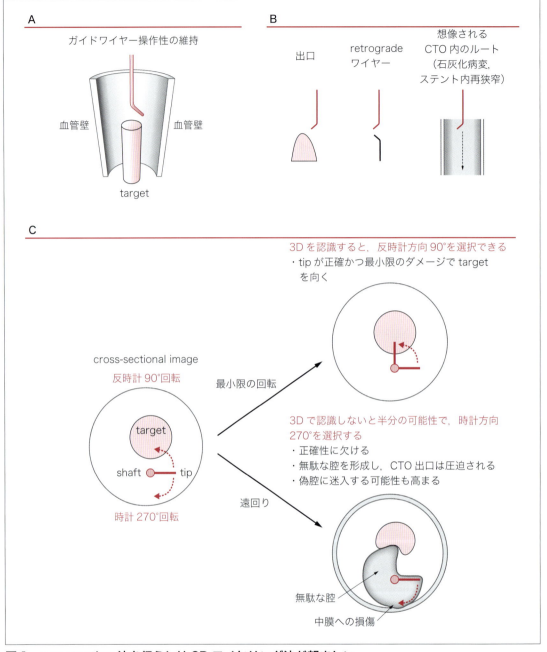

図1. penetration 法を行うには 3D ワイヤリング法が望ましい
A：3D ワイヤリング法の適応病変
・ランドマークが視認でき，target（出口，retrograde ワイヤー，CTO 内のルート）を認識できる．
・ガイドワイヤーの操作性が維持される．
B：3D ワイヤリング法の target
C：3D ワイヤリング法の利点

　このランドマークから target（①CTO 内のルート，②CTO の出口，③retrograde ワイヤー）を決める（**図1-A，B**）．Penetration を正確に行うには 3D ワイヤリング法が必要となる．これは，ワイヤーと target の位置関係を 3D イメージで構築して，正しい回転方向とその回

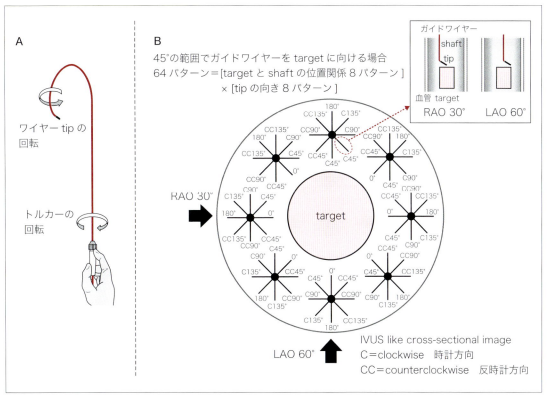

図2. 3Dワイヤリング法を実践する場合の2つのキーポイント
A：トルカーとtipの回転を同調する；大動脈弓で，ワイヤーが反転するため，視覚的にトルカーとワイヤーtipの回転方向が逆に見える状況が多い．
B：透視の2方向から，リアルタイムにワイヤー回す向きとその角度を認識する．

転角度を認識してワイヤーを正確に回転させ，その方向に向けて押して進める方法である．図1-Cに3Dワイヤリング法の利点をまとめた．

2 | 3Dイメージの法則を使用した3Dワイヤリング法

　3Dイメージの構築は，①直交する透視の2方向からか，②透視1方向とIVUSイメージからか，③short tipのpull backタイプのIVUSが使用可能になればIVUSイメージのみから行うことが可能である．本題の①について述べる．まず2つの重要なポイントがある．1つめは，トルカーとワイヤー先端tipの回転の同調であり，open vesselのPCIでも，3Dワイヤリングを行うことで解決する（**図2-A**）．2つめは，透視の2方向から，リアルタイムにワイヤーを回す向きとその角度の認識することである（**図2-B**）．ワイヤーとtargetとの3Dイメージの構築を行うには，ワイヤーをshaftとtipに分けて，targetとの関係を把握する．しかし，45°の範囲でのtargetへのtipの先端を向ける回転角度は64パターンもある．64パターンを覚えても，PCI中には3Dの構築だけに頭は使えないし，冠動脈は上下もあれば左右の走行もあり，リアルタイムの手技が実現できなかった．Rotational angiographyも，これを繰り返すと労力と被曝リスクと造影剤を要する．

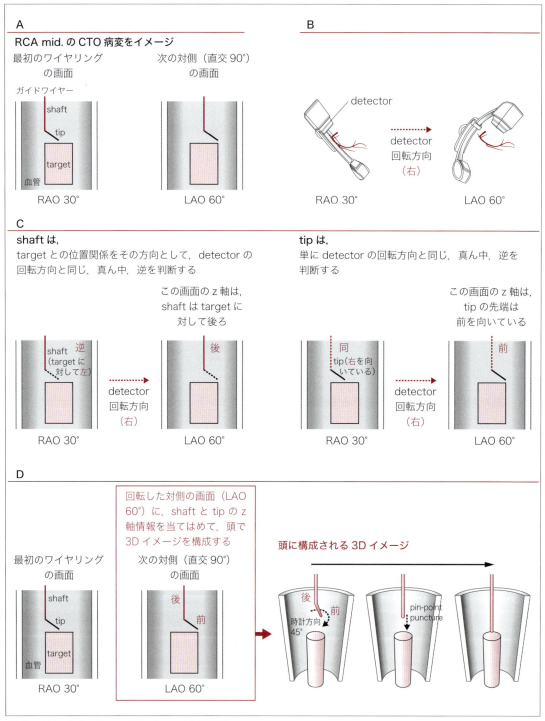

図3. リアルタイムの3Dイメージ構築法
A：ワイヤーはshaftとtipに分ける．
B：術者がdetectorから画面を覗くイメージを作る．この例では，最初の方向（RAO30°）から，次の方向（LAO 60°）へは，右にdetectorを動かすことになる．
C：3Dイメージの法則"モニター上で，対象物（shaftかtip）は，detectorを回転する方向と同じであれば，回転した方向の画面から見て，そのz軸は前，逆は後である"を使用する．
D：回転した方向の画面に，shaftとtipのz軸の情報を当てはめて，3Dイメージを構成する．

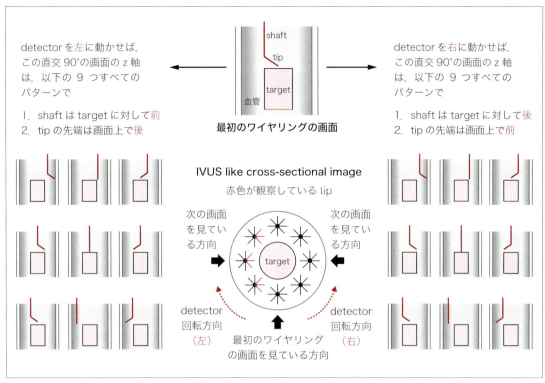

図 4．リアルタイムの 3D イメージ構築法の追加説明

　3D イメージの法則の利点は，1 つの方向からワイヤリングを行い，次の直交方向への detector を動かす方向を決めた時点で，その対側（直交 90°）の画面の z 軸が簡便に認識できることである．

　　PCI 中に簡便に，血管の走行にも依存されず 3D イメージを構築するには，3D イメージの法則"モニター画面上で，対象物（shaft か tip）は，detector を回転する方向と同じであれば，回転した後の画面で，その z 軸は前，逆は後である"を用いるのが良い．X 線モニター上の左右上下の方向性を，X 線 detector の回転方向に統一することで，ワイヤーと target の 3D イメージを，冠動脈の走行に左右されず，冠動脈のどの部位でも容易に構成できる利点がある．**図 3** に方法論を述べる．①ワイヤーは shaft と tip に分ける（**図 3-A**）．②次に，モニター画面での左右上下を detector の回転方向で表現する（**図 3-B**）．当たり前のことではあるが，detector の方向から見ているものが，モニター上の画面であるというイメージを頭の中で作る．すなわち，術者の顔が，detector 上にあるイメージである．このイメージを作れば，detector を上下左右に動かすことは，モニター画面上の上下左右の方向を見に行くイメージに直結する．③次に，上記の 3D イメージの法則を使用して，3D イメージを構築する（**図 3-C**）．Shaft は target に対する位置関係で，その奥行き（z 軸）を判断する．モニター上の shaft の target に対する位置関係が，次の detector の回転方向と同じ・真ん中・逆か判断する．**図 3** の例では，最初の RAO 30°では，モニター画面上で shaft は target に対して左側にある．次に LAO 60°（直交 90°）を観察しようと思えば，detector は右（モニター画面の右側）に動かすことになる．すなわち，shaft の target に対する位置の左とは逆の右方向なので，3D イメージの法則から，回転した後の LAO 60°の画面では，shaft は target に対して，後ろに位置する．Tip も同様で，tip は，モニター画面を水平として，tip の付け根から

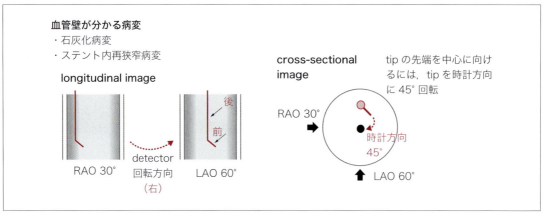

図5. 血管壁が視認できる場合の CTO 内の 3D ワイヤリング法
血管壁が分かれば，3D イメージの法則を用いて 3D ワイヤリング法が可能であり，血管中央に tip を向ける central ワイヤリングを行える．

　先端へのベクトルの奥行きの向き（z 軸）を判断する．最初のワイヤリングのモニター画面での tip の向きが，detector の回転方向と同じ・真ん中・逆か判断する．**図3**では，最初のRAO 30°では，モニター画面上で tip は右を向いており，次に LAO 60°を観察しようと思えば，detector も右（モニター画面の右側）に動かすことになる．tip の向きは右で，detectorを動かす方向と同じ右方向なので，回転した LAO 60°の画面で tip の先端は前を向いている．④最後に，回転した後の LAO 60°の画面のみを見て，これに shaft と tip の z 軸の情報を当てはめて 3D イメージを構築し，ワイヤーを正確に回転させて pin-point puncture を行う（**図3-D**）．最後の頭での 3D イメージの構築には，64 パターンの表でのトレーニングを要した（SPIRIT live demonstration 2018 ホームページ＜http://spirit-pci.com/info/＞からダウンロード可能）．64 パターンの問題で重要なのは，少しもしくは大きく時計回りくらいのイメージの構築であり，何度回すかまでは必要ない．

　図4で再度説明する．この方法の利点は，最初のワイヤリングの画面でワイヤー操作を行い，次の対側（直交 90°）へ detector を動かす方向を決めた時点で，次の画面での奥行（z軸）が認識できることである．**図4**で右側に detector を動かすと決めた場合，最初のワイヤリングの画面では，shaft は target に対して左（逆）にあり，tip は右（同じ）を向いているので，次の対側の画面の 9 つのどのパターンでも，z 軸では shaft は target に対して後，tipは前を向いていることになる．もし，左側に detector を動かすと決めた場合は，その z 軸はすべて逆になる．

　血管壁が認識できれば，（もしくは通過できそうなルート）血管内中央を target にして（もしくは通過できそうなルートを target にして）に tip を向ける central ワイヤリングが行える（**図5**）．**表1**に，直交の角度を multi detector-row CT（MDCT）から解析し，アンギオ装置で実現可能な冠動脈の部位別の直交 90°程度の 2 方向を提示した．

表1. PCI時に使用可能な冠動脈の部位別の90°程度離れた直交2方向

RCA		LCA	
Seg. 1	LAO 45°〜AP CRA 30°	Seg. 6	RAO 30° CRA 45°〜RAO 30° CAU 45°
Seg. 2	LAO 45°〜RAO 45°	Seg. 7	CRA 30° LAO 45°〜CRA 30° RAO 45°
Seg. 3 proximal	LAO 45° CRA 15°〜AP CAU 30°	Seg. 11	LAO 45° CRA 45°〜LAO 45° CAU 45°
Seg. 3 distal	LAO 45° CRA 45°〜LAO 45° CAU 45°	Seg. 13	CAU 30° LAO 45°〜CAU 30° RAO 45°

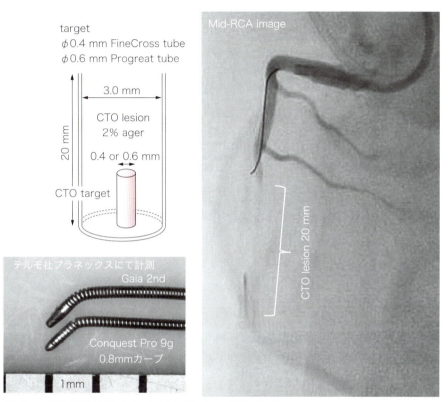

図6. CTO疑似病変での3Dワイヤリング法の実証
拍動モデル使用（テルモ社）：target pinpoint puncture モデル

3 | 実験モデルでの3Dワイヤリング法の実証

　3Dイメージの法則によるリアルタイムのワイヤー操作と，トルカーから140 cmも離れたtipを正確にコントロールできるのかの実験を行った（**図6**）．これは，3 mmほどの血管径モデルに20 mmの2〜3％寒天でできたCTO部分があり，このCTOの遠位部にtarget（0.4 mmか0.6 mmの内腔径のチューブ）を変位して入れた病変である．拍動モデル（テルモ社）のRCAやLADにこれらのCTO病変を入れて，アンギオ装置下で3Dワイヤリング法を行った．CTO内はcentralワイヤリングで進め，tipからチューブまでの距離が1 cm以下になった時点でチューブをtargetにpin-point punctureで穿刺した．結果は，Gaia 2ndワイヤーは0.6 mmの内腔径のProgreat tubeは問題なく通過できたが，0.4 mmの内腔径のFineCross tubeは，1.0 mmの先端カーブでは，tipのbodyがtargetに当たることがあり，小回りが利

く 0.8 mm の tip カーブの Conquest Pro ワイヤー (9 g, 12 g) がより有効であった. ただし, **図6** の写真に示すように, 用手的に Conquest ワイヤー先端に 0.8 mm 40°の tip カーブを付ける必要があり, このカーブの形成にはラーニングカーブがある.

4 | 実験モデルとはギャップがある実臨床の 3D ワイヤリング法のポイントと 2D と 3D ワイヤリング法の使い分け

　実験モデルで 3D ワイヤリングが可能であるが, 多彩な実臨床の病変に対しては有効でないことも多く, このギャップを理解し, 2D ワイヤリングとの使い分けを行う. また, ワイヤー操作に追加して, その選択も大切である. Tip の硬さとプラークの性状から, deflection の起こる向きを予測してワイヤーを選択する. 2D と 3D ワイヤリング法の使い分けは, CTO 入口部は 2D>3D, CTO 内は 2D=3D で, CTO 出口部では 3D>2D となる. 入口部では, ワイヤーは血液内の内腔にあるため, 動きがぶれて細かい操作が難しく, 先端カーブが撓まない力でワイヤーが入れる部位をある程度回転させながら探す. CTO 内の操作は, ランドマークがあり, ワイヤーの操作性が維持でき, penetration で進むのであれば, 3D ワイヤリング法を試みる. しかし, penetration で進まない場合は, 3D イメージ下に 180°程度方向を決めて tip をスイングさせるか, 回転方向は考えず tip を適度に 1〜3 回転させながら進める (2D ワイヤリング法). 出口部では必要に応じて選択的造影を行い, できる限り 3D ワイヤリング法での pin-point puncture を目指す.

　3D ワイヤリング法での penetration 法のポイントを述べる. penetration でワイヤーを進めるにはその状況を整える必要がある. ①ワイヤーを進めるために十分なバックアップ (7 Fr 以上のガイドカテーテル, Corsair 必須, 必要に応じたアンカー) と, ②十分な tip load が重要であり, Conquest ワイヤーを必要とすることも多い. 特に出口部の線維性被膜にはより状況を整える必要がある. Corsair での十分なバックアップと線維性被膜に勝る tip load のワイヤーに加え, tip が進む長軸方向のベクトルも考えて, 1 回目を大切にして穿刺することである. この penetration 時に, ①硬い組織で進まない場合は, tip load を上げるか, 3D のイメージ下に穿刺点を微妙にずらしてみる. これで無理なら, 別ルートから穿刺するか, 出口部であえて tip を適度に回すかを状況に応じて選択する. ②出口部において tip は容易に進むが予想以上にずれてしまう場合は, ワイヤーの偽腔迷入を疑う. 偽腔から真腔への穿刺はほぼ不可能である. 手前からワイヤーを進め直すか, IVUS ガイドや retrograde アプローチに移行する.

> **秘伝** テクニック！
>
> 　CTO 病変において, Gaia と Conquest ワイヤーを用いた 3D ワイヤリング法は試みるべきである. ただし, 実臨床では多彩な病変が対象であり, 3D ワイヤリング法も操作の一手と考え固執はせず, ワイヤーを適度に回しながら進める 2D ワイヤリング法との適切な使い分けが重要である.

文　献

1) Okamura A, et al：Navifocus WR is the promising intravascular ultrasound for navigating the guidewire into true lumen during the coronary intervention for chronic total occlusion. Cardiovasc Interv Ther **29**：181-186, 2014
2) Okamura A, et al：Chronic total occlusion treated with coronary intervention by three-dimensional guidewire manipulation：an experimental study and clinical experience. Cardiovasc Interv Ther **31**：238-244, 2016

ガイドワイヤー操作法
完全閉塞病変：Retrograde
チャンネルトラッキングワイヤーの動かし方（回し方，進め方）と注意点

上級者編

a-1　septal channel

1 ｜ チャンネル術前評価の難しさを知る：見えているチャンネルは選択できるチャンネルではない

a. LAD から RCA へのチャンネル

　　LAD から RCA（多くは #4PD）への septal channel（SC）を選択する場合，チャンネルの血管径が太い方が術前の評価も容易で，屈曲や複雑な分岐がなければ簡単に選択することができる．しかし，径の細い SC が必ずしも難易度が高いわけではない．SC 選択の難易度は主に，SC の屈曲と，SC 内の分岐部によって決まる．

　　術前の診断カテーテル（最近では 4 Fr または 5 Fr が一般的）による造影では，多方向から見ても SC の正確な morphology を評価することが困難な症例があり，マイクロカテーテルからの先端造影が必要である（**図 1**）．一般に術前評価では，多方向からの造影が必須で，RAO 30° CRA 30° や RAO 30° CAU 30° などから SC の屈曲や分岐の情報を得る．しかし，中隔が三次元構造をしているために，RAO 系の画像ではオーバーラップしている分岐が，LAO 系からの撮影によって明らかになる症例もある（**図 2**）．

b. RCA から LAD へのチャンネル

　　LAD 本幹からの SC 選択に比して，RCA #4PD からの SC 選択は困難なことが多い．SC と #4PD の分岐角度が急峻で，血管径も小さいことが理由として挙げられるが，#4PD 自体の屈曲が SC 選択をさらに困難にしている症例もある．SC 内でも LAD からの選択時と同様に，屈曲と分岐が選択の難易度の因子になっていることが多い．

　　SC の術前評価にて，選択が確実と考えられる太くて分岐の少ないチャンネル以外には，不確実な要素が必ず含まれていることを留意すべきで，安易な primary retrograde アプローチは手技成功率の向上や手技時間の短縮に寄与しない．

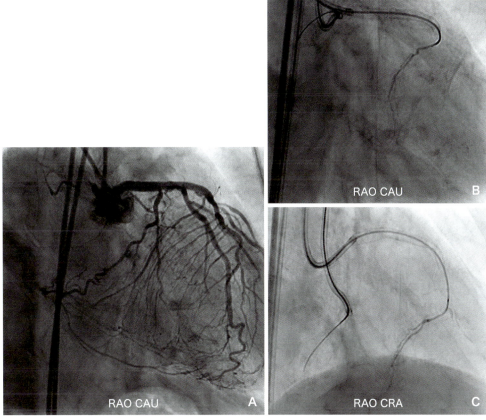

図 1. SC トラッキングにおける先端造影の重要性
A：左冠動脈造影．各 SC の morphogy を理解するのは造影所見では困難である．
B・C：マイクロカテーテルによる先端造影．SC の屈曲を確実に理解できる．

2 | チャンネルトラッキングワイヤーの選択と操作

　詳細な説明は他項に譲り，基本的な選択について述べる．

a. septal branch の選択と SC トラッキングのガイドワイヤーは別にする

　LAD や #4PD からの SC の分岐のためには，ガイドワイヤー先端のカーブの R を大きくとらなければならない．選択後に同じワイヤーを re-shape して使い続けることも可能だが，SION シリーズのコアワイヤーの断面は円形で容易に変形するし，conposite core システムが壊れた後では本来の SION シリーズのパフォーマンスが発揮されない．

b. ファーストチョイスは SUOH03，分岐が多い場合は SION

　よほど急峻な分岐角度を呈する分岐部が SC に認められない場合は，SUOH03 をファーストチョイスとして良いと考えられる．SUOH03 の先端は pre-shape が付けられているので，そのまま使用する．追加のカーブを付けようとすると先端の内部構造が変形し，本来のパフォーマンスが発揮されない．多少の屈曲に対してはワイヤー先端が追従して，容易にチャンネル選択が可能である．

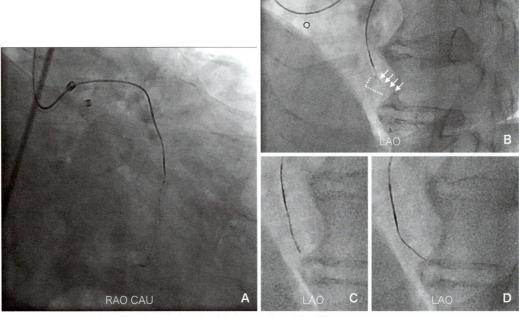

図2. SCトラッキングにおけるLAO系からの評価の重要性
A：RAO CAUからの先端造影ではSCは比較的まっすぐに見える.
B〜D：LAOからの造影では，小さな枝（点線）が分岐しており，ガイドワイヤーがその枝に迷入しているか（**C**），#4PDへ接続する枝（⇨）を選択できているか（**D**）の評価にはLAOからの確認が必要であった．

秘伝 テクニック！　SUOH03の操作のポイント

先端が非常に柔軟なワイヤーなので，ガイドワイヤー先端は進行方向に押された際に血管壁に当たると容易にdeformationが起こす．Composite coreシステムにより多少のトルクレスポンスはあるが，SC内で意図的に方向を変える（direction control）ことは容易ではない．基本的に，ある程度回転を加えながらでなければチャンネル内を進まないと考えて良い．回転はゆっくり回すこと，先端の感触は手元に伝わりにくいので，絶対に先端がナックル状に変形しないように慎重に進めることを強調したい．ガイドワイヤー先端の変形は，SUOH03のような柔軟なワイヤーであってもchannel perforationを起こすことがある．

急峻（おおむね60°以上）な角度を呈する分岐部がSC内に認められる場合はSIONを使用する．

このような分岐部の選択には，先端2mm程度を90°に曲げて使用する．第2カーブの追加が必要なこともある．SIONは，先端に付けたカーブが形状記憶される時間が短いので，

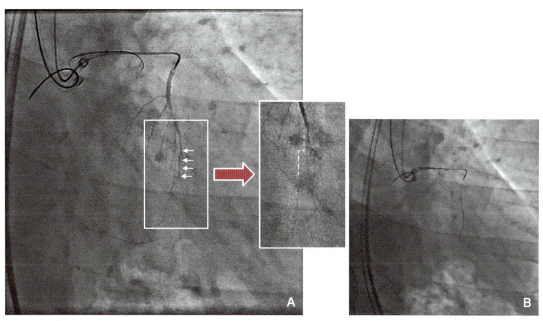

図3. 屈曲した septal channel
A：RAO CAU からの先端造影では太いチャンネル（⇨）が接続しているように見える．
B：詳細に先端造影を検討すると，小さいクランクが存在しており（点線），このような屈曲部を選択するためには SION が必要であった．

長時間同じカーブで手技を続けず，何度か試してうまくいかない場合は，体外へ出して先端のカーブの確認や変更を行った方が良い（**図3**）．

> **秘伝 テクニック！　SIONの操作のポイント**
>
> SION は SC 内でも意図的にワイヤー先端の方向を変えることがある程度可能である．SC は心拍動による三次元的な動きがあるので，分岐部を選べたとしてもすぐに prolapse してしまうことも多い．この際も過剰な回転操作は不要で，血管壁を傷つけてしまう．分岐の方向へワイヤー先端を合わせ，拡張期にワイヤー先端が滑り込んだタイミングで少し押すと分岐部を選択できる．SION も SUOH03 のときと同様にナックル状に deformation するほどの力で押すべきではない．

c．分岐部が選べないときは

前述した通り，#4PD から SC を選択する際は，#4PD の屈曲のために困難な症例がある．また，SC 内でも見えてはいるのだが，どうしてもその分岐部を選択できないこともある．このような事例では，1本目のワイヤーを留置したままにしておき，2本目で分岐部の選択を再度行うと選択できることがある．1本目のワイヤーを挿入することで，分岐部の近位側が引き伸ばされ2本目のガイドワイヤーの操作性が良くなったり，分岐角度が変わり選択できる可能性が高くなる（**図4**）．

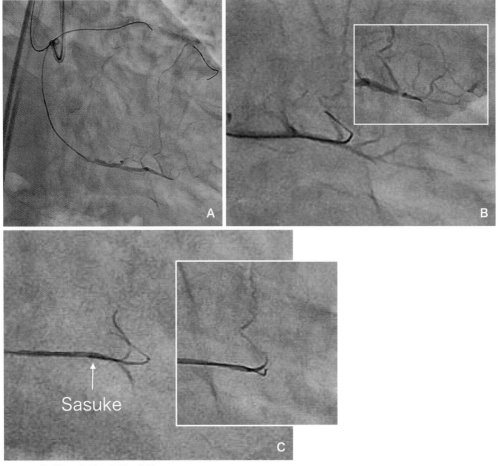

図 4. 複雑な分枝の選択方法
A：#4PD から LAD へ鮮明な接続を有する SC が認められる.
B：#4PD からの分岐角度が急峻であるため，ガイドワイヤーは遠位の枝に迷入.
C：遠位の枝に迷入したガイドワイヤーに Sasuke を挿入して，SC を選択.

d．XT-R の使いどころ

　径のきわめて細い SC を選択したり，septal surfing をしたりする際は，XT-R を使用することがある．XT-R は先端が細いため，容易に小さな枝に迷入し穿孔しうる．Septal surfing では，ゆっくりと心拍動に合わせながら方向だけを頼りに進めていく（**図 5**）．多少の心室性期外収縮（PVC）が出たとしてもガイドワイヤーが進むのであれば，継続して構わない．穿孔防止のため，ガイドワイヤーの deformation だけには注意を払う．

　術前造影で走行を完全に把握できるような SC の選択は誰がやっても容易に可能である．しかし，実際には術前造影とは異なる所見が，先端造影によって明らかになることはしばしばあり，そのようなときにこそ慎重で理論立ったガイドワイヤーの選択や操作が必要である．

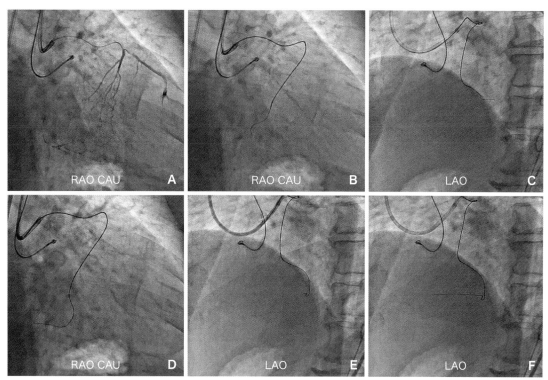

図5. septal surfing の 1 例
A：先端造影では明確な接続は認められない．
B・C：RAO CAU では下向きに XT-R が進んでいるが，LAO では lateral 側へ進んでおり，#4PD の方向へは進んでいない．
D・E：RAO CAU，LAO ともに #4PD の方向へ XT-R は進んでいる．
F：#4PD の選択に成功．

ガイドワイヤー操作法
完全閉塞病変：Retrograde
チャンネルトラッキングワイヤーの動かし方（回し方，進め方）と注意点

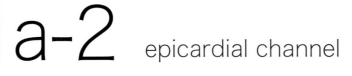

a-2　epicardial channel

　　Retrograde における側副血行路としては中隔枝が安全性が高いことから，中隔枝側副血行路が第一選択として勧められる．しかし，しばしば epicardial channel しか側副血行路が認められない症例も存在する．最近3年間の筆者における retrograde アプローチにおける epicardial channel の頻度は 40〜50％であり，手技成功率は 90％前後で推移している（**図 1**）．
　以下に epicardial channel におけるガイドワイヤー操作について述べる．

1 | epicardial channel の種類（図2）

　　RCA CTO の場合，多く使用されている epicardial channel は左房回旋枝（AC），apical，鈍角枝（OM）を介するチャンネルなどである．LAD CTO の場合，多く使用されている epicardial channel は AC チャンネル，apical，第 1 対角枝（D1），鋭角枝（AM）を介するチャンネルなどである．Apical チャンネルの特徴は，太くて使用しやすいが先端部分の屈曲が強い場合が多い．AC チャンネルは RCA への合流部分に強い屈曲や細いチャンネルに分かれるなどのバリエーションが多いため，その部分の観察が重要になる．

2 | epicardial channel の選択

　　Epicardial の側副血行路は通常太いが蛇行を有する場合が多い．意外なルートから側副血行路が供給されていることもあるので注意深い読影が望まれる．Epicardial channel の良い適応は蛇行も少なく太いルートが望ましい．しかし，そのような理想的なチャンネルは多くない．少なくとも，血管の太さが確保されていればワイヤー操作によるチャンネル損傷のリスクは軽減されるので，蛇行があっても血管径が保持されていれば試してみる．逆に細い epicardial channel は血管穿孔のリスクが高くなるため慎重な選択が必要になる．
　Epicardial channel のもう 1 つのポイントは，コイル形を有する 360°のカーブである．この大きさ，血管径，直径がどれくらいか，いくつあるか，どれくらいの距離で存在するかが重要である．当然であるが径や直径が小さい方が難しい．さらに，連続して 2 つ，3 つと存在する場合には困難になる．360°カーブを乗り越えるためには，マイクロカテーテルにて

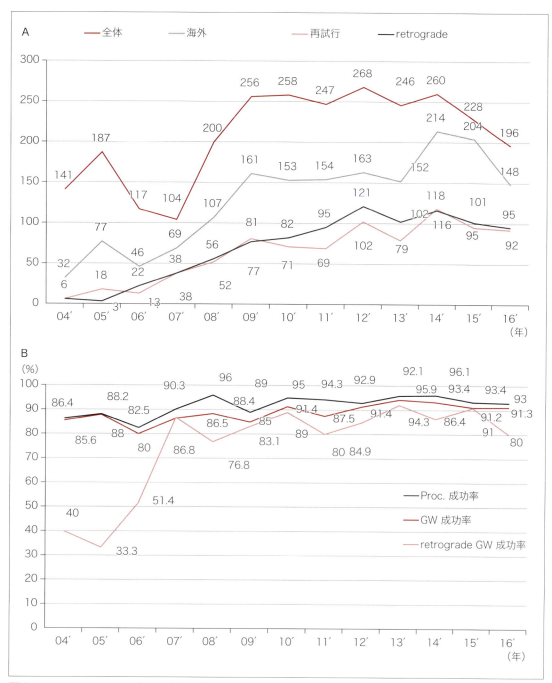

図1. retrograde アプローチにおける epicardial channel の頻度と成功率
A：CTO 症例数
B：CTO に対する retrograde アプローチ成功率

　　カーブを引き延ばしつつ進めなければならないが，真っ直ぐな部分が少ないと引き伸ばし作業を行う余裕がなく困難である（**図3**）．

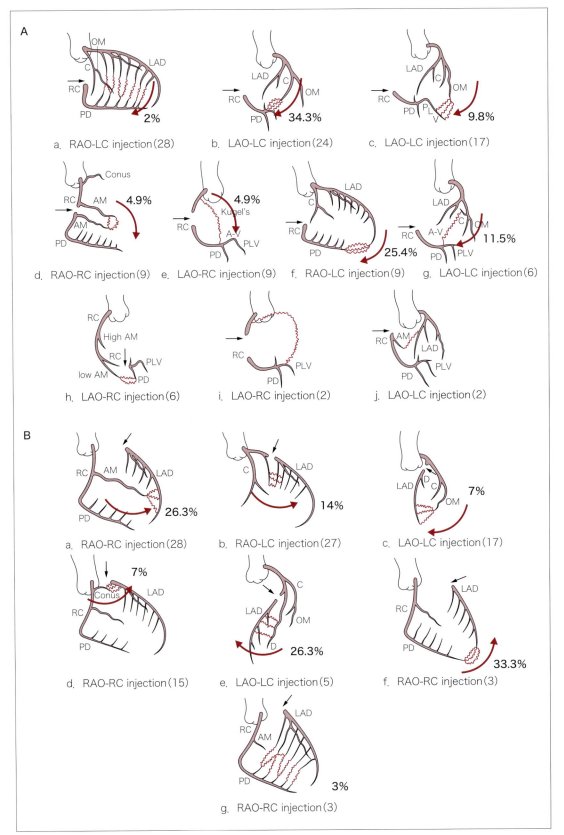

図2. epicardial collateral
A：RCA, B：LAD

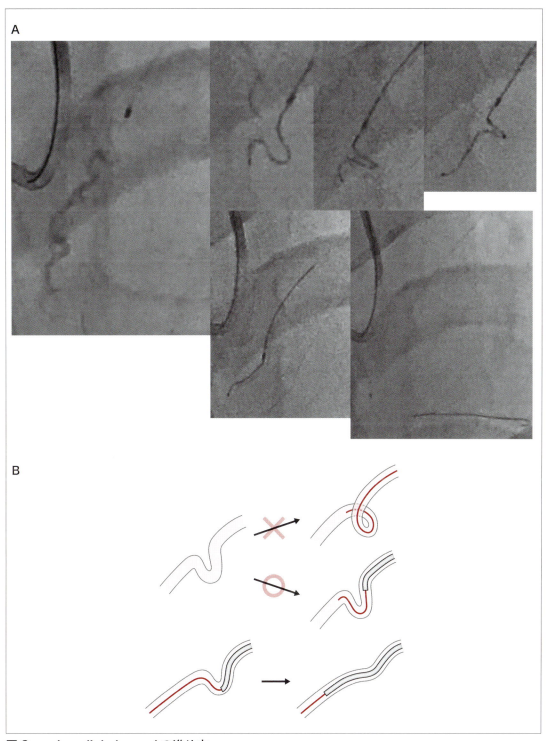

図3. epicardial channel の進め方

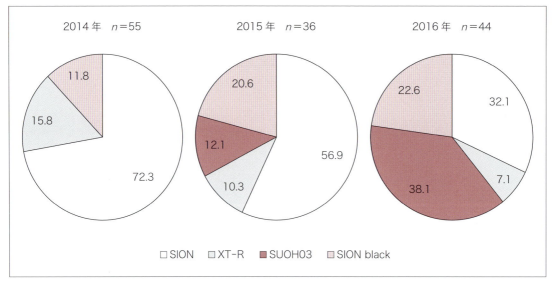

図4. types of epicardial channel crossing guidewire

3 | epicardial channel の造影

Epicardial channel の造影はバリエーションが多いため，そのつど最も良く描出される造影角度を選択することが必要となる．チャンネルの全貌とカーブの径や程度が明らかになるように造影することが望ましい．使用頻度の多い apical チャンネルは RAO Caudal, RAO Crainial, AC チャンネルは Spider, RAO Cranial, D1 チャンネルは LAO Cranial, OM チャンネルは RAO Caudal などが良く描出される．

4 | epicardial channel のガイドワイヤー選択（図4）

Epicardial channel のファーストチョイスのガイドワイヤーとしては，現在では SUOH03 ガイドワイヤーが優れている．先端荷重が0.3gと最も低値であり，他のガイドワイヤーに比し安全性が高い．2015年では12.1％の使用頻度であったが，2016年には38.1％に増加している．一方でサポート性は弱い点があり，強い屈曲を越える場合にサポート不足で越えられないことも経験する．その場合は，サポート性のある SION ガイドワイヤーに交換する．また，滑りを必要とする場合には SION black ガイドワイヤーもしばしば有用である．一方で，SION black ガイドワイヤーは二重のコーティングで滑りが良いため細い枝に迷入しやすく，ガイドワイヤーの慎重なコントロールが必要とされる．

5 | epicardial channel のガイドワイヤー操作

Epicardial channel のガイドワイヤー操作として，できる限りチャンネルの走行を造影にて確認して意図的にワイヤリングすることが望ましい．ワイヤーの感触だけで細かい側副血行路の屈曲を感じられる術者は世の中に少数しかいないと思われる．

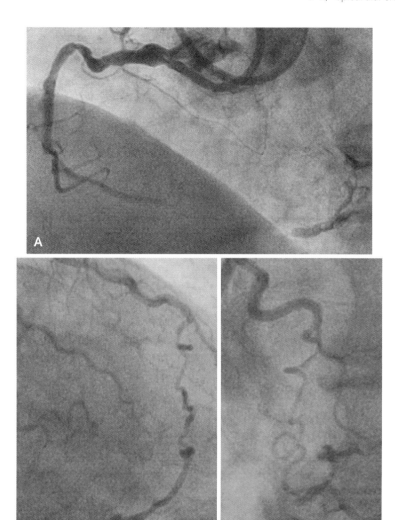

図 5. epicardial channel に対する SUOH03 ガイドワイヤー
A：RCA CTO LAO view
B：RAO Caudal view
C：LAO Cranial view

（次頁に続く）

a．SUOH03 ガイドワイヤー（図 5）

　SUOH03 ガイドワイヤーの先端形状は 1 mm くらいで 30～45°くらいの小さな曲がりが良い．もし，チャンネル内に強い曲がりがあれば，それに合わせてシェーピングも大きくする必要がある．ワイヤー操作はできる限り押す力を最小限にして，チャンネルの曲がりに合わせるようにトルクコントロールする．数度抵抗を感じたチャンネルは断念し，抵抗のない部分を進めていくことが肝要である．Epicardial channel は血管径は太いが屈曲が強い場合が多い．まず，本幹からチャンネル挿入の角度までが急峻な場合には，Runthrough ガイドワイヤーにてチャンネル入口まで FineCross マイクロカテーテルを持ち込むか，サポートとトルク力の高い SION ガイドワイヤーを用いてチャンネル内の急峻なカーブ直前までのマイクロカテーテル挿入を試みる．

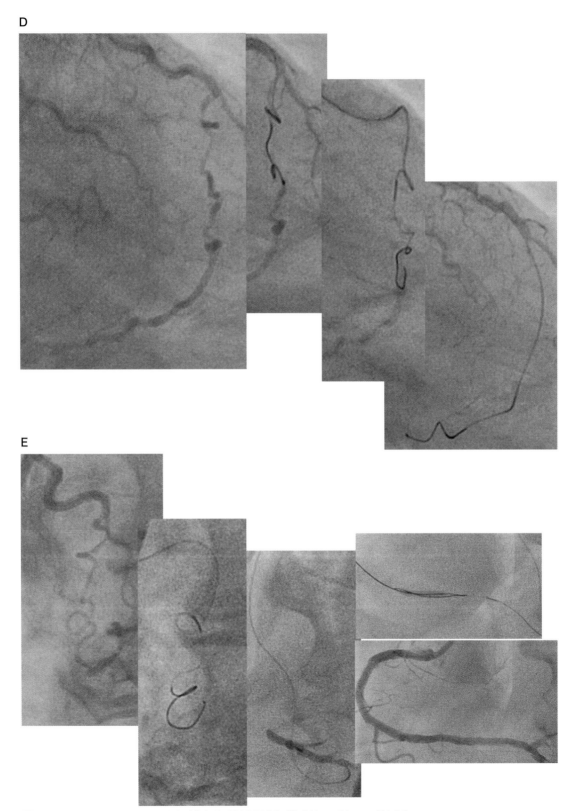

図5. epicardial channel に対する SUOH03 ガイドワイヤー（続き）
D：RAO Caudal view
E：LAO Cranial view

> **秘伝 テクニック！**
>
> 急峻なカーブの通過目的にマイクロカテーテルをチャンネル内に保持したままSUOH03ガイドワイヤーに交換すると良い．SUOH03ガイドワイヤーにて急峻なカーブの通過に成功したら，その後，マイクロカテーテルをカーブを引き伸ばすようにしながら挿入していく．その場合，カーブ部分のガイドワイヤーが輪っかを作らないように，U字型を保つようガイドワイヤーにテンションをかけながらマイクロカテーテルを進めるのがコツである．

チャンネル通過後に対側CTO末梢本幹へのre-entryの角度が急峻な場合がある．そのときには，トルク性の高いガイドワイヤーに交換するのが良い．筆者は，SION blueガイドワイヤーを90°くらい先端を曲げて操作するようにしている．

b．SIONガイドワイヤー

SUOH03ガイドワイヤーにてサポート力が不足している場合には，SIONガイドワイヤーを使用する．SIONガイドワイヤーは，SUOH03ガイドワイヤーに比べて先端荷重がやや高いため，チャンネル損傷に留意する．Epicardial channelのカーブに合わせて先端のシェーピングを調整する．SUOH03ガイドワイヤーではサポート力が足りないような連続するらせん状の屈曲チャンネルなどに適応がある．

c．SION blackガイドワイヤー（図6）

SION blackガイドワイヤーは二重のコーティングにより滑りが良いため，しばしば自動的にチャンネルを通過する．滑りが良い特徴を生かし，血流に合わせてガイドワイヤー操作を行い，無理な挿入や回転を避け，チャンネル損傷を回避するように留意する．細かい側枝を有するチャンネルでは容易に側枝に迷入するため，側枝の少ないepicardial channelが適している．

d．XT-Rガイドワイヤー

Epicardial channelの場合には，XT-Rガイドワイヤーはあまり適していない．曲がりが強いチャンネルが多いため，細く滑りが良くトルク性能はさほどでもないXT-Rガイドワイヤーはチャンネル損傷などのリスクが増えてしまう可能性がある．比較的直線的で細いチャンネルには用いる場合もある．

Retrogradeアプローチでepicardial channelをどのように克服するかは大きなカギとなる．Septal channelと異なり一定の特徴がつかみにくいが，術前の適切な造影と読影から最も理想的なチャンネルを選択することが重要である．SUOH03ガイドワイヤーの登場により，epicardial channelの幅も広がってきているが，ていねいなガイドワイヤー操作と造影によるポジショニングの確認を行い，慎重なガイドワイヤー操作が必須である．ひとたび血管穿孔などを起こせば大きな合併症に繋がることは忘れてはならない．自己の技術とチャンネルの難易度を冷静な視点で評価する能力が求められる．

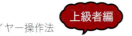

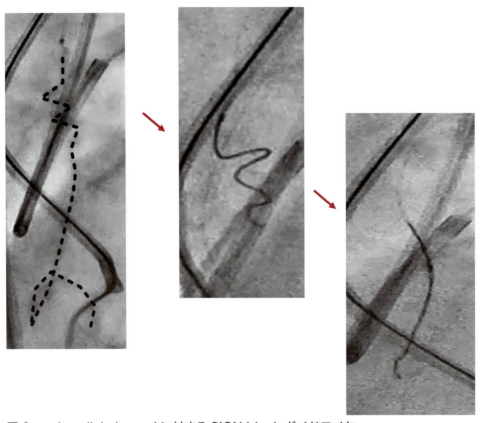

図6. epicardial channel に対する SION black ガイドワイヤー

ガイドワイヤー操作法
完全閉塞病変：Retrograde
チャンネルトラッキングワイヤーの動かし方（回し方，進め方）と注意点

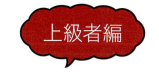

a-3　SION ガイドワイヤー

1 | SION ガイドワイヤーに適した状況は

　Retrograde アプローチ時に，チャンネルトラッキングを行うガイドワイヤーに求められる性能とはどのようなものだろうか？　長くて細い collateral channel を通過させるのであれば，滑りが良い方が良い．シネ装置で目視できるかどうかの細いチャンネルでは，細い方が良い．大小様々な屈曲を通過させながら，枝への迷入を避けるには，トルク伝達が良い方が良い．チャンネル損傷を防ぐには，先端が軟らかい方が良い．また，シャフトのサポート性もありながら，柔軟性も必要となる．上記すべてを完全に満たすようなガイドワイヤーはあるだろうか？　一般的に，collateral channel の入り口までは，やや大きめの先端カーブを付けた通常のフロントラインガイドワイヤーで到達でき，マイクロカテーテルを追従させることができる．その後，マイクロカテーテルからの先端造影を行い，チャンネルの対側末梢への接続と，屈曲状態や枝ぶりを確認する．できれば 2 方向以上の撮影で確認する．得られた情報よりチャンネルトラッキングガイドワイヤーを選択することになるが，筆者は限定された場合を除き，SION ガイドワイヤーをファーストチョイスとしている．限定された場合とは，細い epicardial channel で鋭角の小さな屈曲が連続しているか，corkscrew 型多重屈曲のチャンネルで分枝がない場合である．このときは，後述される SUOH03 ガイドワイヤーを選択している．

2 | SION ガイドワイヤーの特徴

　SION ガイドワイヤーは，先端のコイル部分が柔軟であり，適度に滑りが良い．また，トルク伝達も良好であり，小さな分枝の選択も可能になっている．**図1**はすべて SION ガイドワイヤーでトラッキングできた collateral channel である．**図1-A** と **B** は，septal channel の分岐が多く，接続も非常に細い．**図1-C** と **D** は，corkscrew 型多重屈曲がある septal channel である．**図1-E** はある程度太さのある epicardial channel で，高度屈曲が連続している．チャンネルトラッキング時の SION ガイドワイヤーの操作方法としては，押し進めずにゆっくり回転させることである．回転させることによりガイドワイヤーのわずかな撓みが伸展さ

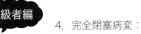

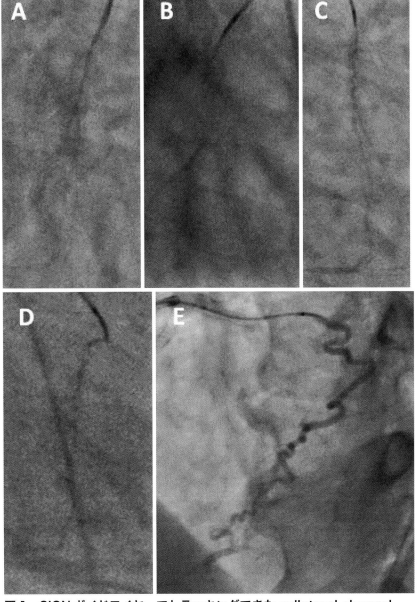

図1. SIONガイドワイヤーでトラッキングできたcollateral channel

れ，ガイドワイヤーの先端がチャンネルの小さな屈曲を越えていく感じで操作すると良い．ガイドワイヤーの先端が撓むようなことがあれば，気がつかずに押し進めているか，間違った方向に進んでいることが多い．SIONガイドワイヤーは軟らか過ぎず，トルク伝達が良好なため，側枝への迷入も意図的に避けることができる．また，安全なガイドワイヤーであるが，滑りも良いため，マイクロカテーテルからの先端造影でも認識できなかったような細いチャンネルを通過することもある．では，まったく押さないで長いcollateral channelをトラッキングできるのだろうか？ 数例経験すると理解できると思うが，チャンネルの接続部を通過すると，ガイドワイヤー先端の動き方に独特の変化がある．この動きを認識して，造

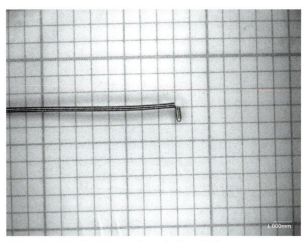

図2．SION ガイドワイヤー先端の曲げ

影上でも接続部を通過しているようであれば，慎重に押し進めても良いと思われる．肝心なことは，決して急いではならないことであり，雑な操作は厳禁である．

上記のような使用方法で，筆者は septal channel の 8 割以上，epicardial channel の 6 割以上を SION ガイドワイヤーでトラッキングできている．SION ガイドワイヤーでトラッキングできなかった際には，別項で後述されるガイドワイヤーを使用するようにしている．

秘伝 テクニック！

SION ガイドワイヤーをチャンネルトラッキングに使用する際の先端の曲げ方であるが，筆者はイントロデューサーの先端を利用して，SION ガイドワイヤーの先端をできるだけ小さく（短く），直角に曲げている．おそらく用手で作成可能な最小の曲がりと思われる．図2の写真でも分かるように，先端部分はおよそ 1 mm のところでスプリングコイルが開大しながら直角に曲がっている．実際には，マイクロカテーテル内で少し伸展されると思われるが，この小さく強い曲がりが，チャンネル内の側枝を避けるコントロールを発揮し，セミナックル状に進むことによって，安全に小さな屈曲を乗り越えることを可能にしていると考えている．言い換えれば，この曲がりが追従できないチャンネルの屈曲や細さが SION ガイドワイヤーの限界でもあると思われる．

ガイドワイヤー操作法
完全閉塞病変：Retrograde
チャンネルトラッキングワイヤーの動かし方（回し方，進め方）と注意点

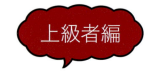

a-4　SION black ガイドワイヤー

　ガイドワイヤーの基本操作は，①押す，②引く，③回すという3つの要素の組み合わせであるが，基本的原則は3つの要素を組み合わせながら抵抗のないルートを探してガイドワイヤーを進めることである．しかし，チャンネルトラッキングのためのガイドワイヤー操作法は，一般的操作法とは明らかに異なっている．一般的なガイドワイヤー操作法の押す・引くといった前後方向への操作を限りなく少なくし，緩徐で小さな回転操作にて血管を伸ばしながら，ガイドワイヤーがチャンネル内を抵抗なく自然に進んでいく操作方法が基本的原則となる．

1│SION black ガイドワイヤーの構造・特徴（図1）

　SION black ガイドワイヤー（朝日インテック社）は，シリコンの上にプラスチックジャケットが乗り，さらに親水性コーティングが施されているため，より滑りやすさが強調されたポリマージャケットタイプのガイドワイヤーである．

　SION ガイドワイヤーと同じく composite core を採用しているため，非常に良好なトルクレスポンスを持っている．SION black ガイドワイヤーの先端荷重は0.8 g であり，小さなシェーピングを付けやすくするためにワイヤー先端に約45°の pre-shape がなされている．

　つまり，SION black ガイドワイヤーは，非常に高い滑り性と良好なトルクレスポンスの2つの特徴を有するガイドワイヤーであるため，ファーストチョイスガイドワイヤーでは乗り越えられないような高度屈曲，蛇行，corkscrew タイプのチャンネルトラッキングが期待できる．

2│チャンネルトラッキングの基本的テクニック

① Feather touch でガイドワイヤーを進め，決して押し込む動作はしない．
② チャンネルルートの長軸を直角に眺める方向でガイドワイヤー操作を行い，屈曲点があれば，その方向を向くようにガイドワイヤー先端をコントロールし，至適な方向に向いたときに feather touch でガイドワイヤーを進める．

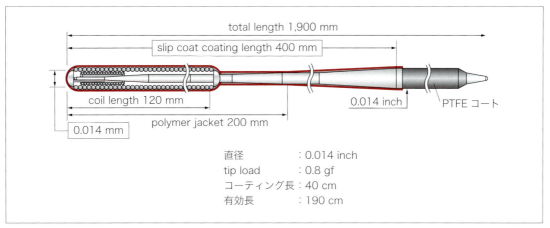

図1. SION black ガイドワイヤーの基本構造

a．チャンネルトラッキング時のSION black ガイドワイヤーの動かし方と注意点

秘伝 テクニック！

　Reference画面を参考にしながら曲がりが最もよく見える角度で透視し，ガイドワイヤーの先端が進むべき方向を向くように，緩徐にわずかずつ回転させながらfeather touchでごくわずかな推進力を与える．ごくわずかな推進力を与えるというのは，ガイドワイヤーを押すのではなく，筆者の感触で言うと"優しくガイドワイヤーに触れる"感じである．他の表現を利用すると"心拍動と血管の伸びを利用して「受動的」にワイヤーが抵抗なく自然に進んでいく"感じである．

　もちろん，抵抗を感じたときは無理にガイドワイヤー操作を続けることは避けるべきであり，他方向から撮影するなどして進むべき方向を適切に確認する．

　その際，ガイドワイヤーを残してマイクロカテーテルを冠動脈本幹まで引くと，親カテーテルからの造影でcollateral channelとガイドワイヤーの位置関係がよく描出できる．血管走行をしっかり把握し，その方向にチップを向けるという意思を持たないとガイドワイヤーは通過しないことを常に意識することが重要である（**図2**）．

b．注意点

　Epicardial channelの特徴として，造影上，濃い陰影を認める屈曲はほぼcorkscrew状となっているため，それが多数連続している場合にはガイドワイヤーの操作性はほとんど失われるが，血管径が保たれている場合には高い滑り性を特徴とするSION blackガイドワイヤーなどが効果的と考えられる．しかし，SION blackガイドワイヤーは通常のガイドワイヤーに比べ非常に高い滑り性のため，小さな枝への迷入による穿孔をきたす場合があることから，操作には特に注意が必要である．特に三次元の屈曲を多数有するepicardial channel trackingは，ガイドワイヤーの通過予想が難しく，可能性があると判断されればトライしてみる一方で，epicardial channelの穿孔は重篤な心タンポナーデに繋がることも多いことか

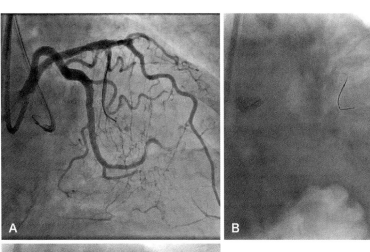
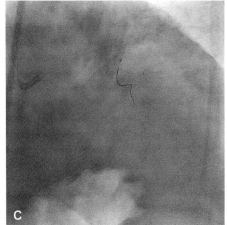

図2. ヘアピンカーブを有し，近傍に小さな分枝を分岐するseptal channel
A：ガイドワイヤーが進まなくなったためマイクロカテーテルを本幹まで引き抜いて造影．ヘアピンカーブの形態とガイドワイヤー先端の位置関係を把握する．
B：血管走行をしっかり認識し，小さな分枝に入らないようにガイドワイヤーを操作．ヘアピンカーブのため，ガイドワイヤーの先端が進むべき方向（上）を向くように緩徐にわずかずつ回転させながらfeather touchで操作する．
C：今度はガイドワイヤーの先端が進むべき方向（下）を向くように緩徐にわずかずつ回転させながらfeather touchで操作し，ガイドワイヤーが抵抗なく自然に血管を伸ばす形で通過に成功した．

ら，けっして深追いはせず，引くタイミングを逃さない慎重な判断も重要である．

　筆者の個人的見解であるが，安全性・有効性の観点からチャンネルトラッキングワイヤーの使用順番は，最初にSUOH03ガイドワイヤーもしくはSIONガイドワイヤー，XT-Rガイドワイヤーがその次，最後がSION blackガイドワイヤーがbetterであると考えられる．ガイドワイヤーの構造・特徴から考えると，SION blackガイドワイヤーをファーストチョイスで使用したくなるが，安全性の観点から，まずは他のガイドワイヤーから開始とし，どのガイドワイヤーも通過困難な場合に選択することを推奨したい．

ガイドワイヤー操作法
完全閉塞病変：Retrograde
チャンネルトラッキングワイヤーの動かし方（回し方，進め方）と注意点

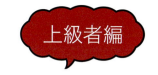

a-5　XT-R ガイドワイヤー

　XT-R ガイドワイヤーは先端荷重 0.6 g で先端が 0.009 inch 径，シャフトが 0.014 inch 径の先細りしたワイヤーであり，非常に細いチャンネルに入りやすい．またこのワイヤーにはポリマーがコーティングされており，非常に滑り性に優れている．そのため蛇行したチャンネルを通過させるには非常に有用である．

　Retrograde Summit レジストリーのデータによると，チャンネルトラッキングにおける XT-R の使用頻度は 2013 年頃までは 15〜20%（septal channel 20%，epicardial channel 15%）であったが，SUOH03 ワイヤーの登場により 2015 年には約 10% に減少している．その理由としては XT-R はポリマージャケット系ワイヤーであり，滑り過ぎて本来の目的とするチャンネル以外の細い血管にも迷入しやすく，また SUOH03 に比べ先端荷重が大きいのでチャンネル損傷や血管穿孔をきたす可能性が高いためだと考えられる．

　筆者の現時点でのチャンネルトラッキング（septal channel，epicardial channel に関わらず）に使用するガイドワイヤーの第一選択は SION で第二選択は SUOH03 である．次に XT-R を使用する．SION および SUOH03 が不通過で XT-R がチャンネルトラッキングにおいて有用であった症例を経験することはいまだに多い．0.014 inch 径よりも細いチャンネルや蛇行したチャンネルがそれに当てはまる．注意点やコツを知っていれば安全で有効に使用できるワイヤーであると考える．

1　XT-R ガイドワイヤーのシェーピングのコツ

　チャンネルの蛇行の程度により，XT-R の先端から 1 mm のところを 30°，45°，70°，90° の曲げを付ける（**図 1**）．

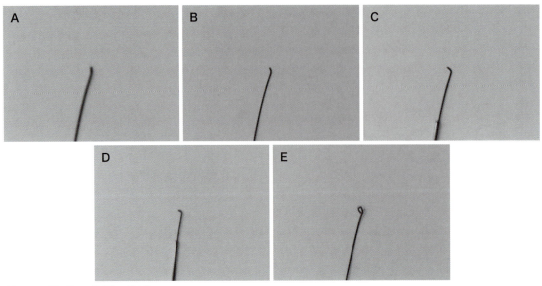

図1. XT-R の先端の曲げ
A：30°/mm，**B**：45°/mm，**C**：70°/mm，**D**：90°/mm，**E**：スモールナックル

> **秘伝** テクニック！
>
> 筆者の経験では 90°曲げが有効なことが多い．また非常に蛇行が強いチャンネルの場合，小さなループ状の形態（ナックル形状）にすることにより蛇行チャンネルを通過することがある（**図1**）．その場合，蛇行したチャンネルを通過後はマイクロカテーテルを進めて新しいガイドワイヤーに変更することが重要である．ループ状のまま進めるとチャンネル損傷をきたす可能性があるので注意が必要である．また，ときどき先端から10〜20 mm のところに 15°程度の第2カーブを付けることにより，チャンネルを通過することがある．

2 ｜ チャンネルトラッキングにおける XT-R ガイドワイヤーの動かし方（回し方，進め方）のコツ

　治療を行う前にアンギオグラフィを詳細読影し，チャンネルの走行（チャンネルの入口の角度，チャンネル体部の蛇行の程度，チャンネルで出口の角度およびチャンネルの血管の太さ）を確認しておくことは言うまでもない．前述したように XT-R ガイドワイヤーはポリマージャケット系ワイヤーであり，非常に滑りやすく雑に扱うと容易にチャンネル損傷や穿孔をきたすことを常に念頭に置いて慎重にワイヤー操作を行う．決して強く押してはいけない．心拍動や血流に沿ってワイヤー操作を行うくらいの気持ちで取り扱わなければならない．また，XT-R ガイドワイヤーはトルク性能が良いとは言えない．SION や SION blue ガイドワイヤーの方がトルク性能は良く，XT-R で目標とする方向へガイドワイヤー先端を向けることができないなら，その部分だけ一時的に SION や SION blue ガイドワイヤーに変更し，通

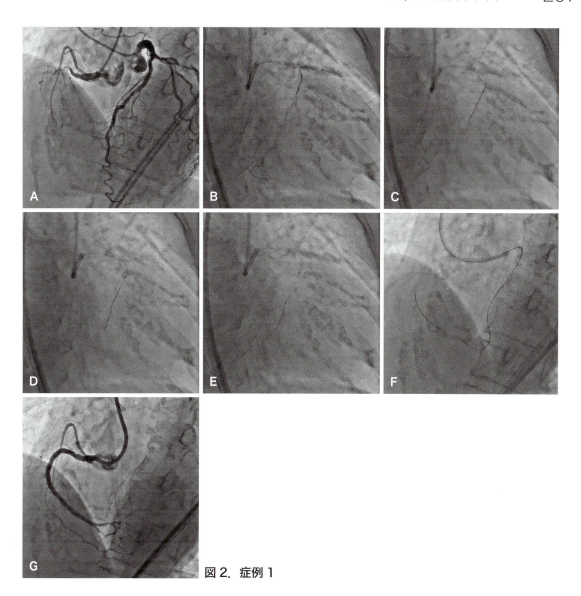

図2. 症例1

過したなら再度 XT-R に変更するなどの工夫もときに必要である．

3 症例

a. 症例1：右冠動脈慢性完全閉塞病変（septal channel tracking）

症例は右冠動脈近位部の慢性完全閉塞（CTO）病変である．同時造影を示す（**図2-A**）．Retrograde の第1中隔枝からマイクロカテーテルにて先端造影を行うと，中間部が非常に細いチャンネルが右冠動脈 #4PD に繋がっているのが確認できた（**図2-B**）．SION および SUOH03 ガイドワイヤーは通過せず，XT-R ガイドワイヤーが徐々に進み（**図2-C〜E**），閉塞病変の遠位端まで達した（**図2-F**）．最終的に reverse CART を行いステント留置により良好な拡張を得た（**図2-G**）．本症例は非常に細いチャンネルに XT-R ガイドワイヤーが有用であったと考えられる．

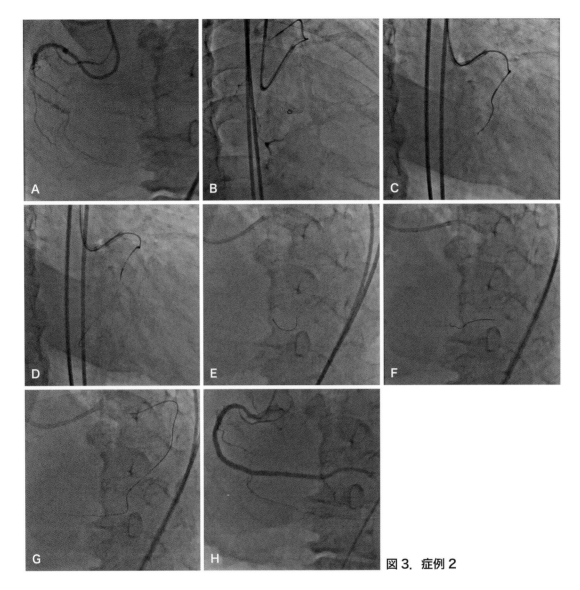

図3. 症例2

b. 症例2：右冠動脈CTO病変（epicardial channel tracking）

　　症例は右冠動脈中間部および遠位部のCTO病変である．同時造影を示す（**図3-A**）．左回旋枝の心房枝より蛇行の強いチャンネルが右冠動脈#4AVに繋がっている（**図3-B**）．SIONガイドワイヤーでチャンネルトラッキングを試みたが通過せず，XT-Rガイドワイヤーに変更し徐々に#4AVに到達した（**図3-C〜G**）．最終的にreverse CARTおよびステント留置を行い良好な拡張を得た（**図3-H**）．本症例では蛇行の強いepicardial channelにXT-Rガイドワイヤーが有用であった．

　　チャンネルトラッキングにおけるXT-Rガイドワイヤーの使用頻度は減少傾向にあるが，非常に細いチャンネルや蛇行が強いチャンネルにはXT-Rガイドワイヤーは有効な場合が多い．XT-Rガイドワイヤーは滑りの良い，比較的先端が軟らかいガイドワイヤーであり，慎重でていねいな操作を行うことにより合併症を避け，CTO病変の治療に役立つはずである．

ガイドワイヤー操作法
完全閉塞病変：Retrograde
チャンネルトラッキングワイヤーの動かし方（回し方，進め方）と注意点

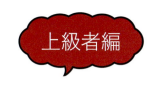

a-6 　SUOH03 ガイドワイヤー

1 | SUOH03 ガイドワイヤーの構造（図1）

　　SUOH03 は親水性コーティングされた 0.014 inch のコイル系ワイヤーで，先端荷重が 0.3 g ときわめて軽いのが特徴である．
　　先端が pre-shape されたものとストレートのものがあるが，先端のシェーピングは軽い先端荷重のためか容易ではなく，pre-shape タイプを用いた方が良い．

2 | SUOH03 ガイドワイヤーの適応

a．心外膜側のチャンネル（epicardial channel）
　　心外膜側のチャンネルを用いる場合に最も大切なことは血管損傷を生じさせないことである．心外膜側のチャンネルの血管損傷は高率に心タンポナーデを発症することから，もし生じた場合には追加治療が必要で，PCI 手技自体の継続も困難となる場合もある．安全にチャンネル通過を試みる観点から，心外膜側のチャンネルに関してはSUOH03 ガイドワイヤーをファーストチョイスとするべきである．心外膜側のチャンネルに対してSUOH03 で通過に成功した症例を図2 に示す．

b．中隔枝のチャンネル（septal channel）
　　中隔枝のチャンネルでは，通常ファーストチョイスとして SION ガイドワイヤーを用いているが，血管径がある程度あるにも関わらず，血管の蛇行や屈曲で通過が困難な場合にはセカンドチョイスとしてSUOH03 ガイドワイヤーを用いている．中隔枝のチャンネルに対してSUOH03 で通過に成功した症例を図3 に示す．

3 | SUOH03 ガイドワイヤーの操作法

　　先端荷重が軽いために粗雑な操作を行うと先端が容易に壊れるので，繊細な操作が必要になる．実際の操作法としては，積極的にガイドワイヤーを押し進めることなく，時計方向と半時計方向に交互に 360°程度回転してガイドワイヤーが進むのを待つ形で行う．過度の回転

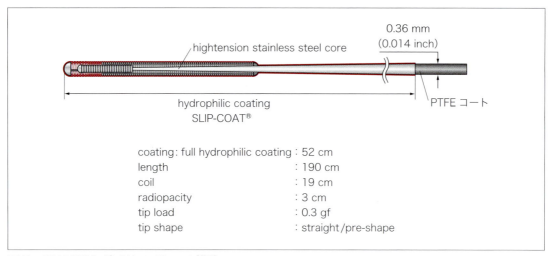

図1. SUOH03 ガイドワイヤーの構造

［朝日インテック社資料より作成］

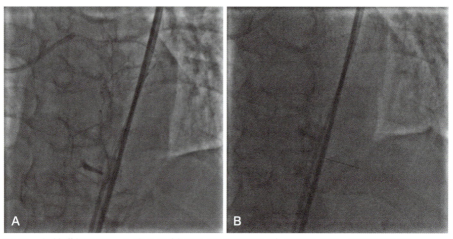

図2. 心外膜側のチャンネルに対する SUOH03 ガイドワイヤー通過成功例
A：左回旋枝から右冠動脈への心外膜側チャンネル：tip injection により屈曲を伴う径の細いチャンネルを認めた．
B：SUOH03 ガイドワイヤーでのワイヤリング：SUOH03 の使用で容易に細く屈曲したチャンネルを通過できた．

を加えると容易に捻じれた形になるため，過度に回転させないように注意を払う．

> **秘伝 テクニック！**
>
> 前述したようにガイドワイヤーが捻じれた形にならないように操作することが基本であるが，ときに偶発的に先端がナックルワイヤーの形になることがある．その場合，そのままガイドワイヤーを進めると屈曲したチャンネルの通過に成功できることもあるので，試してみるのも一案である．

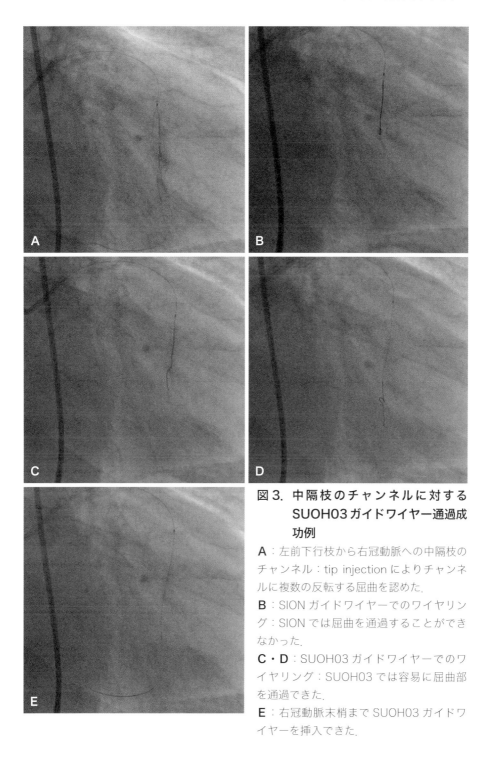

図3. 中隔枝のチャンネルに対する SUOH03 ガイドワイヤー通過成功例

A：左前下行枝から右冠動脈への中隔枝のチャンネル：tip injection によりチャンネルに複数の反転する屈曲を認めた．
B：SION ガイドワイヤーでのワイヤリング：SION では屈曲を通過することができなかった．
C・D：SUOH03 ガイドワイヤーでのワイヤリング：SUOH03 では容易に屈曲部を通過できた．
E：右冠動脈末梢まで SUOH03 ガイドワイヤーを挿入できた．

ガイドワイヤー操作法
完全閉塞病変：Retrograde
Retrograde からの CTO トラッキングワイヤーの動かし方（回し方，進め方）と注意点

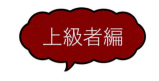

b-1 Gaia ガイドワイヤー

　Gaia ガイドワイヤーは，その特性より whip 現象が少なく，コントロールが良いことから，CTO 病変の antegrade アプローチにおいては最も多く使われているガイドワイヤーである．また，先端のボールチップの形から，表示されている重量より穿通力も優れている．
　しかしながら，retrograde のアプローチでは，Gaia ワイヤーに限らず，基本的にすべてのワイヤーで操作性が落ちることを念頭に置かなければならない．
　SUOH03 ガイドワイヤーの登場により collateral channel，特に心外膜 collateral channel を利用した retrograde のアプローチが増加し，チャンネル通過率も向上していると思われる．CTO-PCI に占める retrograde アプローチの比率は，最近の Retrograde Summit のデータではおおむね 30% である．
　一方，チャンネル通過後の CTO 病変の通過に関して，APCTO Club のアルゴリズムでは，contemporary reverse controlled antegrade and retrograde subintimal tracking（contemporary reverse CART）が強く推奨されている．一部の症例，特に病変長が短い症例においては，direct retrograde crossing も考慮する．ガイドワイヤーに関しては特に推奨されているものはないが，血管走行の不明なもの，屈曲の強い病変，高度石灰化病変ではむしろナックルワイヤーが勧められる．Retrograde からのワイヤリングにおいて最も重要な点，すなわち冠動脈穿孔を起こさないということに主眼を置いて作成されたものと思われる．前述したように Gaia ワイヤーは穿通力が強いため，retrograde のアプローチにおける適応は限定される．以下に retrograde のアプローチにおける Gaia ガイドワイヤーの適応について，筆者の基準を述べる．

1 contemporary reverse CART

　Contemporary reverse CART は antegrade より小径のバルーンを CTO 病変内に持ち込み，retrograde より拡張したバルーンに向けてガイドワイヤーを突き刺すように操作し交通を得る方法である．このときのガイドワイヤーには Gaia 2nd または 3rd が，操作性が良く優れている．Retrograde よりマイクロカテーテルをできるだけ近づけて操作する．操作性が向上し，Gaia ガイドワイヤーの持っている穿通力も発揮できる．通常は 2 方向より方向を確認し，バ

ルーンの先端に近い部位でガイドワイヤーをバルーン方向に向け突き立て，バルーンをデフレーションする．ガイドワイヤーを回転させる必要はない．いったん交通ができればガイドワイヤーの近位部への通過はスムースであるが，近位部にびまん性病変，バルーンによる解離や側枝などが存在する場合は，ガイドワイヤーを floppy ワイヤーに変更することが必要となる．エクステンションカテーテルを近位部に留置することによりガイドワイヤーを antegrade ガイドに挿入することが容易となる．

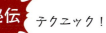

秘伝 テクニック！

- Retrograde より Gaia ガイドワイヤーを操作するときは，マイクロカテーテルをできるだけ CTO 病変に近づけた状況で操作する．
- Contemporary reverse CART においては，拡張したバルーンに向けて retrograde よりの Gaia ガイドワイヤーを近づけ，デフレーションとともにごく軽度に反時計方向または時計方向に回転させることにより交通が得られることが多い．

a．症 例

右冠動脈中位部のごく短い閉塞病変である（**図 1-A**）．Collateral はブリッジ collateral と中隔枝より認めた．Antegrade ガイドワイヤー（Conquest Pro）は真腔を捕らえることができなかったため，中隔枝を通してガイドワイヤー，マイクロカテーテル通過後に contemporary reverse CART 施行．2 mm バルーンにて antegrade よりバルーンを拡張し，Gaia 3rd をバルーン遠位より突き立てるように誘導した（**図 1-B**）．バルーンデフレーションとともに CTO 部位での交通に成功（**図 1-C**），近位部への誘導もスムースで（**図 1-D**），エクスタナリゼーション後にステントを留置し再疎通を得た（**図 1-E**）．

2 | direct retrograde crossing

病変長が短い CTO 病変や antegrade システムが構築できない場合にときに有効であるが，Gaia ガイドワイヤー操作には注意を要する．冠動脈 CT において血管の走行が分かっている症例，血管壁のカルシウムや antegrade から挿入されたガイドワイヤーにより，retrograde ガイドワイヤーの進む方向が十分に定まっている症例において，セカンドチョイスとして Gaia ワイヤーを用いている．操作方法は antegrade からの操作と同じであるが，心外膜 collateral channel を利用した場合や心機能の良好な例ではマイクロカテーテルの位置が大きく変動することがあり，ワイヤー操作はきわめて困難となる．マイクロカテーテルを病変内に深く進入させるか Corsair を使用し安定を図る．ワイヤーを回転させることにより石灰化病変に先端が迷入するとワイヤーの断裂が生じることがあり，このような操作は避けるべきである．

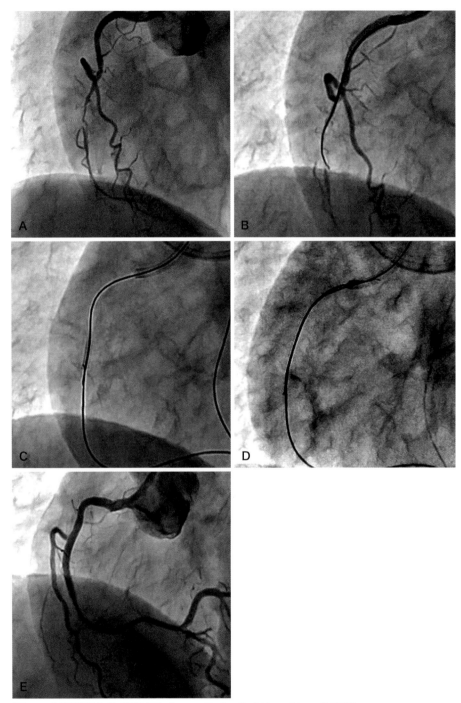

図1. 右冠動脈中位部閉塞病変への Gaia ガイドワイヤー使用例

3 | CTO 遠位部に分岐がある症例

　距離が長いCTO病変では，retrogradeからのガイドワイヤーは通常先端が先細りしていないワイヤーが好まれるが，断端に分岐がある場合は頂点より確実にワイヤーを進める必要があり，この場合はGaiaガイドワイヤーのようなコントロールの効く先細りしたワイヤーが望ましい．

4 | retrogradeよりGaiaガイドワイヤーの効果が期待できないと考えられる症例

　Original reverse CART時，antegradeバルーンにより，すでに大きな解離腔が形成され，さらにretrogradeのガイドワイヤーが解離腔にある場合は，すでに交通ができているのでfloppyなガイドワイヤーを使用する．Gaiaガイドワイヤーは穿通力が強く，血管穿孔のリスクも高まるため，このような場合は使用しない．同様に，血管の走行が不明の病変長の長いCTO病変においても走行が不明の場合も，どの方向にコントロールすべきか不明であるのでGaiaガイドワイヤーの意義は失われる．高度石灰化CTO病変ではGaiaガイドワイヤーが石灰化病変に迷入することがあり，操作には注意が必要である．

ガイドワイヤー操作法
完全閉塞病変：Retrograde
b Retrograde からの CTO トラッキングワイヤーの動かし方（回し方，進め方）と注意点

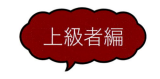

b-2 ULTIMATE bros ガイドワイヤー

　ULTIMATE bros ガイドワイヤーは先端荷重が 3 g で 0.014 inch 径のスプリングコイル系ワイヤーであり，先端から 40 cm まで親水性コーティングされており，滑り性に優れている．CTO 治療において以前 ULTIMATE bros ガイドワイヤーは筆者のファーストチョイスワイヤーであったが，Gaia シリーズガイドワイヤーの登場により，その使用頻度は減少傾向にある（5～10％）．その理由として ULTIMATE bros ガイドワイヤーは Gaia シリーズワイヤーに比べトルク性能に劣るため，CTO 病変内でガイドワイヤー先端を意図する方向に向けるのが困難なためである．しかし，ときどき経験することだが，Gaia シリーズワイヤーが先細りしたワイヤーであり血管穿孔の危険性があるため，蛇行血管や血管走行が分からない，またステント内完全閉塞病変など特殊な CTO 病変において，ULTIMATE bros ガイドワイヤーが威力を発揮することがある．

1｜ULTIMATE bros ガイドワイヤーのシェーピング，回し方および動かし方

秘伝 テクニック！

　ガイドワイヤー先端のシェーピングとして，先端 1～2 mm のところに 45°の曲げを作る．イントロデューサーからガイドワイヤー先端を 1～2 mm 出し，指先で形状を作る．ULTIMATE bros ガイドワイヤーの動かし方は Gaia ガイドワイヤーでの deflection コントロールではなく基本的に drilling にて病変を進めていく．

　先端形状が鈍で親水性コーティングにより滑りが良いので，基本的には血管外に進むことは非常にまれで，血管走行に沿ってガイドワイヤーは進んでいく．CTO 治療において retrograde アプローチが組めれば最終的に reverse CART に持ち込めば良いため，ULTIMATE bros ガイドワイヤーが真腔に進もうが偽腔に進もうが関係ない．

2 | 症　例

a．case 1：右冠動脈 CTO 病変

　症例は右冠動脈遠位部の CTO 病変である．Bridge collateral で微かに末梢が造影される（図1-A）．Retrograde アプローチから手技を始めた．中隔枝より SION ワイヤーを進め #4PD に達し，Corsair も追従した．Corsair より先端造影を行うと，#4PD と #4AV の分岐部には stump は認められず，retrograde のガイドワイヤーは容易に #4AV にスリップしてしまうことが予想される形態であった（図1-B）．Distal cap をどの方向へ穿通すれば良いのかは判断できず，硬いガイドワイヤーでは血管穿孔をきたす危険性があることから，ファーストチョイスとして ULTIMATE bros を選択した．ULTIMATE bros ガイドワイヤーにて distal cap の穿通に成功し（図1-C），引き続き drilling 操作にて徐々に近位部に進んだ（図1-D～F）．さらに進めると ULTIMATE bros ワイヤーは造影上偽腔に進んだような印象であった（図1-G）．そこで antegrade のワイヤリングを SION で開始し 2.5 mm バルーンにて reverse CART を行い（図1-H），retrograde の ULTIMATE bros ワイヤーが antegrade のガイディングの中に収納された（図1-I）．最終造影を図1-J に示す．Distal cap が分岐部で stump がない場合，硬いガイドワイヤーでは血管穿孔の危険性があるため，ULTIMATE bros ガイドワイヤーにて distal cap の穿通をはじめに試みるのも1つの方法である．

b．case 2：非常に閉塞長の長い右冠動脈 CTO 病変

　症例は右冠動脈近位部から遠位部に及ぶ非常に長い CTO 病変である（図2-A）．閉塞長が非常に長いため retrograde アプローチから開始した．SUOH03 が中隔枝を通過し Corsair も追従し，#4PD に到達して先端造影を行ったところ，#4AV と #4PD の分岐部には stump は認められなかった（図2-B）．Gaia 2nd ワイヤーで distal cap を穿通した（図2-C）．血管走行が不明で非常に蛇行していることが予想されたため，Gaia 2nd ワイヤーでは血管穿孔の危険性があると考え，ULTIMATE bros ワイヤーに変更し drilling しながらさらに近位部に進めた．ULTIMATE bros ワイヤーは徐々に近位部に進み（図2-D～F），血管走行に沿っているようであった．しかし，右冠動脈中間部で ULTIMATE bros ワイヤーは進まなくなったため，SION black ワイヤーをナックル状としさらに押し進めたところ，血管に追従し proximal cap 付近まで達した（図2-G）．次に antegrade のガイドワイヤーを進めることにしたが proximal cap は非常に硬く，Conquest Pro ワイヤーにて 2 mm ほど穿通させ Miracle 12 ワイヤーにて遠位部に進め（図2-H），抵抗があった右冠動脈ショルダー部で SION black をナックル状としてさらに遠位に進めた（図2-I）．その後，3.0 mm バルーンにて reverse CART を行い，retrograde の SION black が antegrade のガイディングカテーテルに収納された．最終造影を図2-J に示す．本症例は血管走行が不明だったため，retrograde のガイドワイヤーとして Gaia 2nd を ULTIMATE bros に変更し，血管穿孔を防げた可能性がある．

　CTO 病変の治療において ULTIMATE bros ガイドワイヤーの使用頻度は減少傾向にあるが，先端荷重が比較的大きくなく先細りしていないため比較的安全なガイドワイヤーである．穿通部位が予想できない，または血管走行が不明なケースなど，antegrade のみならず retrograde でも血管をトラッキングする際に非常に有用なガイドワイヤーである．

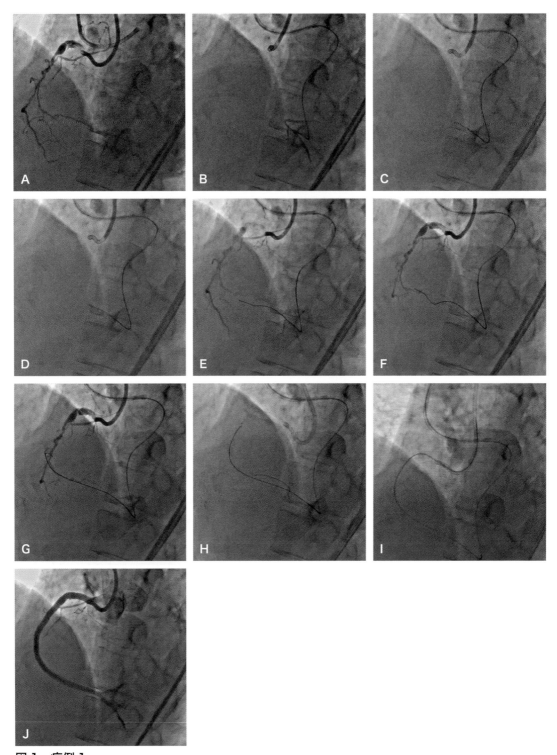

図1. 症例1

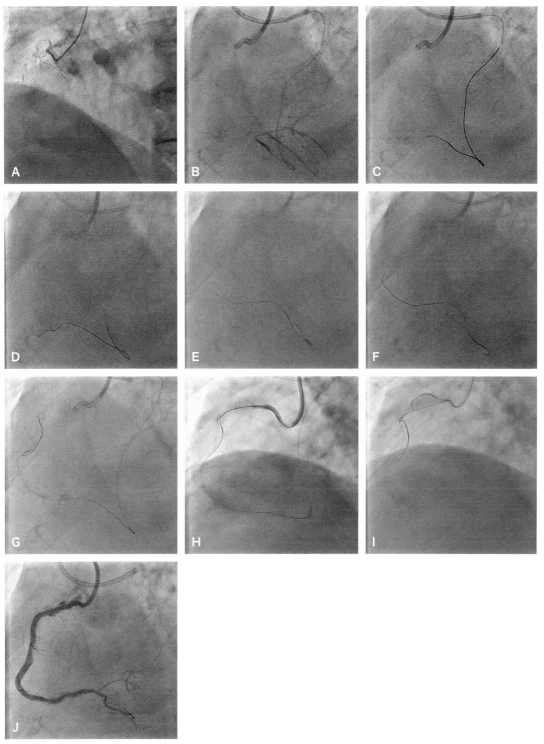

図2. 症例2

ガイドワイヤー操作法
完全閉塞病変：Retrograde
RetrogradeからのCTOトラッキングワイヤーの動かし方（回し方，進め方）と注意点

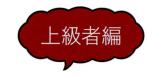

b-3　Conquestガイドワイヤー

　CTOにおけるbi-directional approachガイドワイヤー操作の最大の目的は，antegradeとretrogradeの両ガイドワイヤーを血管穿孔させることなく進め近接させることである．Conquest Proは先端荷重9，12，20g，先端0.008，0.009 inch，シャフト径0.014 inchのテーパードワイヤーで，硬い組織の穿通に有用である一方で穿孔リスクが高いという問題を有している．Retrogradeではantegrade以上に穿孔リスクは高く，その対策が重要となる．本項では筆者のretrogradeワイヤリング全般での留意点とConquest Proの使用法について，症例の提示を交えて解説する．

1　retrogradeガイドワイヤー操作前の留意点

　Retrogradeアプローチではガイドカテーテル先端からガイドワイヤー先端までの経路はantegradeに比べて長く屈曲している．また，心拍動によりretrogradeシステム全体が長軸方向に振られることもある．これらの要因から，retrogradeワイヤーの操作性およびワイヤーから術者の手元に伝わる感触はantegradeに比べて不良であり，特にスティッフ系ワイヤー，テーパードワイヤーでは容易に穿孔をきたす．また，ひとたび穿孔をきたすとretrogradeからのIVUSデリバリーは不可能なことが多く，穿孔したワイヤーを血管内に戻すことはしばしば困難である．筆者はretrogradeワイヤー操作においては穿孔を避けることを最も重視している．

　ワイヤー操作法を確保するためにcollateral channelは径路が短く屈曲の少ないものを選択し，サポートカテーテルはシャフト剛性が強いCorsairをファーストチョイスとしている．ガイドワイヤーは先端荷重1g以下のポリマージャケット系ワイヤーまたは1〜3gの非テーパードコイル系ワイヤーから開始している．

　これらのワイヤーがCTO入口部や内部で進まなくなったときに，ナックルワイヤーテクニックまたはConquest Proなどのスティッフ系テーパードワイヤーへのステップアップを検討する．

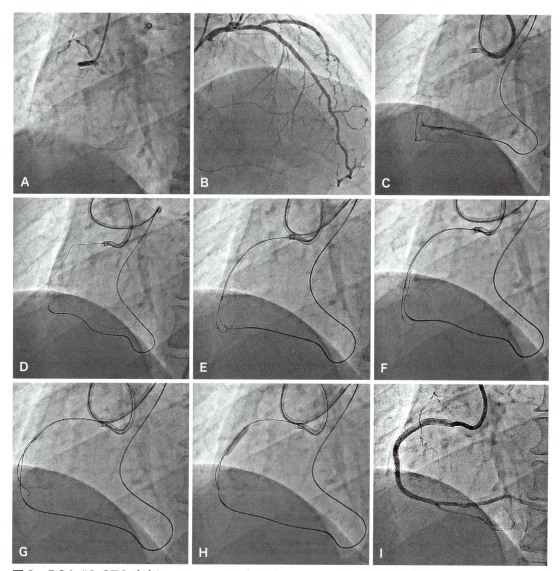

図1. RCA #1 CTO 病変に retrograde から Conquest Pro を使用した例

2 | Conquest Pro 使用の条件と操作法

　Retrograde での Conquest Pro 使用に際しては，進めるべき閉塞血管の走行が予測可能でかつ屈曲を含まないことを必要条件としている．

　長区間 CTO では高度石灰化血管やステント内閉塞を除き閉塞部血管走行の予測は困難であるため，まず antegrade ワイヤーを可能な限り CTO 内遠位部まで進めてランドマークとし，その後に retrograde Conquest Pro の操作を開始している．Conquest Pro を進める距離は必要最低限とし，硬い組織を穿通後は速やかに intermediate ワイヤーにステップダウンするようにしている．

　ガイドワイヤーから手元に伝わる感覚はほとんどないため，透視像からの視覚的情報をもとに操作する．多方向透視で先端を目標方向に向けてシャフトに撓みができない範囲で押

す．進まないときは，トルクを加え先端方向をわずかに変更して押すことを繰り返している．
以下に症例を提示する．

1）症例 RCA #1 CTO 病変

RCA proximal の CTO 病変であった（**図 1-A**）．LAD から septal branch を介して #4PD に良好な側副血行路を認めた（**図 1-B**）．同側副血行路を SION と 150 cm Corsair が通過した．retrograde Corsair からの先端造影では #2 遠位部までの CTO であった（**図 1-C**）．retrograde からワイヤー操作を開始した．Miracle Neo 3，Gaia 1st，Gaia 2nd は CTO 内部に進まず，Conquest Pro へのステップアップが必要であった．CTO 内の血管走行は予測困難であったため，先に antegrade から Conquest Pro 9 g を CTO 出口部まで進めた（**図 1-D**）．antegrade からの IVUS で antegrade ワイヤーは CTO 内近位部ではプラーク内，CTO 内遠位部では内膜下であった（**図 1-E**）．次に，antegrade ワイヤーをランドマークとして retrograde から Conquest Pro 12 g（Conquest Pro 9 g は進入しなかった）を CTO 内近位部まで進めた．IVUS では retrograde ワイヤーは全区間でプラーク内を上行し CTO 内近位部で両ワイヤーは近接していた（**図 1-G**）．同部で antegrade より 3.5 mm バルーンを拡張して revese CART 法を行い良好な拡張が得られた（**図 1-H，I**）．

本症例においては retrograde ワイヤーの Conquest Pro へのステップアップ前に antegrade ワイヤーを進めてランドマークとしたことが有効であったと考えている．

秘伝 テクニック！　実際の Conquest Pro ワイヤーの操作法

ワイヤーから伝わる手元の感覚はほとんどないため，透視像からの視覚的情報をもとに目標方向にワイヤー先端を向けて押し進める．この際，多方向透視や rotational 透視を用いて血管を三次元でイメージすることが重要である．

筆者の retrograde での Conquest Pro ワイヤーの使用法を記載した．Retrograde で Conquest Pro が使用可能な状況は限定されており，適切な状況で使用することが重要である．

ガイドワイヤー操作法
完全閉塞病変：Retrograde
RetrogradeからのCTOトラッキングワイヤーの動かし方（回し方，進め方）と注意点

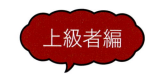

b-4 ナックルワイヤーテクニック

　何かしらの側副血行路をワイヤー・マイクロカテーテルがともに通過し，CTO遠位端まで到達した段階から，CTO内をretrogradeにワイヤーを通過させるときに使用が考慮されるテクニックである．

　ナックル形状にしたガイドワイヤーをCTO内に進めるテクニックであるが，原則的におのずとCTO遠位端からしばらくしてsubintimal spaceに進むことになるので，考え方としてintimal trackingは放棄することになる．造影剤の使用量，被曝量とのトレードオフになるが，筆者としてはこれらが許容される範囲でCTO治療が完遂できる可能性が高いのであれば，冠動脈血管治療の本質として極力intimal trakingを目指すべきと考える．しかし，intimal trackingが困難な症例で，造影剤の使用量，被曝量も増加することが予想される症例においては考慮すべきテクニックである．

　Retrogradeのワイヤーは多くの場合subintimal spaceを進むことになるので，途中枝が分岐している場合，そのままsubintimal spaceにあるワイヤーを通じてステントを留置することは枝の消失に繋がる．心機能に影響する枝が分岐している症例で，ナックルワイヤーを試みた場合には，そのワイヤーをランドマークにしてantegradeからのintimal trackingを目指すことが重要であろう．

1 ナックルワイヤーテクニックの適応

　上記を考慮すると，一般的には，CTO病変長が長く，途中心機能に影響する思われる枝の分岐がなく，また血管走行が不明な症例に適している．#4PD，#4AVの分岐部手前がCTOの遠位端となっている，長い病変長を有するRCA CTO病変が代表的な適応症例である．

　一方で，CTO病変長と関係なく，意識的にretrogradeのワイヤーをsubintimaに進ませたいような状況（例：CTO病変内に鎮座する高度石灰化部にワイヤー穿通を妨げられる症例）でも使用される．意識的にantegrade，retrograde双方向からのワイヤーを同一腔である偽腔（subintima）を経由させ，reverse CARTテクニックを併用することでワイヤー通過を図る状況である（**図1**）．

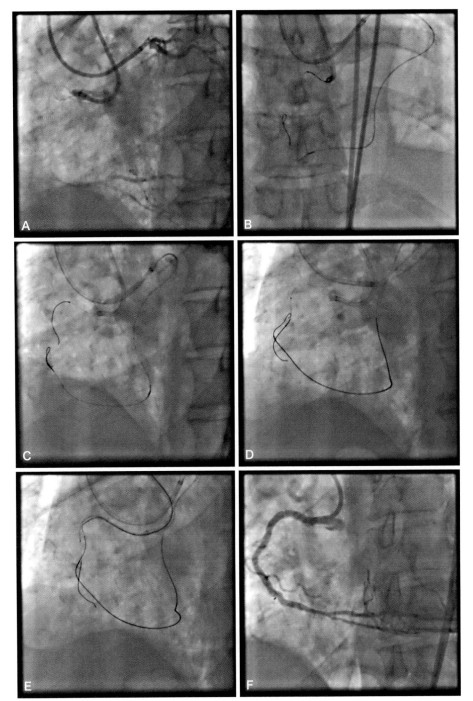

図1. ナックルワイヤーテクニックが有効だったRCA CTO病変

A：RCAの入口部conus arteryを分岐直後から#3までの比較的長いCTO病変．Retry症例．
B：CTO遠位端よりSION blackによるナックルワイヤーテクニックを開始した．
C：ワイヤーを少し進めてはマイクロカテーテル（Caravel）を進め，交互に前進させた．Conus arteryにはワイヤーが留置してある．
D：ナックルワイヤーテクニックでretrogradeのワイヤーはCTO近位端近くまで進んだ．
E：Retrogradeのワイヤーをランドマークにantegradeからワイヤリングを開始した．双方向のワイヤーが重なるところで，reverse CARTを施行した．
F：最終造影

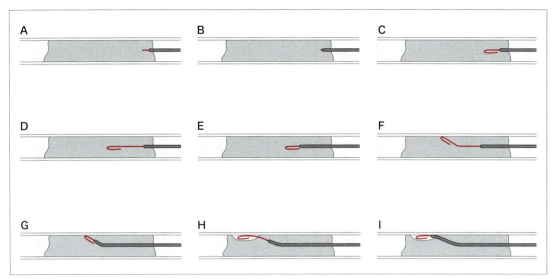

図 2. ナックルワイヤーテクニックの手順

2 ナックルワイヤーテクニックの実際

　まず CTO 遠位端に到達したマイクロカテーテル内から，穿通用の CTO 用ワイヤーで数 mm 穿通させ（**図 2-A**），マイクロカテーテルを押し込む（**図 2-B**）．その後，穿通に用いたワイヤーを抜去し，先端から 2〜3 mm の部分で反転させるようにして，成型した別のワイヤーを挿入し CTO 内に押し込む（**図 2-C**）．原則的に subintimal space を押し開くようにして進むため，用いるワイヤーとしては血管抵抗を減弱させる滑りの良いポリマージャケット系ワイヤー（SION black, Pilot シリーズなど）が望ましい．ワイヤーを少し押し進めた後，Corsair などのマイクロカテーテルを追従させ，またワイヤーを押し込む（**図 2-D, E**）．基本的にワイヤーを回転させる必要はなく，ただ単に押すだけでワイヤーは進む．この作業を交互に進ませることで（**図 2-F, G**），ナックルになったワイヤーは多くの場合 CTO の subintimal space 内を進む（**図 2-H, I**）．血管の屈曲部位にも自動的に追従する．側枝の分岐は，特に RCA の場合，基本的には順行性に鈍角で分離するため，retrograde にナックルとなったワイヤーが側枝に迷入するリスクは低いが，明らかにナックルとなったワイヤーそのものが進行方向（CTO 近位部へさかのぼる方向）と逆方向に進むときには迷入している可能性があり，穿孔に注意する必要がある．

　CTO 近位端近くまでワイヤーを進ませた後，antegrade からのワイヤー操作に移る．Retrograde からのワイヤーをランドマークにワイヤーを進め，ワイヤー同士が接近または重なったところで reverse CART を試みる．

秘伝 テクニック！

　通常，上述したポリマージャケット系ワイヤーを用いるが，これらのワイヤーは押し進める途中でループが大きくなることがある．そのまま進めると subintimal space が必要以上に大きく広がることになり，血管そのものの拡張，つまり血管外膜の伸展をきたすことに繋がる．動物実験上，血管外膜までの過拡張は動脈硬化を新たに惹起させる可能性が高い．ループが大きくなる場合には，ナックルで押し広げる際の切れ味が良く，ループが大きくなりにくいとされる Gaia 2nd または Gaia 3rd でのナックルが望ましい．ポリマージャケット系ワイヤーで作成するナックルの要領では，マイクロカテーテル内に挿入できないため，pre-shape されている先端カーブの角度を増強する．筆者は 90°弱にして挿入している．また，ポリマージャケット系ワイヤーでのナックルワイヤーテクニックでは進まないときに，Gaia 2nd または Gaia 3rd でのナックルワイヤーテクニックを使用するが，それでも retrograde からのナックルワイヤーが CTO 近位端まで進まないことがある．CTO 近位端までの距離が長く，また血管走行が不明な場合には，antegrade からもナックルワイヤーテクニックを併用し，retrograde のワイヤーをランドマークに antegrade からワイヤーを進める．ワイヤーが進み，retrograde のワイヤーが存在している部分に到達した後は，基本的に双方向のワイヤーは subintimal space に存在しているため，容易に reverse CART が成立する状況となる．

ガイドワイヤー操作法
完全閉塞病変：Retrograde
Retrograde からの CTO トラッキングワイヤーの動かし方（回し方，進め方）と注意点

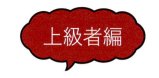

b-5 reverse CART 時の ガイドワイヤー操作法

　CTO の治療成功を求める術者にとって，CART（controlled antegrade and retrograde subintimal tracking）は習熟必須のコンセプトである．特に reverse CART の発達に伴い CTO 治療の成績は大きく向上し，世界のスタンダードとなった．Retrograde ワイヤーとマイクロカテーテルを CTO の遠位部近くまで到達させることができたのなら，ほぼ手技は成功したといえる（到達したときの成功率 93.4％[1]）．

　本項では，現代の洗練された reverse CART を理解し活用するための一助となるように，その変遷やポイントを述べたい．

1 reverse CART コンセプト

a. original reverse CART

　CTO 内で antegrade と retrograde のワイヤーがともに subintima に進んでいる状況で，antegrade からのバルーン拡張により，故意に両 subintima 間を結ぶ共通のスペースを造る．そのコネクションを，retrograde から滑りの良いポリマージャケット系ワイヤーを用いて通過し，続く antegrade の真腔へと到達するというものである（図1）．

b. IVUS ガイド reverse CART

　Reverse CART の問題点として，ワイヤーの性能の限界により，トルク特性が悪く whip してしまい，retrograde のワイヤーでコネクションを通過することが難しい状況があった．そこで IVUS ガイド reverse CART が登場した．この方法により，IVUS から得た所見をもとにワイヤーを antegrade に抜く最適な場所を決めることが可能となり，さらに血管径に適合させたサイズのバルーンを選択することが可能となった．この場合は，バルーン径 3.0 mm，3.5 mm，ときに 4.0 mm での拡張を必要とすることもあるが，軟らかいポリマージャケット系ワイヤーを回して操作すれば比較的容易に antegrade にワイヤーを導くことができる．

c. stent reverse CART, GuideLiner reverse CART

　IVUS で antegrade, retrograde のワイヤーが共通スペースにあることが確認できても，どうしてもワイヤーが通過しないときがある．この場合には antegrade の真腔からその共通スペースの位置にまでステントを留置する，または GuideLiner などのガイドエクステンショ

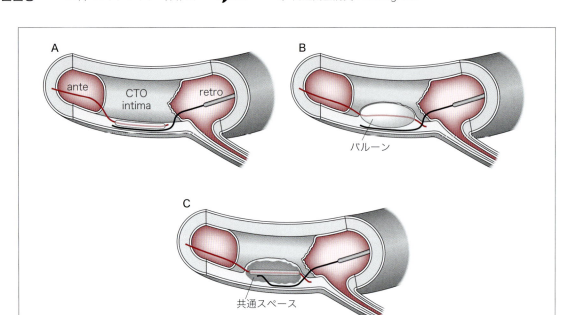

図1. reverse CART の模式図

ンを置くことにより通過が可能となることがある．retrograde に大きくなってしまった解離腔を縮小させ，血管のリコイルを改善させ，さらに視覚的なターゲットとなり，リエントリーした後に再びプラークや subintima に迷入してしまうことも防げる（**図2**）．

2 | reverse CART を考えるとき

Antegrade が CTO 治療の基本であり，Gaia シリーズをはじめとする優れた性能のガイドワイヤーが登場したことで，antegrade のみで手技を完遂できる経験も多くなった．しかし，
① Antegrade の手技による解離腔が大きくなってしまったとき
② 硬い CTO proximal cap や石灰化などで antegrade のワイヤーがどうしても subintima に入ってしまうとき
③ 右冠動脈の CTO など閉塞長の大きい病変や，強度の蛇行，血管走行が明らかでないときなどは早々に reverse CART を念頭に置いた retrograde アプローチへの切り替えを考慮する必要がある．漫然と長引く antegrade は手技の成功率を下げる[2]．

また，右冠動脈と主幹部の大動脈入口部からの閉塞や，CTO exit に落とせない側枝が存在するときなど，解剖学的理由から retrograde を primary strategy とした方が良い結果が得られる症例が存在することも忘れてはならない．

3 | ガイドワイヤーの持ち方，回し方

筆者らは retrograde のときに限らず，状況に応じて2通りのワイヤー操作スタイルを使い分けている．

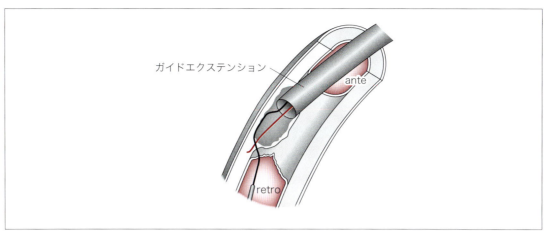

図2. GuideLiner reverse CART の模式図

a．右手主導の操作

　右手第1指と第2指，第3指でトルカーを軽く保持し，時計回り・反時計回りに回転させながらストロークさせる．左手はコネクターまたはマイクロカテーテルのハブを保持する．高速回転させれば，摩擦抵抗の減少と大きな推進力が得られる．その極端な方法として，ときにはトルカーを外して直接第1指と第2指で挟んで高速に回すことを故意にすることもある（super drilling と称している）（図3）．

b．両手での操作（左手ストローク，右手ローテーション）

　右手でトルカーを把持し，45°程度ずつ回転させる．左手第1指，第2指で数 mm のストロークでコントロールする．ワイヤーから伝わるプラークの抵抗，感触を感じ取りながら操作する（図4）．

4 ガイドワイヤーの選択

　Reverese CART の際のワイヤー選択は重要であるが，ガイドワイヤーが collateral channel を通過した後，マイクロカテーテルを追従させ CTO distal cap にどれほどまで近づけられるかにもよるし，同じシステムを採用したとしても当然ながら症例ごとに得られるトルク伝達性は異なる．CTO 治療といっても使用できるガイドワイヤーの本数は限られており，術者は各場面に合ったベストのワイヤーを選択する必要がある．

a．CTO distal cap へ入るときのワイヤー

　Collateral channel tracking に用いたワイヤー［SION，XT-R（朝日インテック社）など］があれば，これを用いてそのまま一度 direct crossing を狙うことは何ら問題ない．Loose tissue tracking により容易に通過する場合がある．

　Distal cap がテーパータイプなら，XT-R→Gaia 1st→ULTIMATE bros 3（朝日インテック社）のステップアップで CTO に入れる．Blunt タイプや硬いプラークであれば，Gaia 2nd→Gaia 3rdで入る．それぞれエントリーのためのみ drilling は可とし，ワイヤーを打ち込む．

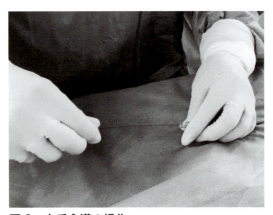

図3. 右手主導の操作

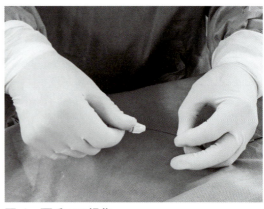

図4. 両手での操作

b. CTO内をトラッキングするワイヤー

筆者らはGaia 1st, 2ndによるdeflectionを用いたintimal trackingを第一選択としている（下記秘伝テクニック参照）．

この操作性が不良であったり，病変が硬く進めなくなったら，ポリマージャケット系ワイヤー［XT-R, SION black（朝日インテック社）］のdrillingまたはナックルワイヤーでCTO内をretrogradeに進む．

c. リエントリーを図るワイヤー（reverse CART時）

SION blackやXT-R, Fielder FC（朝日インテック社）などのポリマージャケット系ワイヤーでリエントリーを図る．硬いワイヤーでは，リエントリー後に再びプラークに潜ってしまうことがある．それでリエントリーが得られないときは，原因を追求し，それに応じてワイヤーをCTOワイヤーに交換したり，reverse CART変法を試みたり，reverse CARTの場所を変えるなどを試みる．

> **秘伝 テクニック!** Gaia 1st, 2ndによる視覚的loose tissue tracking
>
> 筆者らは，先端荷重はあるがワイヤーは軟らかく撓むというGaiaの最大の特徴を活かし，intimal trackingを行っている．具体的にはCTOプラーク内に入ったら，必ず前述の両手操作として，ワイヤーを回さずmm単位で進め，deflectionが起きて進まなくなったら引いて，45°くらいワイヤーを回してまた進める．Deflectionが起きてまた進まなくなったら同様の操作を繰り返す．これにより，通過すべき道をGaiaは自動的に追尾してくれる．それを繰り返して360°回してもワイヤーが進まなくなり，マイクロカテーテルを近づけても進まなくなったらGaia 1stの限界であり，Gaia 2ndにステップアップし先端荷重を上げる．この方法であれば，中膜から外に出ることはなく，安心して血管内（intima）をワイヤーが追尾してくれる．
>
> 基本的にdrillingは禁止である．Drillingにより，Gaiaは容易に中膜を破ってsubintimaに入り，血管外に出ることを覚悟する．

文　献

1) Tsuchikane E, et al：Japanese multicenter registry evaluating the retrograde approach for chronic coronary total occlusion. Catheter Cardiovasc Interv **82**：E654-E661, 2013
2) Morino Y, et al：In-hospital outcomes of contemporary percutaneous coronary intervention in patients with chronic total occlusion insights from the J-CTO Registry（Multicenter CTO Registry in Japan）. JACC Cardiovasc Interv **3**：143-151, 2010

ガイドワイヤー操作法
完全閉塞病変：Retrograde
Retrograde からの CTO トラッキングワイヤーの動かし方（回し方，進め方）と注意点

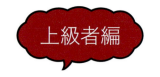

b-6 contemporary reverse CART

近年，contemporary reverse CART と称される CTO 病変をワイヤー通過させる新たなテクニックが提唱されている．しかし，このテクニックには明確な定義がないために，従来の original reverse CART 法と比較し混乱して使用される場合が多い．本項では，筆者らの解釈に基づき contemporary reverse CART を解説したい．

1 contemporary reverse CART とは

CTO 病変に対する両方向性アプローチによる PCI 治療はおおむね標準化された治療法となった．本邦での Retrograde Summit の registry の報告では，ひとたび側副血行路をガイドワイヤーが通過できれば手技成功率はおおむね 90% に達している．すなわち逆行性（retrograde）アプローチでは，ガイドワイヤーを CTO 病変の exit まで持ち込めればほぼ成功が得られるため，CTO 術者にとって両方向性アプローチは魅力的な治療テクニックとなった．一方で，両方向性アプローチによる CTO 治療ではいくつかの問題点も指摘されており，その1つとして両方向性アプローチでの手技時間が長いことが挙げられる．実際に reverse CART テクニックを行って CTO 治療を行った場合にも，ワイヤー通過に難渋することに遭遇する．Contemporary reverse CART はより確実に短い手技時間でワイヤー通過させるためのテクニックである．

これまでの両方向性アプローチでは Corsair が臨床使用可能となった以降，ワイヤー通過の strategy は，まず逆行性 CTO ワイヤーを直接通過させることが試みられ，ワイヤーの通過が不成功であった場合に reverse CART 法が行われた．Reverse CART 法では順行性（antegrade）にガイドワイヤーを CTO 病変内に進め，順行性バルーンを同部位で拡張する，いわゆる順行性のバルーンシステムのセットアップが必要であり，この手技はときに煩雑となる．そのため，逆行性 CTO ワイヤーを直接通過できれば，CTO の手技はより簡素になり手技時間を大幅に短縮できる利点がある．しかし，この逆行性 CTO ワイヤー直接通過の成功率は 30% 程度に過ぎず（図1），確実性の劣る手技であるため，半数以上の症例では reverse CART 法に移行する必要がある．また，逆行性 CTO ワイヤー直接通過が不成功に終わった症例では，逆行性ワイヤーの操作により，すでに CTO 病変内部組織がダメージを受け，い

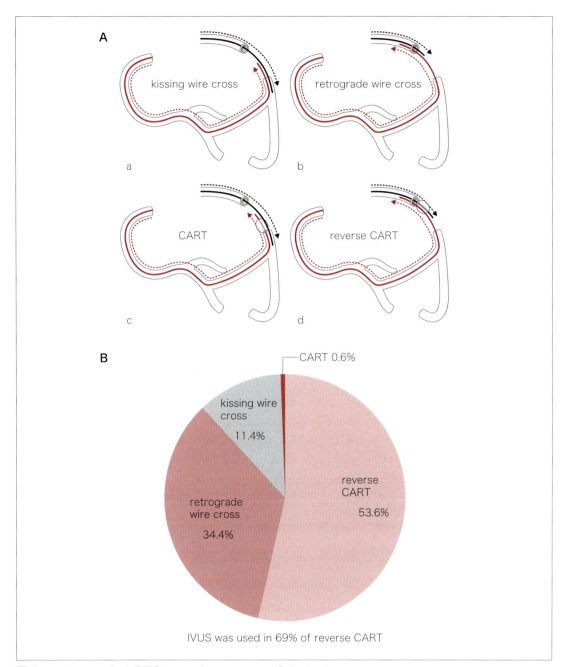

図 1. retrograde：CTO crossing successful strategy
A：patterns of success in retrograde アプローチ
B：CTO cross by GW；67.9%（326/480）
[Sumitsuji S, et al：Fundamental wire technique and current standard strategy of percutaneous intervention for chronic total occlusion with histopathological insights. JACC Cardiovasc Interv **4**：941-951, 2011 より作成]

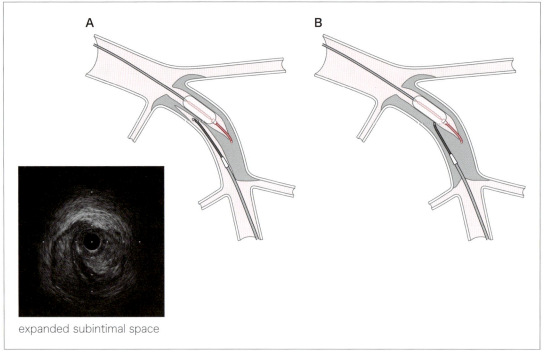

図2. contemporary reverse CART の概念

A：reverse CART subsequent to failed retrograde wiring；Reverse CARTが成立しないためIVUSを持ち込んだところ，逆行性ワイヤーで形成したsubitimal spaceが拡大している．この状態で逆行性ワイヤーを操作してもsubitimal space内をワイヤーが走るだけでConquestやGaiaワイヤーを用いてもトラッキングすることは困難である．Reverse CARTを成立させやすくするためには逆行性のsubintimal spaceを拡大させないことが必要である．このような状態ではIVUSで計測した血管径に合わせて大きなサイズのバルーンで拡張するなどのstrategy変更が必要になる．

B：contemporary reverse CART set up；Contemporary reverse CARTではintima内かつ可能な限りCTO遠位側までバルーンを持ち込み拡張する．逆行性のマイクロカテーテルをできる限りrevese CART point直後まで持ち込んだ状態とする．逆行性ワイヤー操作でsubintimal spaceを拡大させないうちに，deflectionによるコントロールが可能なGaia 2nd, 3rdなどのガイドワイヤーを，順行性バルーンをめがけてpenetrationする．この際，rotation angiographyを用いてバルーンに対してなるべく中心軸に90°突き立てるようにすることが理想である．

わゆるsubintimal spaceが開大することが多く認められる（**図2-A**）．ひとたびsubintimal spaceが開大すると逆行性ワイヤーの操作性は大きく損なわれる．そのため，引き続き行われるreverse CART法によるCTO病変の通過に難渋する．Contemporary reverse CARTは，この逆行性ワイヤーの操作によるsubintimal spaceの開大を避けて逆行性ワイヤーの操作性を確保することが根本的概念である（**図2-B**）．

2 | contemporary reverse CART の手技手順

a．マイクロカテーテルをCTO末梢まで配達した後の逆行性ワイヤー選択と操作

まず，先端荷重の小さなワイヤーを選択し（SION, SION black, XT-Rなど），CTO内に同ワイヤーを誘導する．CTO内のワイヤー操作が困難となった時点でガイドワイヤーの操作を

中断して，順行性バルーンシステムのセットアップに移行する．安易な先端荷重の大きなCTOワイヤーへのエスカレーションは避ける．CTO内のsubintimal spaceの開大を避けるためである．

b. 順行性バルーンシステムのセットアップ

順行性にCTOガイドワイヤーを操作する．このとき，逆行性に持ち込まれたガイドワイヤーの先端部が順行性CTOワイヤー操作の標的となる．CTO長が長くCTO内に屈曲が含まれる場合は，血管内に留まりやすい穿通力の強過ぎないガイドワイヤーを選択することが重要である．筆者らは，トルクコントロールに優れ，血管外に穿通する危険の少ないULTIMATE brosを好んで使用している．

c. IVUSの併用

Contemporary reverse CARTにおいてもIVUSの使用は石灰化の程度，血管径，ガイドワイヤーの位置を確認することが可能となるため，適切な次の手技を決定するのに有効である．ただし，両方向のワイヤーの先端の位置が多方向から見てすでに重なった場合は，その位置でreverse CARTを行うことでワイヤー通過ができる可能性が高く，必ずしもIVUS使用は必須ではない．一方で順行性側のガイドワイヤーを標的となる逆行性ワイヤーの位置に誘導できない場合は早くIVUS所見を確認すべきである．ガイドワイヤーの相互の位置を確認することにより，次の手技を決定するのに有効である．IVUSの選択は，IVUSカテーテルの先端とイメージングコアとの距離が短いカテーテルが望ましい．先端までの距離が長いIVUSを使用すると，偽腔や血腫がCTO病変の末梢を越えて進展するためである．テルモ社製のNavifocusかボルケーノ社製のEagle Eyeが望ましいが，径の細いNavifocusカテーテルが最もCTO内に持ち込みやすく最良の選択である．

d. contemporary reverse CART

Reverse CART法で用いられるバルーン径は右冠動脈では2.5〜3 mmを，左冠動脈では2.0〜2.5 mmを選択することが多い．IVUSで血管径を確認できた場合は血管径に基づいたバルーンサイズの選択が可能である．また，このcontemporary reverse CART法では逆行性CTOワイヤーの選択が重要である．近年，穿通力とコントロール性能に優れたGaiaシリーズが開発され，順行性CTOワイヤーのファーストチョイスとして臨床使用されている．contemporary reverse CARTという概念が提唱されたのも，このGaiaシリーズを逆行性CTOワイヤーとして使用することを前提としたものである．筆者らの経験では，逆行性の穿通に使用するワイヤーとして，Gaia 2ndは穿通力が不十分なことが多く，ファーストチョイスとしてGaia 3rdを使用する場合が多い．CTO内部の組織が石灰化や線維性プラークに乏しく必ずしも硬いCTOワイヤーを必要としなかった場合は（順行性ワイヤーでULTIMATE brosのみを使用した場合など），Gaia 2ndを選択している．一方で，Gaia 3rdを選択してもCTO病変が硬くワイヤーのコントロールが困難な場合は，Conquest Proシリーズへのワイヤーエスカレーションが必要であり，Gaiaの使用に固執する必要はない．**表1**にoriginalとcontemporary reverse CARTの違いを簡略にまとめた．また，**図3**に典型的なcontemporary reverse CARTを施行した症例を提示した．

表 1. original と contemporary reverse CART の違い

	original reverse CART	contemporary reverse CART
retrograde ワイヤー	subsequent to failed direct crossing ポリマーワイヤー⇔スティッフ系ワイヤー	primary strategy for CTO crossing Gaia 2nd or 3rd
バルーンサイズ	大きい方が良い	適切なサイズ
IVUS 使用	推奨	推奨
成功率	高い	高い
procedure time	しばしば非常に長い	短い

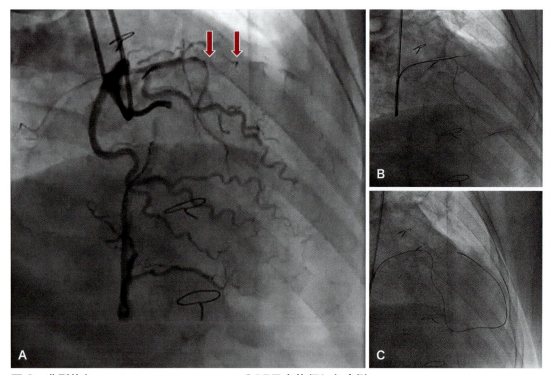

図 3. 典型的な contemporary reverse CART を施行した症例
A：LAD mid CTO 病変の症例．中隔枝分岐直後で閉塞．RCA #4PD からの collateral channel と LAD 第 1 中隔枝の ipsilateral collateral channel を認めた．
B：順行性アプローチは困難であったため，中隔枝の ipsilateral collateral channel 経由で逆行性アプローチとした．
C：Collateral channel を Corsair が通過し，CTO distal end まで持ち込むことができた．

（次頁に続く）

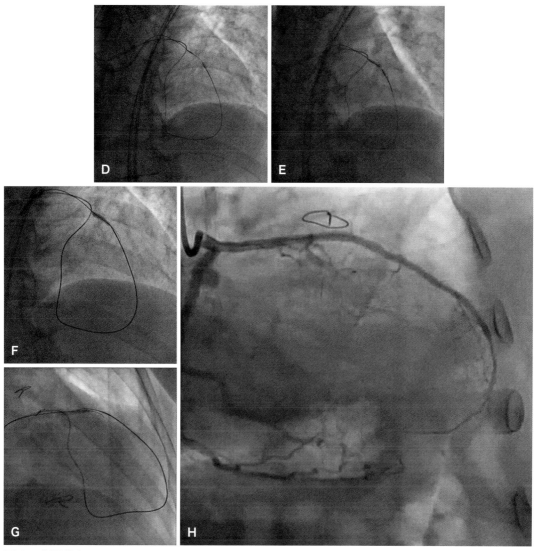

図 3. 典型的な contemporary reverse CART を施行した症例（続き）

D：逆行性システムをメルクマールにして，再度順行性ワイヤリングを開始．この際ダブルガイディングカテーテルとした．Gaia 2nd を多方向で確認しながら逆行性システムに近づけ，1.5 mm バルーンで拡張した．
E：IVUS で順行性ワイヤーが intima 内にあることを確認し，2.5 mm バルーンを reverse CART point に持ち込み拡張した．
F・G：逆行性ワイヤーを Gaia 3rd として多方向で確認し，順行性バルーンを目標に penetration した．
H：薬剤溶出性ステント（DES）を 2 本留置し，良好な拡張を得て終了した．

秘伝 テクニック！

Contemporary reverse CART では，逆行性ワイヤーは常にプラーク内に存在することが必要条件となる．ワイヤーの先端がいったん subintimal space に進入してしまうとそのコントロール性能は直ちに失われるため，Gaia シリーズを用いてもその位置から標的方向のプラーク内にワイヤーを修正することは理論上困難である．また，逆行性 CTO ワイヤーが CTO への進入部から subintimal space を形成してしまう場合も珍しくはない．CTO exit に石灰化，屈曲を認めたり，右冠動脈遠位部の分岐部 CTO 病変ではこのような状況に陥りやすい．術者が subintimal space にすでに迷入していることに気づかずにこの状況でワイヤー操作を続けると space は急速に半月状に拡大し，さらに大きな subintimal space が形成される．このような状況下でも Gaia ワイヤーを用いた reverse CART を続ける CTO 術者をよく見かけるが，このワイヤー選択は誤りである．Gaia ワイヤーを用いても Gaia ワイヤーのコントロール不可能なこのような手技は contemporary reverse CART ではない．このような状況ではできるだけ早く IVUS を確認し，逆行性ワイヤーの位置と subintimal space の開大の程度を評価し，すでに contemporary reverse CART が困難と判断される場合は subintimal space でのワイヤートラッキングへの切り替えが必要となる．ガイドワイヤーの選択も穿通力の高い CTO ワイヤーでなく ULTIMATE bros もしくは SION black のようなむしろ先端荷重の低いワイヤーに変更すべきである．

Reverse CART によるワイヤー通過を施行した最近の自験例 30 例を検討したところ，contemporary スタイルによってワイヤー通過ができた症例は 19 例に過ぎず，それ以外の 11 例（36％）はナックルワイヤーテクニックを含めた従来の reverse CART により治療された．Contemporary reverse CART とは上述のように一定の条件を満たしたときにのみ施行できるテクニックである．術者は CTO 病変内での両方向のワイヤーの位置を理解もしくは予想することにより，contemporary reverse CART が施行可能かを判断し，適切なワイヤー選択や手技選択をすべきである．このような判断を迅速かつ適切に行うことこそが contemporary な CTO 手技といえるであろう．

ガイドワイヤー操作法
完全閉塞病変：Retrograde
Retrograde からの CTO トラッキングワイヤーの動かし方（回し方，進め方）と注意点

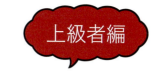

b-7 externalization の方法，注意点

1 | antegrade ガイディング内で retrograde ワイヤーをバルーンでトラップする

　バルーンは 6〜8 Fr ガイドで KUSABI（カネカ社）や 2.5 mm 径のバルーンで行う．ワイヤーのトラップ部はポリマージャケット部や親水性コート部を避けるのが良い．12 気圧程度でトラップを掛ける．サイドホール付きガイディングを使用の際は，サイドホール部にバルーンがかかるとラプチャーすることがあるので避ける．

2 | マイクロカテーテルをガイディング内に進める

　マイクロカテーテルをガイディング内に進め過ぎると抜去が煩雑となる．また，浅いとガイディング外に抜けてしまう．ガイディングに 10 mm 程度挿入すれば良い．バルーンアンカーを解除すると自然にマイクロカテーテルが抜けてくることがあるので，バルーンアンカー解除後に 15 秒ほど待ち，マイクロカテーテル位置を確認すると良い．バルーントラップ後，マイクロカテーテル挿入時にワイヤーのテンションをかけ過ぎると，antegrade ガイドによる入口部損傷をきたすことがあるので注意する．

3 | RG3 ワイヤーに交換する

　朝日インテック社製 RG3 を使用する．これは externalization に特化した 330 cm の長さのワイヤーである．径は 0.010 inch でマイクロカテーテルからの抜去がスムースである．RG3 ワイヤーを antegrade Y コネクター部まで進める．RG3 挿入時に抵抗を感じる際はマイクロカテーテルの抜けや，antegrade ガイディング内のデバイスに当たっていることがあるので，透視下で直ちに確認・対応する．

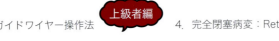

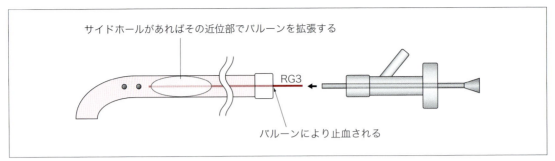

サイドホールがあればその近位部でバルーンを拡張する

RG3

バルーンにより止血される

図1．バルーン止血法

秘伝 テクニック！ RG3 ワイヤーを Y コネクターから出血なく出す方法

RG3 ワイヤーを Y コネクターから出す際に，通常はガイディングから Y コネクターを外して，Y コネクターに挿入したワイヤーインサーターを用いて誘導する．この際，出血が問題となる．特に，7～8 Fr ガイディングを用いた手技であれば相当量の出血があり，また出血のためにワイヤーの視認に問題が発生する．しかし，バルーンを用いた止血下での手技であればこの点が解決される．

① RG3 ワイヤーを Y コネクターに当たって折れない程度まで十分繰り出す．RG3 ワイヤーが折れると，後にデバイスを挿入するときに障害となるので注意する．
② トラップで用いたバルーンを antegrade カテーテル内にて 10 気圧程度で拡張する．サイドホール付きガイディングを使用の際はその近位部にて拡張する．バルーン拡張により antegrade ガイディングからの血流が遮断され，止血が可能となる（**図1**）．
③ Y コネクターをガイディングから外す．
④ Y コネクターにワイヤーインサーターを挿入し，ワイヤーインサーターに RG3 を挿入する．
⑤ Y コネクターをガイディングに結合させ，バルーン拡張を解除する．ワイヤーインサーターを Y コネクターに挿入したまま RG3 をさらに進めると，ワイヤーインサーターから RG3 が出てくる．ガイディングから 25 cm 程度出せば良い．その後，ガイディング内のエア抜きを行う．なお，reverse CART 後や antegrade 手技を行った際は antegrade ガイディングでのフラッシュにて冠動脈解離を進展させる可能性があるので，入口部ガイドをわずかに外してていねいに行う．また，retrograde 側から RG3 が自然に引き込まれることがあるので，RG3 の retrograde 側末端にトルカーを付けておく．

4 retrograde チャンネルがカバーされる部位までマイクロカテーテルを抜去する

この際に注意すべきことは，retrograde ガイディングの引き込みによる入口部損傷である（手技終了後のシステム抜去時も注意が必要である）．対側冠動脈である場合，解離により血流遅延が発生すると，CTO 病変の再灌流前であればほぼ心筋全虚血となり，致命的な合併症

が発生するため，細心の注意を要する．マイクロカテーテル抜去の際の摩擦によりretrograde ガイディングは容易に引き込まれる．そのため，マイクロカテーテル抜去の際は事前にretrograde ガイディングを大きく外しておく．それでも入口部に当たるほど引き込まれるので透視下で必ずretrograde ガイディング位置の確認を手技中に絶え間なく行い，ガイディングが引き込まれた場合はそのつどガイディングを外して位置の調整を行う．筆者の場合，摩擦低減のためにCorsair 使用時は5回転ずつ時計回転・反時計回転を繰り返しながら抜いている．手技中のテンションによるチャンネル損傷を予防するために，retrograde チャンネルがマイクロカテーテルでカバーされる部位まで抜去する．マイクロカテーテル位置がCTO病変に近過ぎるとantegrade より造影した際に造影剤の逃げ場を失い，冠動脈解離の拡大・進展が発生する可能性があるため，その際は，ダブルルーメンマイクロカテーテルを用いて，通常のantegrade システムに変更する．Retrograde チャンネル流入部遠位に治療を要する病変がある場合も同様に変更する．

ガイドワイヤー操作法
完全閉塞病変：Retrograde
Retrograde からの CTO トラッキングワイヤーの動かし方（回し方，進め方）と注意点

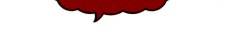

b-8 Rendezvous 法

1 | Rendezvous 法とは

近年，下肢動脈の CTO 病変の治療は，bi-directional approach 法や outback の登場によって初期成功がほぼ 100％達成されるようになった．この bi-directional approach 法の要が Rendezvous 法であり，閉塞部の上下から同時にガイドワイヤーを進めた後，透視下にこの 2 本のガイドワイヤーをほぼ同じライン上ですれ違うように意図的に進め，どちらかのマイクロカテーテルに他方のガイドワイヤーを挿入する方法である．

この方法の最大のメリットは，閉塞部の両端が必ず真腔内にあるため，途中が真腔・偽腔であるに関わらず，ステント留置後には必ず末梢への正常な血流が確保されることにある．

2 | まず peripheral で Rendezvous 法に慣れる

浅大腿動脈（SFA）や膝下動脈（BK）では Rendezvous 法で CTO を通過するのが一般的になっている．CTO 部分が直線的で動くことがない点が，高い確率で Rendezvous 法を可能にしている．

秘伝 テクニック！

- 必ず異なる 2 方向から見て，少なくともワンポイントでほぼ同じライン上にあることを確認できるように，上下のガイドワイヤーをコントロールする．
- 一方のマイクロカテーテル内に滑り込ませるガイドワイヤーは conquest 型のテーパードワイヤーを用いる．
- ランデブーするポイントを前後にずらしていくことが重要．

3 | coronary で Rendezvous 法

末梢の血管内治療（EVT）で Rendezvous 法に慣れると，coronary-CTO で retrograde 法に持ち込んだ際に，ほとんど同じシチュエーションになっていると気づくときがある．

現在，一般的には reverse CART や contemporary reverse CART に持ち込むことが多いと思われるが，実は Rendezvous 法の方が簡単確実な場合もある．

秘伝 テクニック！

Coronary に特有の気をつけるべきポイントは，①Rendezvous 法の際に使用するワイヤーは，通常，Gaia 2nd または Gaia 3rd が望ましい．これらで通過困難な高度石灰化病変内では，Conquest Pro を用いる場合もある．②マイクロカテーテルは，Corsair か Caravel が，先端まで不透過で Rendezvous 法を行いやすい．③バイプレーンシネシステムでガイドワイヤー先端とマイクロカテーテル先端の位置関係を異なる 2 方向から同時に確認しつつ位置合わせを行っていくと良い．可能であれば透視像を拡大モードにして視認性を上げると良い．

4 | How to Do

手順を追って説明する．
① Retrograde ルートを探し，Corsair を CTO の遠位真腔へ通過させる．
② Antegrade からも preparation をしておく．
③ 両側からガイドワイヤーを，他方のガイドワイヤーを目安に CTO 内へ進める．
④ antegrade と retrograde を交互に進めて互いのワイヤーをできるだけ寄せていく．
⑤ 互いに十分近づいたら，一方のワイヤーを他方のマイクロカテーテルへ導く．
⑥ 数回やって困難な場合は，反対の組み合わせに切り替えて，再度試みる．
⑦ うまくいかないときは，互いに交差するように進めて，最も近くを通過するか，交差しているポイントを探し，再度，同様の手順を試みる．

5 | 症　例

60 歳代の男性で，右冠動脈近位部の閉塞（**図 1-A**）に PCI を施行した．RCA 末梢には S4 から通過し，Corsair + SUOH03 にて右室（RV）枝直下まで到達した（**図 1-B**）．Antegrade からは conus 枝から IVUS で本幹を確認し，Corsair + Gaia 2nd を進めた．同時に retrograde 側も Gaia 2nd に交換し，RAO・LAO の 2 方向から同時に確認しつつ CTO 内を進めたが，互いに CTO 内で交差しておらず（**図 1-C**），上下に場所を変えつつ，ワイヤーを慎重に互いに寄せて行ったところ，antegrade の Corsair と retrograde の Gaia 2nd が異なる 2 方向から見て 1 点で交差した（**図 1-D**）．最終的に antegrade の Corsair に retrograde からの Gaia 2nd をランデブーすることができた（**図 1-E**）．IVUS 上，全長で真腔内を通過していた．引き続き，

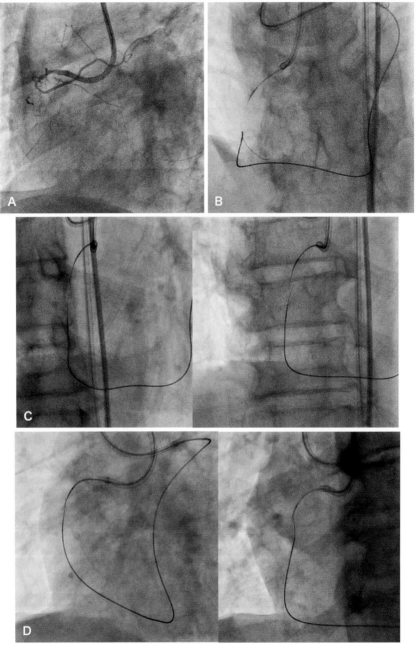

図 1. 右冠動脈近位部の CTO 症例　　　　　　　　　　　　（次頁に続く）

resolute integrity 3 本を留置し，血行再建した（**図 1-F**）．

　本症例では，バイプレーンシネシステムにて異なる 2 方向から同時にガイドワイヤーとマイクロカテーテルの位置を確認しつつ，antegrade と retrograde のワイヤーが 2 方向とも交差するポイント（⇨）を作るように努力した（**図 2**）．

　交差ポイントでランデブーがうまく得られない場合には，前後の組み合わせを逆にしたり，病変の前後にずらして（↔），トライ & エラーすることで，ランデブーできるポイントを探すのがコツである．

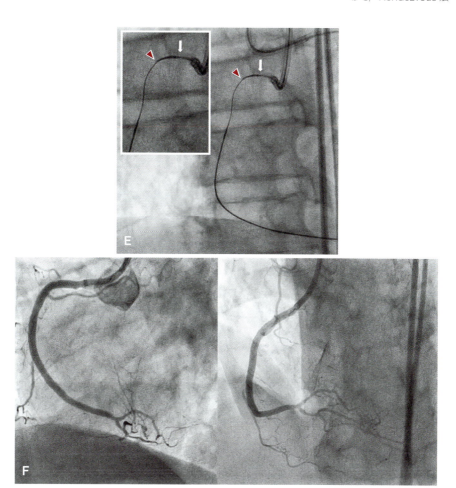

図1. 右冠動脈近位部の閉塞症例（続き）

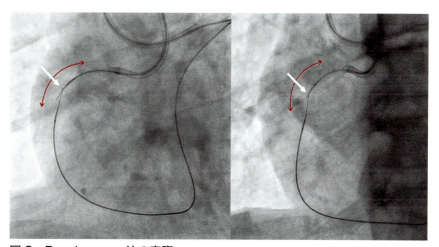

図2. Rendezvous法の実際
　異なる2方向で同時に確認しつつ，antegradeとretrogradeのワイヤーが2方向とも交差するポイント（⇨）を作るように努力する．この際，マイクロカテーテル先端と反対側からのガイドワイヤーが交差するポイントを前後にずらして（⟵⟶）トライ＆エラーすることで，ランデブーできるポイントを探す．

ガイドワイヤー操作法
完全閉塞病変：Retrograde
RetrogradeからのCTOトラッキングワイヤーの動かし方（回し方，進め方）と注意点

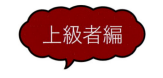

b-9 スネア活用法

現在，CTOに対するPCIを成功に導くために，逆行性（retrograde）アプローチは必須の選択肢である．逆行性アプローチにおいてガイドワイヤー（GW）を通過させる手法として，CTO内でreverse CARTを行うのがスタンダードとなっている．そのためには，順行性（antegrade）のGWが病変内に進入することが必要不可欠である．しかし，入口部病変においては，ガイドカテーテルのエンゲージが困難であることが少なくなく，順行性にGWを進めることが不可能な症例も存在する．この場合，逆行性アプローチのみでGWを通過せざるを得ないことがある．このとき，GWは逆行性に冠動脈から大動脈へと進むため，何らかの方法で順行性ガイドカテーテル内に引き込む必要がある．その方法について概説する．

1 | 既存のデバイス

大動脈に逆行性に通過したGWを順行性のガイドカテーテルに回収するための既存のデバイスとして，グースネックスネア（**図1-A**），EN Snare（**図1-B, C**）がある．グースネックスネアは，大きく分けると大血管用と細血管用に分類され，大血管用はスネア長が短く実際には使用困難である．細血管用は，通常のシステムでも使用可能であるが，最大ループ径が7 mmと大動脈内でGWを捕捉する確率は高いとはいえず，筆者は使用しない．3ループのEN Snareも同様の理由で大きなループ径のものは使用できず，実際は4〜8 mmのミニEN Snareを使用する（**図1-C**）．

2 | ハンドメイドスネア：8 Fr適合

筆者が好んで使用する方法として，ハンドメイドスネアがある．ガイディングエクステンション（筆者はGuideLinerを好んで使用する），2.0〜2.5 mmのバルーン，0.014 inchのGWを使用する方法であり，7 Fr以上（8 Fr以上推奨）のガイドカテーテルが必要な方法と，7 Fr以下のガイドカテーテルでも可能な方法を以下に示す．

1）7 Fr以上のガイドカテーテルの場合（**図2-A〜D**）
① バルーン単体をGuideLiner遠位端まで進める．

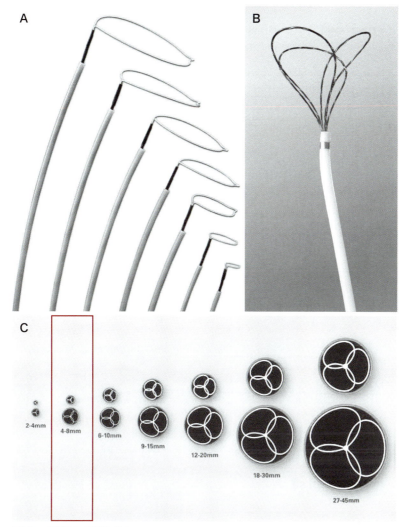

図 1. 既存のデバイス
A：アンプラッツグースネックスネア
B：EN Snare
C：EN Snare サイズバリエーション；2〜4 mm, <u>4〜8 mm</u> のミニスネアでスネア長 175 cm, スネアカテーテル長 150 cm.

② GW を GuideLiner の外側から反転して GW を GuideLiner 内に挿入し，バルーン拡張により固定する．
③ バルーン拡張により GW の不透過部を GuideLiner 内に固定する．

2）7 Fr 以下のガイドカテーテルの場合（図 2-E，F）．

① GW ルーメンに GW を通した状態でバルーンを GuideLiner の遠位端まで進める．
② バルーン先端から GW を引き出してループを作製し，GW 先端を反転して GuideLiner 内に挿入し，バルーン拡張により固定する．

　GW を押すと容易に大きなループが形成でき，ループ内に目標を捉えたら，GW を引いてループを小さくして捕捉する．ハンドメイドスネア全体をガイドカテーテル内に引き込む．

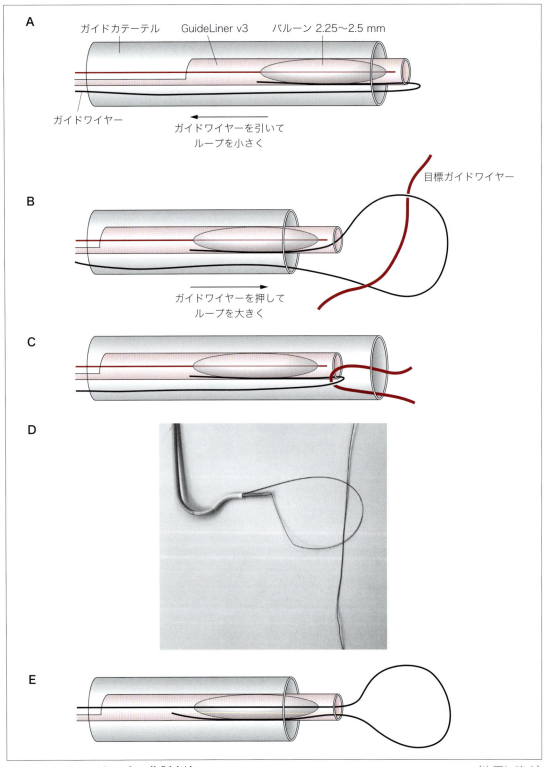

図2. ハンドメイドスネア作製方法 (次頁に続く)

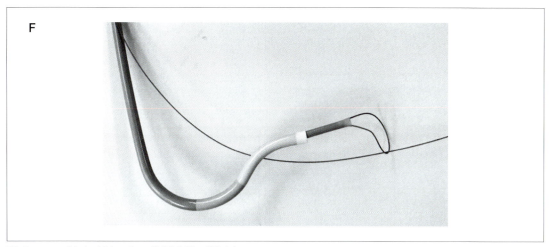

図2. ハンドメイドスネア作製方法（続き）

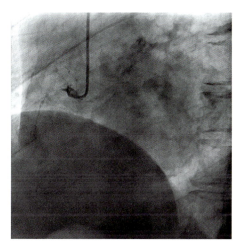

図3. LAO 50°右冠動脈造影
右冠動脈は，入口部で亜完全閉塞であり，#2までチャンネルが見える．

3 | GW引き込み後の手順

　逆行性のGWをガイドカテーテル内に引き込んだ後，逆行性にマイクロカテーテル（Corsair，Caravel）を順行性ガイドカテーテル内に進める．その後，逆行性にGWを抜去し，RG3（朝日インテック社）330 cmに置換しexternalizationが完成する．晴れて順行性にデバイスが進められる状態になるわけである．注意しないといけないのは，スネアやEN Snareで補足した場合，スネアからGWが解放できない，もしくは解放できても折れたGWの逆行性マイクロカテーテル内への収納・抜去ができなくなる可能性があることである．その場合，順行性にGWを抜去する必要がある．強い抵抗感がある場合があり，スネアやGWが断裂しないように細心の注意が必要である．また，順行性のガイドカテーテルの挙動にも注意が必要である．思いがけず深く引き込まれ，冠動脈損傷を引き起こす可能性があるからである．一方，ハンドメイドスネアでは，GWの損傷が軽度であり，抜去困難は生じにくい．

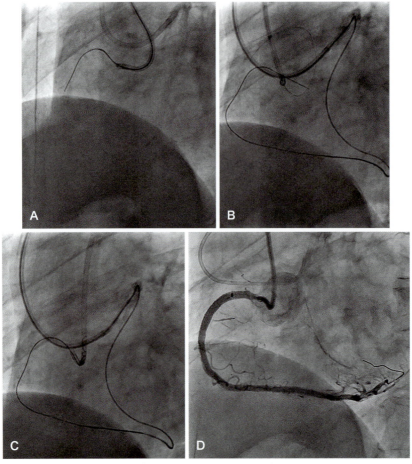

図 4. 順行性ワイヤリング
A：GuideLiner V3，Corsair のサポート下に Gaia 2ndは進んだが，Corsair は冠動脈内には進まない．
B：逆行性に Gaia 2ndが大動脈内に通過，GuideLiner V3＋2.5 mm バルーン＋SION でハンドメイドスネアを作製する（**図 2-A〜D** 参照）．
C：逆行性 GW を順行性ガイドカテーテル内への誘導に成功．
D：最終造影．

4 症例提示

実際の症例を提示する．

a．症例 1

症例は維持透析中の 70 歳代の男性である．右冠動脈は高度に石灰化し，入口部で亜完全閉塞，その末梢で CTO となっている（**図 3**）．左前下行枝中隔枝から右冠動脈 #4PD に良好な側副血行路を認めた．順行性には XT-R が進んだがデバイス持ち込みは不可能であった（**図 4-A**）．そこで，左前下行枝中隔枝経由の逆行性アプローチを行い，Gaia 2ndが逆行性に大動脈に通過した．ハンドメイドスネアを作製（**図 2-A〜C**，**図 5-A**），大動脈内で GW を補足，順行性ガイドカテーテル内への誘導に成功した（**図 4-B**，**C**）．RG3 330 cm で externalization に成功し，順行側から前拡張後，薬剤溶出性ステント（DES）留置を行った（**図 4-D**）．

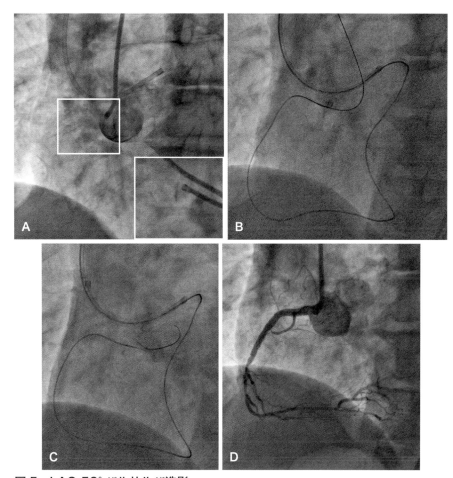

図 5. LAO 50°バルサルバ造影
A：右冠動脈は，入口部に板状の石灰化（白枠）を認め，完全閉塞．
B：左前下行枝中隔枝経由の逆行性ワイヤリングにて，ULTIMATE bros 3 g が大動脈に通過．
C：順行性に EN Snare 4〜8 mm を挿入し，ループに向けて ULTIMATE bros 3 g を進めることで GW の捕捉に成功した．
D：最終造影

b．症例 2

　次の症例では，右冠動脈の入口部で閉塞し，板状の石灰化を認めた（**図 5-A**）．まず，左前下行枝中隔枝経由で右冠動脈末梢に到達し，GW を ULTIMATE bros 3 g に変更し，大動脈へと通過に成功した（**図 5-B**）．順行性カテーテル内への誘導にはミニ EN Snare 4〜8 mm を使用した（**図 5-C**）．Externalization に成功し前拡張を行い，入口部に DES 留置を行い，再開通に成功した（**図 5-D**）．

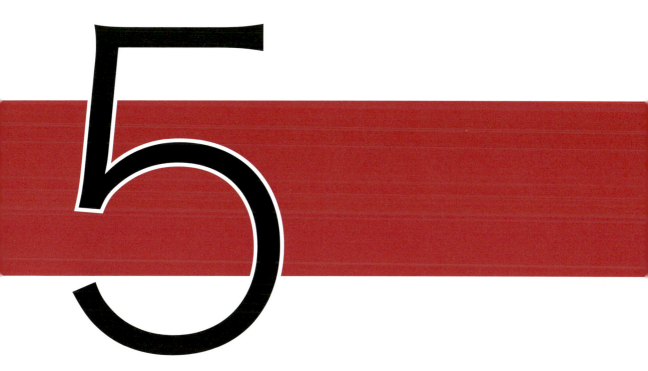

5

ガイドワイヤー合併症

ガイドワイヤー合併症

1 偽腔迷入したときの感触, 脱出法

慢性完全閉塞 (CTO) 病変に対する PCI は, ガイドワイヤー (GW) が遠位部の側副血行路 (collateral) を捕らえられるかがすべてといっても良いくらい重要である. そしてこの GW 操作のテクニックのエッセンスは, 冠動脈の解剖生理学的な知識と病理学的な知識を持ち合わせた上で, 閉塞部の隠れた走行を高い確率で予想しながら GW を進ませていくことになるが, いつもうまくいくわけではない. そこで, 本項ではその GW の操作の妙を筆者なりに語ってみたい.

1 ガイドワイヤーが偽腔に迷入するとはどういうことか？

CTO の PCI は, GW の走行過程が偽腔だろうが真腔だろうが, 最後に真腔を捕らえられれば成功となる. ただし CTO 内の GW がすべて偽腔を通っていれば, その間にある分枝はそのすべてを失うことになり, 臨床的な CTO の PCI の成功とは言えなくなるときがある. すなわち, GW が偽腔を通過していることが許されるときと許されないときがあることをまず知っておかねばならない. GW (図1のガイドワイヤー2) の先端が偽腔にあると, このままでは最終的な開通は望めない. このときに最悪なのは, あてもなく GW を動かし続け偽腔

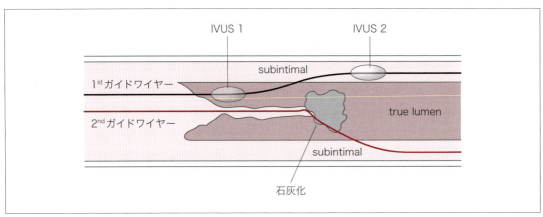

図 1. GW の偽腔への迷入

をどんどん大きくすることである．偽腔が大きくなければ色々な手立てが打てるが，大きければそこからの回復が難しくなる．あてもなく GW を操作するということはまず止めよう．

2 | ガイドワイヤーが偽腔に迷入しないようにするためにはどうしたら良いのか？

　一番の方法は偽腔に行かせないこと，すなわち CTO の入り口を正確に捕らえることである．左前下行枝（LAD）の CTO 病変症例を提示する（**図2-A**）．冠動脈造影では LAD はその入口から，方向も一切分からない CTO である．ここで冠動脈内超音波検査（IVUS）を見てみると，CTO の入口を描出でき（**図2-B**），それを狙って正確な GW 操作ができた．最終造影が**図2-C**である．

　CTO の入口がよく分からないときに使用する IVUS はかなり有用である．最も重要なことは冠動脈の走行を知っておくことである．冠動脈解剖の理解が，GW が CTO の入口を正確に捕らえることを必ず可能にしてくれる．**図3**は LAD の CTO 時の閉塞冠動脈の走行予想方向を描いた模式図である．この特徴のある走行を様々なプロジェクションで確認して，GW がもっともらしい走行をしているかを確認しながら GW を進めてほしい．

3 | ガイドワイヤーがもしも偽腔に迷入してしまったらどうすれば良いのか？

　GW が偽腔に迷入してしまったらどうするべきか？　今まで述べてきたことを総合して考えよう．

> **秘伝 テクニック！**
>
> 　まず collateral 造影から GW がずれていて，明らかに偽腔にあることが分かったら，まずそのことを認識する．そして偽腔にある GW をやみくもに操作することを止める．偽腔が広がるだけである．第2にもう1本の GW を持ってきて，いわゆるパラレルワイヤー（PW）法をスタートさせる．このときに最初に使用していた GW は元の場所に置いて目安にし，最初の GW がどこで真腔からそれたのかをいろんなプロジェクションで確認して2番目の GW で真腔を探っていく．これがパラレルワイヤー法である（**図4**）．この方法は今でも CTO の PCI の基本である．

　さて現在，偽腔から真腔を探すのにほかに2つの方法が存在している．まず IVUS ガイド CTO-PCI がある．IVUS で確認されうるのは，
① 現在の GW の位置が偽腔にあるのか真腔にあるのか
② ずれているなら，どこから，どういう理由でずれたか
③ 血管の大きさ，病変の長さ，石灰化の有無，distal embolization が起こりそうかの予測など
　　　　　　　　　　　　　　　　　　　　　　　　　　　　　　　　　　　　　である．

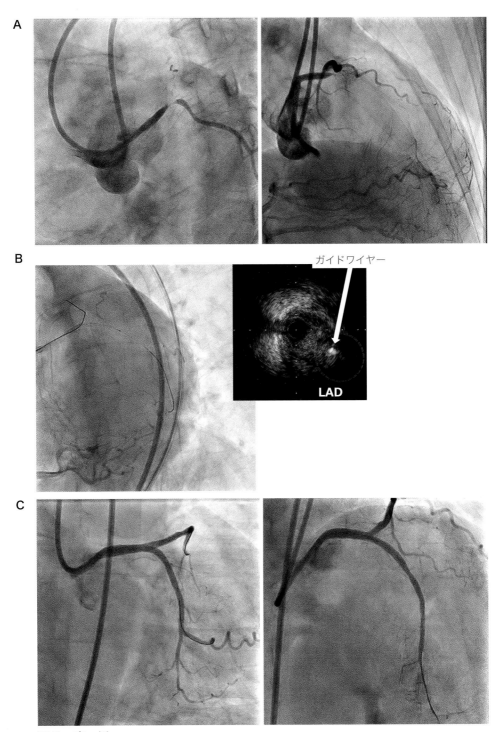

図2. 症例
A:LADのCTOでかつ左回旋枝入口部に高度狭窄がある.
B:左回旋枝にIVUSを入れ,LADの入口部を描出してGWをLADに挿入していく.
C:LADのCTO,左回旋枝入口部,高度狭窄に対するPCIの最終造影.

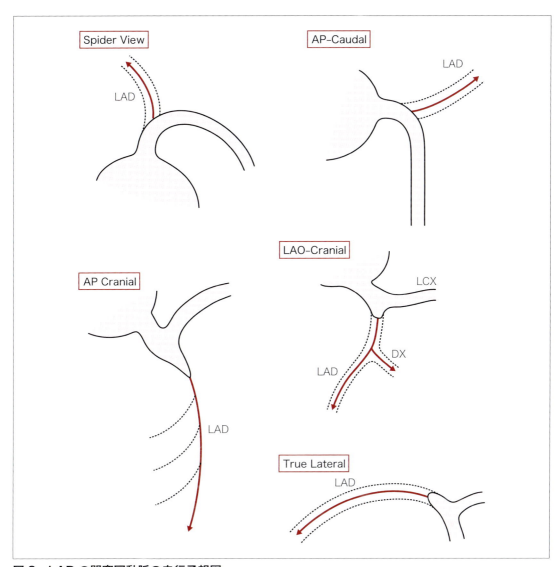

図 3. LAD の閉塞冠動脈の走行予想図
LAD の CTO の走行は，少なくともその方向性は予想されうる．

　GW を真腔に戻すには IVUS を用いて**図 5-A** のようにガイドワイヤーが偽腔にあることを確認後，**図 5-C** のイメージで真腔に戻し，**図 5-B** のようにガイドワイヤーが真腔内にあることを確認する．もう 1 つは stingray balloon を使用してデバイスの力を借りて真腔に戻す方法である．この解説は成書に譲ることにするが，考え方は**図 5-C** のように IVUS を利用して最終的に真腔に戻すという方法と一緒である．

　もう一度 IVUS を使用して偽腔からの脱出に絞って説明する．改めて**図 1** を見ると，IVUS 1 の位置で見ると GW は真腔にある．ところが IVUS 2 の位置では GW の位置は偽腔にあることになる．GW がそれた理由は，途中にある石灰化病変でずれているわけだが，IVUS の長所はどこでどの理由で GW がそれたのかが分かる点だろう．そこで GW を引き戻して真腔を狙うわけである．IVUS では**図 5-A** のように GW が真腔にないことは一目瞭然であるし，

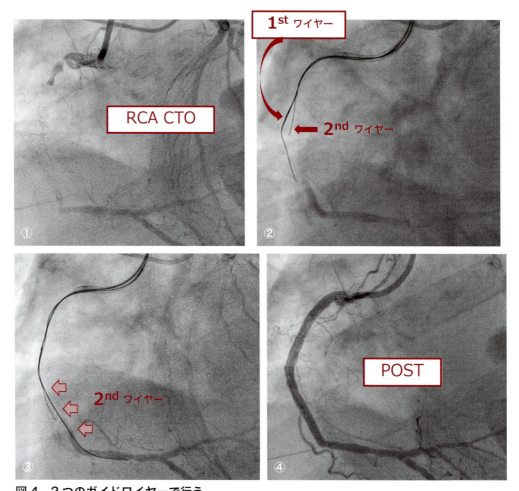

図4. 2つのガイドワイヤーで行う
パラレルワイヤー法がCTOに対するPCIにおけるGW操作の基本である.

GWを引き戻して操作し直し真腔に戻した後, **図5-B**のようになれば良いのである. もちろんこのすべての技を繰り出してもうまくいかなければ, すぐさまretrogradeアプローチに切り替える方が良い.

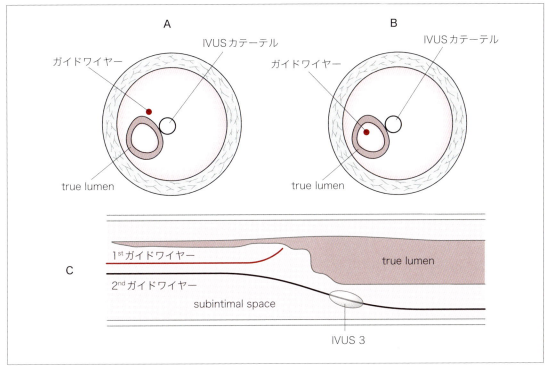

図5. GW を IVUS を用いて真腔に戻すイメージ

4 | CTO に対する PCI におけるガイドワイヤー操作に関して，最終的に開通した後にどう考えるか？

　さて GW が collateral を捕らえることができた後，喜んでばかりはいられない．GW がすべて真腔を捕らえていれば良いのだが，途中に偽腔内の走行が確認できたのであれば（IVUS などで），そこで分枝を閉塞する可能性がある．もちろんできうる限りすべて真腔内の走行の方が良いのだが，そうでないときにそこでの stenting にて大事な分枝が閉塞しないことを確認しなければならない．状況によっては，もう一度真腔内だけの走行を狙って真腔を探し治すこともありうる．これら一連のことをすべてうまく行って，CTO の PCI 成功と言えるだろう．

2 ガイドワイヤー抜去困難

PCI中にガイドワイヤーが断裂する頻度は0.02～0.08％と報告されている[1,2]．その前段階であるガイドワイヤー抜去困難の状況に陥る頻度に関しての報告はないが，当然ガイドワイヤー断裂の数倍存在することが予想される．ガイドワイヤー抜去困難となる要因に関しては大きく2つが考えられる．1つには分岐部ステント留置時の側枝保護ワイヤーとしてのガイドワイヤーがトラップされるケース，もう1つはCTOなどに対するPCIでガイドワイヤー先端が硬い組織にトラップされて生じるケースである．いずれにしろ，ガイドワイヤー抜去困難の状況で無理矢理引き抜いてすべて抜去できれば良いが，破損し遺残した場合は血栓症などにより急性心筋虚血に陥る可能性がある[3,4]．このため，破損し遺残した場合は色々な方法で取り除く必要があるが，この方法論については次項に譲る．本項ではガイドワイヤーが抜去困難になった場合の対処方法，抜去困難に陥らないようにするためのテクニックに関して経験に基づき詳述する．

1 ガイドワイヤー抜去困難に陥らないために

ステント留置時に側枝保護のためにクロスしているガイドワイヤーが抜去困難になる要因としては，血管の内腔径とプラークの質および血管の屈曲などがある．石灰化が大きな要因になるが，本幹近位部に石灰化が存在しても大きな血管内腔がある場合はトラップされる可能性は低い．逆に近位部の本幹に浅在性石灰化があり，その血管内腔径が小さい場合はステント留置により容易にトラップされる．ただし，これはガイドワイヤーを覆うステントの長さにも影響される．例えば5 mm程度しか覆われていなければ，その抵抗は小さく，10 mm，20 mmと増えていけば摩擦抵抗は比例して増えていく（**図1**）．

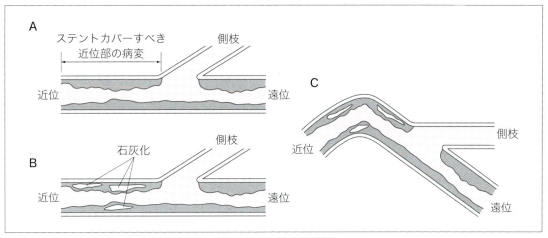

図1. ステント留置による側枝保護ワイヤースタックの要因
　Aのステントカバーしなければいけない近位部の病変長が長ければ長いほどガイドワイヤー抜去困難になる可能性が高くなる．さらにBのような石灰化が存在，さらにCのように屈曲が加われば側枝ガイドワイヤースタックの可能性は高くなる．

秘伝 テクニック！

トラップされにくくする方法としては以下が挙げられる．
① 基本としては側枝ガイドワイヤーの不透過部分はステントにかからないよう十分に奥にクロスしておく（ガイドワイヤー先端部分は軟らかくトラップされやすいため）
② ステントサイズはやや小さめを選択し，高圧をかけずにステントを拡張する．ダブルルーメンカテーテル（Sasuke, Crusade）を用いて側枝にガイドワイヤーをリクロス後，十分なステント拡張を行う
③ 側枝より近位部本幹の病変が長い場合には，1本のステントでフルカバーするのではなく，短めのステントで分岐部の処理を行い，もう1本ステントを用いてフルカバーする．

　ステント留置によりワイヤートラップが予想される石灰化や屈曲，長い病変長が明らかな場合には，上記のような対処でワイヤートラップを防ぐことができる．なお，一般的に側枝ガイドワイヤーの先端はナックルの形状を解除しておく必要がある．ナックルの形状のまま本幹ステント留置した場合，側枝ガイドワイヤー抜去の際にステントにトラップされる可能性が高い．トラップされにくい病変形態でもガイドワイヤートラップされる落とし穴なので，十分に注意する必要がある．
　CTOなどでワイヤークロスを試みている途中でワイヤートラップされるケースでは，多くの場合テーパードCTOワイヤーが用いられている．Gaiaの特性としてdeflection controlで術者の思ったところに狙って進ませることが可能となるメリットがあり，その操作性がか

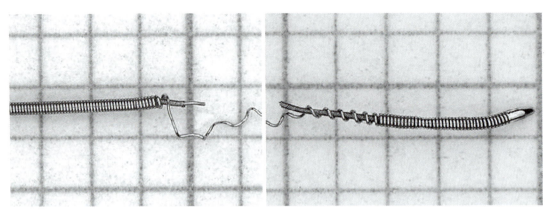

図2. 断裂したガイドワイヤー
ガイドワイヤーが抜去困難になり断裂した場合，コアワイヤーが断裂し，その周囲のスプリングコイルが断裂せずに伸び続けることが多い．

えって仇になっている．また，過度に穿通力があると信じて強く押して回しているうちにトラップされてしまうケースが多い．

> **秘伝 テクニック！**
>
> このタイプのガイドワイヤートラップを防ぐには，以下に注意する．
> ① ガイドワイヤーが進んでいない状況では drilling で同じ方向に回転を加えることを避ける（ひどいときには捻じ切れてしまうこともある）．
> ② ガイドワイヤーが進まず，ガイドワイヤーの先端にトルクが伝わっていない場面では，強くトラップされる前に一度ほんの少し手前に引きワイヤーの自由度を確かめる．

　少なくとも術者の手元の操作とガイドワイヤー先端の動きや長軸方向へのワイヤーの進み具合などを正確に判断することが重要と考えられる．
　なお，Gaia Next シリーズではトラップに対する抵抗性が非常に強くなっており，トラップされにくい．もし，トラップされ断裂した場合でも，スプリングコイルが伸びるのではなく，スプリングコイルもコアワイヤーとともに断裂するため，その後の処理が容易である．

2 ガイドワイヤー抜去困難となったら

　ガイドワイヤーが抜去困難になり断裂した場合，コアワイヤーが断裂し，その周囲のスプリングコイルが断裂せずに伸び続けることが多い（**図2**）．このような状況になる前に試みることを以下に示す．
① スタックしたガイドワイヤーにマイクロカテーテルを載せてスタック部位まで進め，マイクロカテーテルとともにガイドワイヤーを引いてみる（**図3-B**）．

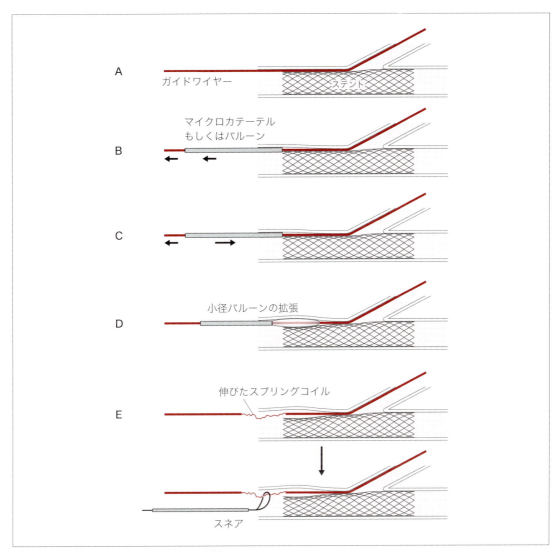

図 3. 抜去困難なガイドワイヤーの対処

② 抵抗が強ければマイクロカテーテルをスタック部位に押しつけ，ガイドワイヤーのみ引いてみる（**図 3-C**）．
③ 冠動脈内でのガイドワイヤー離断の経験のない医師は，経験のある医師に抵抗の強さを確認してもらう．
④ 離断の可能性が高いと考えられる場合は，マイクロカテーテルを小径（1.0～1.25 mm）モノレールバルーンに変更し，バルーンをスタック部位に押しつけながらガイドワイヤーを引いてみる．
⑤ ステントの側枝の保護ガイドワイヤースタックの場合，バルーンがステントに潜り込むことができれば拡張し，再度バルーンを進めて拡張を繰り返し行うことでステントの圧着が解除され抜去されることもある（**図 3-D**）．
⑥ コアワイヤーが断裂し接続がスプリングコイルのみの状況になったとしても，スネアを持ち込んでステント近傍でスプリングコイルを確保して引くと，スプリングコイルを離断で

きることがある．冠動脈内に残存しているスプリングコイルは新たなステントで血管壁に圧着させておくことで，その後の血栓症などのリスクを低減できる（**図3-E**）．

⑦ CTO治療時のガイドワイヤー先端のトラップに関しては，スプリングコイルは固定されていないので，同じようにスネアでつかんで引いても，ずっとスプリングコイルが伸び続ける可能性がある．なお，伸びたスプリングコイルは，ワイヤーとしての強さがなく容易に離断するので扱いには注意する必要がある．そっと引き続けるとガイドワイヤーチップの部分までほどけていき抜去可能になることもある．引き抜く途中でスプリングコイルが断裂しても，沿わせているカテーテルがマイクロカテーテルではなくモノレールバルーンであれば，バルーンのexitポートにスプリングコイルが束になって残存している場合があり，モノレールバルーンをガイドから引き抜くことにより，もう一度スプリングコイルの断端を体外で確保することができる．筆者は，末梢血管治療時のガイドワイヤースタックで上記と同様な経験をしたことがある．また，この状況でスプリングコイルが途中で断裂し，ガイド内に存在する場合，ガイド内でバルーンやtrapping balloonを用いてスプリングコイルをトラップしてガイドごと抜去する方法もある．確実に血管内でスプリングコイルを切りたいのであれば，最初のガイド内でスプリングコイルをトラップしたまま，セカンドシステム（他部位を穿刺し新しいガイディングカテーテルを使用）を組み，ローターワイヤーを標的部位にクロスし，ローターブレーターを使用し冠動脈内でスプリングコイルを切る方法もある．

以上，ガイドワイヤー抜去困難は実臨床で遭遇する可能性の高い合併症であり，抜去困難になったときの対処について知ることは有意義である．しかし，そのような状況を作らないよう策を練ることの方が重要であり，本項が今後のPCIに活かされることを期待する．

文　献

1) Iturbe JM, et al：Frequency, treatment, and consequences of device loss and entrapment in contemporary percutaneous coronary interventions. J Invasive Cardiol **24**：215-221, 2012
2) Khonsari S, et al：Fracture and dislodgment of floppy guidewire during percutaneous transluminal coronary angioplasty. Am J Cardiol **58**：855-856, 1986
3) Patel T, et al：Broken guidewire fragment：a simplified retrieval technique. Cathet Cardiovasc Intervent **51**：483-486, 2000
4) Karabulut A, et al：Entrapment of hydrophilic coated coronary guidewire tips：which form of management is best? Cardiol J **17**：104-108, 2010

ガイドワイヤー合併症

3 ガイドワイヤー断裂

ガイドワイヤーの断裂はまれではあるが重篤な合併症である．文献的には発生頻度は0.1～0.2%[1)]であるが，2000年以前のデータであり，現在はそれほど高くないと推察される．筆者らの施設（千葉大学医学部附属病院，君津中央病院）での2003年から2016年の発生頻度は0.06%（6/10,318症例）であった．そのうちの3例に対して外科的な処置が行われている．

1 ワイヤー断裂の機序

ワイヤーの断裂には，ワイヤーがトラップされて引き抜くときの断裂と，ローターブレーター中のローターワイヤー断裂との2種類がある．紙面の都合上，後者はここでは述べない．

ワイヤーがトラップされる状態としては，CTOや高度石灰化にワイヤーの先端がはまり込む場合と，ステント留置時に側枝保護ワイヤーをステントと血管壁で挟む場合がある．ConquestやMiracleのようなワイヤーであればやや無理に引き抜いて断裂したとしても不透過部分だけがきれいに断裂するが，GaiaやSIONのようなワイヤーではコアだけが先に断裂してスプリングコイルが延伸してしまう．そうなると下記の症例1のように回収が困難になる．

2 症 例

a．症例1

数年前にLADにCypherステントが留置されており，そのステント内から遠位部に新たに狭窄が認められた．側枝保護のために側枝にSUOHワイヤーを入れた状態で，Cypherステント内から遠位部にXiencePrimeステントを留置した．その後，側枝保護のためのSUOHワイヤーを抜去しようとしたところ，コアが断裂しスプリングコイルが延伸した．Corsairを進めてワイヤーを引いたところ，スプリングコイルも断裂してLMTから大動脈内に残存した（図1）．グースネックスネア，SoutenirCV，EN Snareを使用して抜去を試みた．ワイヤーはつかめるが，ちぎれてスプリングコイルがさらに延伸することを繰り返し，最終的に抜去できなかった．残存したワイヤーにより致死的なステント血栓性を発症したとの報告[2)]もあるので，外科的にワイヤーを抜去して冠動脈バイパス術を同時に行った．ワイヤーはコアが先

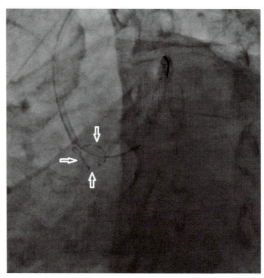

図1. 大動脈内に残存する延伸したコイル

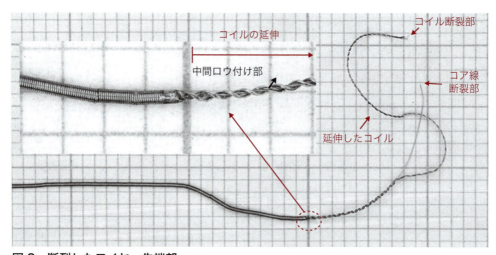

図2. 断裂したワイヤー先端部

端より18 mmで断裂して，スプリングコイルが先端より27 mmのところで断裂し，著明に延伸していた（**図2**）．

残存して取り出せないときの対処として，ステントで壁に押しつけるという方法がある．しかし，筆者らはステント血栓を発症した下記の症例2を経験しているので推奨していない．

b．症例2

LADに対してCypherステント留置時に側枝保護のためのRunthroughワイヤーを挿入していたが，引き抜き時に断裂した．回収は困難でバルーンで十分に壁に押しつけたが，6日後にCypherステント内にステント血栓症を発症した（**図3**）．

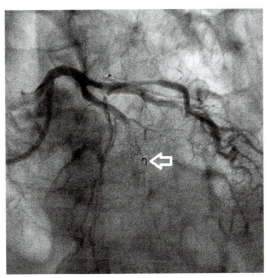

図3. 断裂したワイヤーを原因とするステント血栓症

> **秘伝** テクニック！
>
> 断裂したワイヤーの回収は難しく，残存した場合の予後は悪い．
> ① ワイヤーの先端がトラップされたときはマイクロカテーテルをできる限り奥に進めてから引き抜く．
> ② 側枝の保護ワイヤーはナックルにせず，不透過部分はステントで踏まないようにする．
> ③ ステント2枚重ねのときは側枝のワイヤーは必ず抜く．石灰化が強く，ステントと石灰化で挟まれる距離が長いときは原則として側枝のワイヤーは抜く．
>
> 以上のような注意をしながら，ワイヤーが抜去困難となった時点で慌てて引き抜こうとせずに，ワイヤーが断裂しないようによく考えて十分注意して対処していきたい．

文　献

1) Al-Moghairi AM, Al-Amri HS：Management of retained intervention guide-wire：a literature review. Curr Cardiol Rev **9**：260-266, 2013
2) Kim TJ, et al：Fatal subacute stent thrombosis induced by guidewire fracture with retained filaments in the coronary artery. Korean Circ J **43**：761-765, 2013

ガイドワイヤー合併症

4 ガイドワイヤー本幹穿孔

冠動脈穿孔は対応を誤ると生命の危険に曝すことになり，術者は的確かつ迅速に対処する必要がある．ここではガイドワイヤーによる冠動脈穿孔（ワイヤーperforation）を取り上げ，対処方法や予防について解説する．

ワイヤーperforationには，親水性コーティングワイヤーを用いた際に起こりやすい冠動脈本幹末梢や側枝での穿孔と，CTO病変内で先端のテーパーされたスティッフ系ワイヤーを操作した際にワイヤーが血管外へ交通してしまう穿孔の2種類がある．後者のCTO病変での穿孔は血管の横断面方向への穿孔であり，CTO病変へのintimal trackingを行った治療により自然止血することが多い．これに対し，冠動脈本幹末梢や側枝におけるワイヤー穿孔は血管の長軸方向（血流方向）への穿孔であり，自然に止血されることは少なく，術者は迅速に止血手技を施行しなければならない．

1 穿孔部位の同定

ワイヤー穿孔を認めた場合，確実に止血するためには穿孔部位の同定が不可欠である．数方向からの造影を確認し，どの部位（枝）で穿孔を起こしているかを同定する．さらに，マイクロカテーテルによる選択造影により穿孔の程度を評価する．このとき，マイクロカテーテルの先端の位置が血管をwedgeさせていたり，過剰にtip injection圧をかけて血管に解離を起こさないよう注意を要する．

マイクロカテーテルからの先端造影にて造影剤の心筋へのプーリングが観察される場合は心筋内への穿破を示唆しており，一方，造影剤がウォッシュアウトされる場合は心嚢腔への穿破あるいは心室内への穿破を示唆している．心筋内や心室内への穿破であれば通常大きな血行動態の変化は起こらず慎重に経過観察すれば良いが，心嚢腔への穿破の場合には心タンポナーデに繋がるため直ちに止血手技を始める．

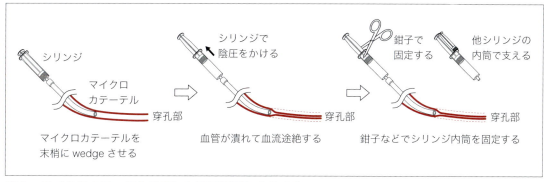

図 1. マイクロカテーテルを用いた陰圧吸引による止血

2 | ヘパリンの中和

　末梢でのワイヤー穿孔を確認した場合，まずは活性化全血凝固時間（ACT）の測定を行い，ヘパリンの中和をすぐに行うか否かの判断が必要となる．すでに PCI 手技が終了しており，穿孔部の止血が完了すれば手技終了という状況では，直ちにプロタミン硫酸塩でヘパリンの中和を行う．ただし穿孔の程度が大きく止血手技が困難な場合には，冠動脈内に長時間デバイス（マイクロカテーテルやバルーンなど）を留置しなければならず，新たに血栓形成による二次合併症を引き起こさないよう頻回にカテーテル内のフラッシュを行う．一方，PCI 手技中に血管穿孔を確認し，止血完了後も PCI 継続が必要という状況であれば，完全にはリバースせずに止血手技を施行することも考慮する．

3 | 実際の止血手技

　止血方法には，①マイクロカテーテルを使用し，先端に陰圧をかけることにより血管を collapse させて止血を行う方法，②自家血栓，コイルもしくは脂肪組織を用いて塞栓を行う方法があり，それぞれについて概説する．

a. 陰圧吸引による止血（図 1）

　ガイドワイヤーを穿孔した枝まで進め，穿孔部位のごく近位までマイクロカテーテルを進める．その状態で 5 cc 程度のシリンジを使ってマイクロカテーテルに陰圧をかけると，末梢血管が潰れて血流が遮断される．そのまま陰圧を 10〜20 分間程度保つことで止血を行う．ただし，陰圧を強くかけ過ぎるとマイクロカテーテル自身が潰れてしまい，血管に陰圧がかからず意味をなさない．イメージとしては，マイクロカテーテルを用いた先端造影時に逆血を確認する際にかける程度の陰圧を持続させる．また，用手操作で陰圧を保ち続けるのが困難な場合は，シリンジの押し子の部分を鉗子で挟んで固定するか，あるいは他のシリンジの内筒を挟んで固定することも可能である．

b. 自家血栓による塞栓術（図 2）

　自己血で作成した自家血栓を塞栓として用いる止血方法である．ヘパリン化された血液では血液凝固が得られにくいため，穿刺時に使用したサーフローの外筒内の凝血塊や逆血確認したシリンジの血液などを用いる．凝血塊がない場合には以下の方法で作製する．

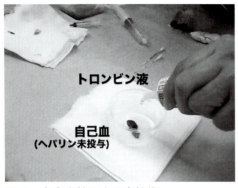
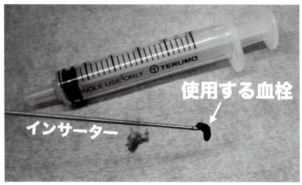

図 2. 自家血栓による塞栓術

　清潔野にシャーレや小さなトレイを用意し，その中で 1 mL 程度の血液にトロンビン液を数滴垂らして撹拌し，凝固し始めたら造影剤を数滴滴下してさらに撹拌する．このように造影剤を含有させることで血栓を透視下で視認でき手技が明瞭になる．

　インサーターの先に乗る程度の血栓塊をマイクロカテーテルに挿入し，生理食塩液で押し出して穿孔部に留置する．マイクロカテーテルの中で血栓を進める際にガイドワイヤーで押すことも可能であるが，その際にはガイドワイヤーが血栓を貫いたり血栓の脇を抜けてしまうことがあり，筆者らは生理食塩液を注入しデリバリーすることを第一選択としている．その際，必要以上に強い力で注入を行うと穿孔部位をさらに拡大させることになるため，ゆっくり確実に血栓を送り込むイメージが必要である．

c．コイルによる塞栓術

　マイクロカテーテルにコイルを挿入し，ガイドワイヤーをプッシャーとして用いてコイルを穿孔部に留置する．最近市販された C-STOPPER Coil 0.014（パイオラックスメディカルデバイス社）であれば Corsair や Caravel など内腔が細いマイクロカテーテルでもデリバリー可能であるが，その他の多くのコイルではデリバリーできず，より内腔の大きなトランジットマイクロカテーテルなどを新たに準備する必要がある．日頃から自施設で所有している止血用コイルとデリバリー可能なマイクロカテーテルの組み合わせを認識しておく必要がある．

秘伝　テクニック！　止血方法の選択

　ガイドワイヤー穿孔を起こした場合，穿孔部位を特定するためにマイクロカテーテルで選択造影する．そこでまず，そのままマイクロカテーテルを進めて陰圧止血を開始する．その上で，自家血栓あるいはコイルによる塞栓術の必要性を検討する．自家血栓を用いた場合，慢性期には血栓が吸収されて再疎通していることが多い．一方，コイルを用いた場合，確実に止血できるものの慢性期の再開通は期待できない．末梢血管といえども異物を残さず再疎通していることが好ましいので，（陰圧止血で止血困難な場合には）コイルよりも自家血栓を優先して考え，止血困難な場合にのみコイル使用を選択する．

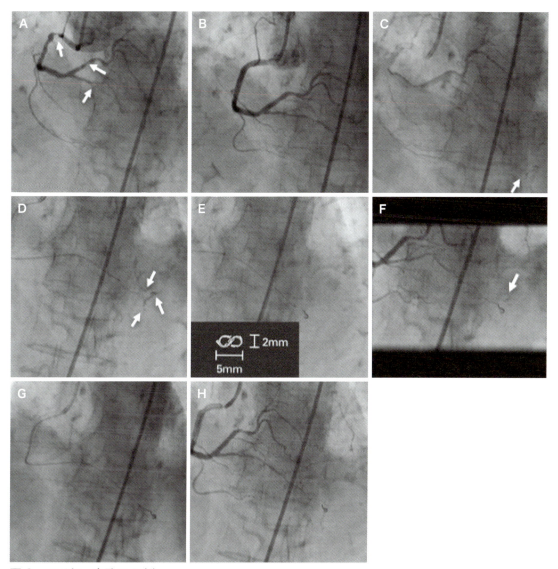

図3. ワイヤー穿孔の1例

4 | 症例提示

　筆者の施設でワイヤー穿孔に対処した症例を提示する．症例は労作性狭心症の診断にてPCIを施行した80歳代前半の男性で，右冠動脈 #1 および #4AV 病変の 90％狭窄病変，#4PD の sub-total 病変に対する PCI を施行した（**図3-A**）．#1 および #4AV に対しそれぞれ薬剤溶出性ステントを留置し，#4PD に対しては最終 2.0 mm バルーンによる拡張にて終了した（**図3-B**）．手技終了を意図して最終造影を行ったところ，#4PD の末梢にガイドワイヤー穿孔を疑う造影像を呈した（**図3-C**）．マイクロカテーテル（FineCross MG）による選択造影を行い穿孔部を特定し（**図3-D**），マイクロカテーテルを進めて陰圧止血を開始した．

　本症例では造影剤がウォッシュアウトされる造影像を呈していたため，心嚢腔への穿破と判断し，直ちに止血手技を行う方針とした．穿孔部からの flow が大きいこと，心タンポナー

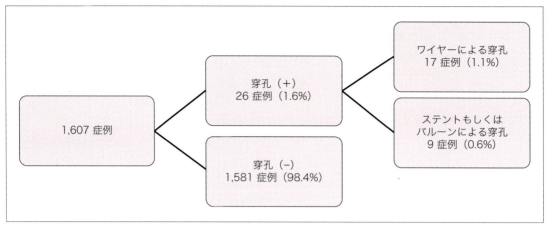

図4. 筆者の施設における冠動脈穿孔の発生状況

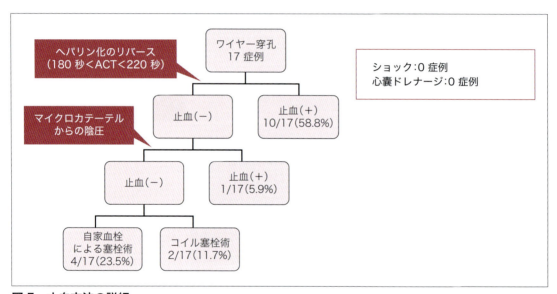

図5. 止血方法の詳細

デのリスクを確実に回避したいことからコイルによる塞栓術を選択し，コイル（Boston Figure 8-18）を1本留置した（**図3-E**）．その後の造影にて，この枝からの出血は止血できているものの，他枝からも穿孔していることが判明した（**図3-F**）．残存穿孔部からの流出flowは弱いことから自家血栓による塞栓術を追加施行した（**図3-G**）．自家血栓の留置後，マイクロカテーテルからの選択造影にて穿孔部の止血を確認し手技終了とした（**図3-H**）．

5 ｜ 筆者の施設でのワイヤー穿孔の発生状況

筆者の施設における冠動脈穿孔の発生状況を**図4**および**図5**に示す．PCI施行1,607症例においてガイドワイヤー穿孔は17症例（PCI施行症例のうち1.1％）であり，全症例に対してヘパリン化のリバースを施行していた（180秒＜ACT＜220秒）．リバースのみで止血できたものが10症例（ガイドワイヤー穿孔症例のうち58.8％），陰圧止血で対処できたものが1

症例（5.9％），自家血栓による塞栓術を施行したものが4症例（23.5％），コイル塞栓術を要したものが2症例（11.7％）であった．ショックに陥った症例や心囊ドレナージを要した症例は皆無であった．

6 穿孔を予防するために

　ガイドワイヤーによる穿孔を予防するためには，術者はワイヤーの先端が今どこにあるのかを常に意識することが重要である．冠動脈近位部でのballooningやステント挿入時にワイヤー先端が透視フレームから外れていれば，ワイヤー先端が末梢に奥深く入っていても気づかない．常にガイドカテーテルの先端とワイヤー先端の位置（もしくは不透過マーカー部）を確認できるようなフレーミングで手技を行う．1つの画面内に入らない場合には，ときどきワイヤーの先端位置を確認する習慣を持つことも大切である．また，心室性期外収縮（PVC）の出現はワイヤー先端が枝に入ったというサインでもあり，PVC出現時にはワイヤー位置を確認する．

　バルーンやステントなどのデリバリー困難なケースでは，無理にデバイスを押し込むとガイドカテーテルが冠動脈口から遠ざかる．このとき，同時にワイヤー先端も引き戻されているが，デバイスをガイドカテーテルに再収納する際に無造作に行うと抵抗が失われ，反作用的にワイヤー先端が冠動脈末梢深くまで滑り込んでしまう．このようにワイヤー穿孔が起こりやすいシチュエーションではさらなる注意が必要である．

　また，非CTO病変でのPCI手技では先端の親水性コーティングワイヤーの使用は最小限に控えるべきである．やむを得ず親水性コーティングワイヤーを選択した場合でも，病変を通過した後にはマイクロカテーテルを使って非コーティングfloppyワイヤーへ入れ替えることを習慣づける．さらに最終造影では治療部位のみならず，末梢での穿孔の有無を確実に確認することが重要である．

> **秘伝** テクニック！
>
> 合併症への対処において，第二術者やコメディカルスタッフなどチーム全員が治療戦略やデバイスを理解し，準備や対処を同時進行することが大切である．

ガイドワイヤー合併症

5 ガイドワイヤーチャンネル穿孔

本項ではガイドワイヤー・マイクロカテーテルによるretrogradeチャンネル穿孔について，筆者の経験に基づいて機序・対応法を述べる．

筆者のチャンネル穿孔の経験数は，4年間・約850例のCTO-PCI中retrogradeアプローチを行った500例の中の約20%・100例である．本項ではこの経験に基づき，チャンネル穿孔における「最初にすべきこと」および「その後の対応」について筆者の考え・対応策を示す．

1 最初にすべきこと

まず，チャンネル穿孔を起こした際の最初の重要ポイントは「慌ててワイヤー・マイクロカテーテルを抜き過ぎないこと」である．ワイヤー穿孔に気づき確認した，という時点では，すでに穿孔した場所からワイヤーは抜かれ，造影剤漏出が確認された状態である．つまり何の処置もせずにワイヤー・マイクロカテーテルを抜いてしまうと血液漏出が起こり，心タンポナーデや心筋断裂が生じる可能性がある．幸いblow-out型の冠動脈断裂とは異なり，チャンネル穿孔の出血は通常少量で血行動態が短時間で崩れることはない．慌てずに落ち着いて考えることが可能であり，その後の対応のためにワイヤー・マイクロカテーテルを穿孔部付近に残すことは非常に重要である．

2 チャンネル穿孔部位別の対応

次に，チャンネル穿孔部位について考える．穿孔部位には「ワイヤーを通過させようとしているチャンネルそのものの穿孔」もしくは「より小さな分枝の穿孔」の2種類がある．

穿孔部位が「より小さな分枝の穿孔」であり，「分枝への迷入点が把握」でき，「分枝でない正しい方向にワイヤー・マイクロカテーテルを進めることが可能」な状況では基本的にワイヤー操作の継続が可能である．分枝への迷入点を越えてワイヤー・マイクロカテーテルを進めた状況では「穿孔した分枝への血流は遮断される」からである．この場合は時間経過で止血していることが多いが，手技終了時にも造影剤漏出を認めた場合には下記の対応を行う．

注）同側および対側のガイドカテーテルからも造影して，血流漏出がないことを確認しておくこと．

それ以外の,「小さな分枝の穿孔だがワイヤー・マイクロカテーテルを進めても造影剤漏出が認められる」,「小さな分枝の穿孔と思うが分枝への迷入点が不明」,「目的としていたチャンネルそのものの穿孔」に対する対応は下記のとおりチャンネルの種類で異なる.

a. septal channel でのチャンネル穿孔

　Septal channel はその解剖として,LAD と RCA #4PD との間でほとんどの部位が中隔内を走行している.中隔筋層内を走行している部分でのチャンネル穿孔は心囊腔に交通が不可能で「心タンポナーデの危険性はない」.このため多くのチャンネル穿孔で経過観察が可能とされている.

注）ただし septal channel が LAD もしくは RCA #4PD と吻合する部位では心囊に交通するリークがありうるので注意が必要である.

　これらの経過観察可能症例では「血圧・心電図・症状」に何も変化を認めないことが通常であることから,筆者は「血圧・心電図・症状」のいずれも変化を認めない場合には経過観察,いずれかに変化がある症例ではその後のドライタンポナーデのリスクを考えて流入血流圧を低下させる対応を考えている.

　図1の症例は同側 septal channel からの CTO-PCI を試み,ワイヤーは通過したもののマイクロカテーテルが不通過で,より強く進めたところマイクロカテーテルのシャフトによる心筋解離を作ってしまった例である.本症例では胸痛・徐脈を認めたため対応が必要と判断,流入血流圧を減弱させるためチャンネルにコイルを留置し,その後問題なく経過した.

　心筋にかかる力の減弱のためには上記の流入血流圧の減圧だけでなく「流出経路を作る」ことによる心筋解離腔内の圧の減弱が可能である.筆者は意図的な流出経路,つまり心室への穿破を作ったことはないが,自然に心室穿破した途端に「徐脈・胸痛が消失」した症例を経験している.

　まとめると,septal channel 穿孔への対応は「血圧・心電図・症状」によって行い,対応策は「心筋解離腔内の圧の減弱」となる.

b. 非 septal channel でのチャンネル穿孔

　非 septal channel の穿孔は septal channel の穿孔とは大きく異なり「心タンポナーデのリスク」が高い.特にチャンネル周囲が血管周囲組織で覆われていない場合には,非常に容易に心タンポナーデをきたすので要注意である.

注）基本的にグラフトが吻合される場所は血管周囲組織が少ないと考える.

　非 septal channel の穿孔では,心タンポナーデの可能性を最小にするために,多くの場合何らかの塞栓物質を用いて血流を途絶させるか流出血流圧を低下させる.ただし「非常に少量の造影剤漏出＋ある程度の血管周囲組織が存在し,血流による血管周囲組織のさらなる解離が生じない」と判断した場合や,塞栓術の前に「マイクロカテーテルなどによる血流遮断＋持続陰圧で完全に止血された場合」には経過観察とすることもある.

　塞栓術のエンドポイントは,非 septal channel からの流出血流が直接心囊腔に出ている場合は「血流の完全途絶」であるが（**図2**）,流出血流が血管周囲組織で止まっている場合には「流出血流圧の低下」による「現状のカプセル化された状態の維持」である（**図1-D**）.カプセル化された状態が維持されれば,時間経過で流出血流は血栓化するので,塞栓術時の完全血流途絶は不要である.

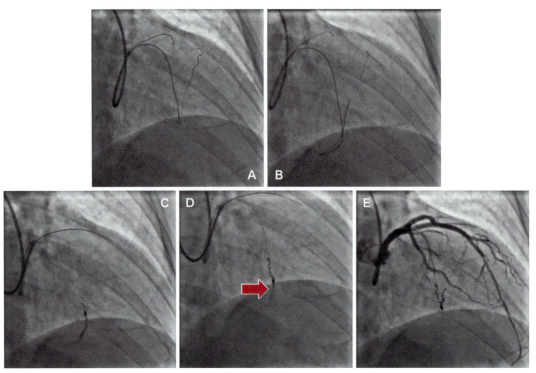

図1. septal channel でのチャンネル穿孔

　中隔から septal channel による retrograde を行っている途中（**A**），マイクロカテーテル（Corsair）のシャフトによってチャンネル穿孔をきたし（**B**），その後，胸痛・血圧低下を認めたためコイル塞栓術を行うこととした症例である．コイル1つ留置後の造影では大きな解離腔を認めたため（**C**），さらにコイルを追加し解離腔への血流が減少した状況で経過観察とした（**D**）．閉塞部の血行再建成功後に distal septal channel からも造影剤漏出を認めたため，distal septal channel にもコイル留置を要したが，最初のコイル部からの流出血流は完全に消失していた（**E**）．

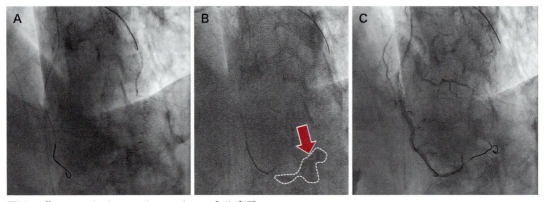

図2. 非 septal channel でのチャンネル穿孔

　屈曲の強い左室表面のチャンネル（**A**）からの retrograde アプローチを行っていたところ，Caravel が血管外に飛び出した．Caravel からの先端造影にて心嚢腔が造影された（**B**：点線部）．この症例ではすでに心嚢腔へのルートが作られているため，この時点での完全止血が必要である．20 mm マルチカールコイル（図3）を2本留置して完全止血を得た（**C**）．

3 | 塞栓物質

　塞栓物質に関しては，コイル・ゼラチンスポンジ・プラスチック粒子・脂肪などが用いられる．筆者は様々な塞栓物質を使ったが現在では「コイル」を使用している．コイルの利点は「可視」「容易」「確実」であり，止血操作を短時間で終了させてCTO-PCI手技を継続することが容易である．読者の方々でコイル塞栓をしたことがない方はぜひ一度トレーニングをしておくことをお勧めする．

　コイルは，その種類によって適合するマイクロカテーテルが異なる．筆者が使っているコイルとその適合マイクロカテーテルを**図3**に示す．さらに「どうしても適合コイルがない場合」には，自作コイルを作って使用することも可能である[1]．

　コイル塞栓の詳細を下記に示す．

a．状況1：ワイヤーがチャンネルを完全に通過する前のチャンネル穿孔

　この場合には穿孔部の両側にコイル留置することができない．ただ筆者の経験で「穿孔部に非常に近い位置（5〜10 mm程度？）」にコイルを留置して流出血流圧を十分に低下できた場合には，一方向のコイル留置でもタンポナーデをきたした症例は認めていない．対側血流圧が通常より細いチャンネルからの血流であり低圧であるためと考えている．

b．状況2：ワイヤー・マイクロカテーテルがチャンネルを通過した後のチャンネル穿孔

　この場合には穿孔部の両側にコイル留置を行うことで完全な塞栓術が可能である．ただ，手順を間違えてマイクロカテーテルを抜いてしまうとその後の止血に難渋する．

　コイル塞栓術自体は比較的容易な手技であるが，ときに不成功となる場合がある．**図4**はチャンネル穿孔の症例ではないが，非常に教育的であるためここに示す．この症例では心嚢液貯留に気づくのが遅れ，慌ててコイル塞栓術を行ったために「穿孔部の特定が不確実」な状況でコイルを実際の穿孔部と違う分枝にコイルを留置してしまっている．この時点で血圧が下がっていたため一度は止血されたと判断していたが，数時間後に再出血・再タンポナーデとなった．再出血時のアンギオグラフィを見ると，最初のコイルが間違った部位に留置されていたことが分かる．コイル塞栓術の最も重要な点は「穿孔位置の把握」「穿孔位置の近傍にコイルを留置する」ことである．逆に言えば，この部分に注意して正しいコイルとマイクロカテーテルの選択をすれば誰でも安全・確実な塞栓術が可能であり，心タンポナーデを回避することができる．

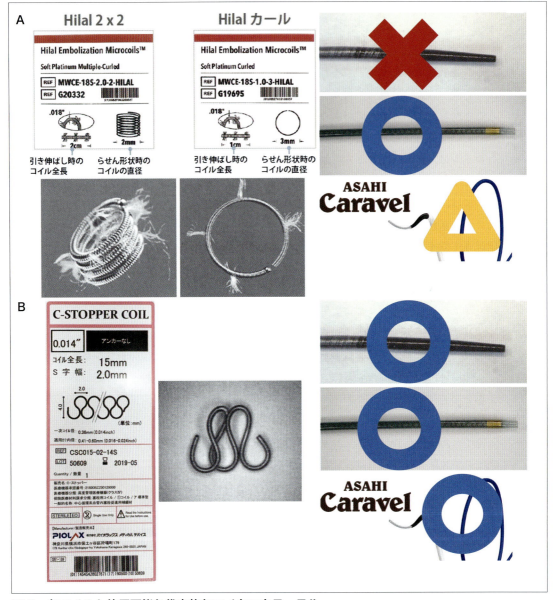

図3. 各コイルと使用可能な代表的なマイクロカテーテル

　筆者は **A** の Hilal 2×2 マルチカール（直線長 2 cm）と Hilal カール（直線長 1 cm）を必ず準備・持参している（Tornade 型も問題なく使用可能だが，一時供給が困難となったためこのコイルを使用している）．

　コイルを選ぶ際の重要なポイントは，太さ・直線時の長さ・形状である．

　太さは，上記のコイルであれば FineCross は問題なく留置でき，Caravel でも若干の抵抗感はあるが留置可能である．しかし Corsair は先端を通過しない．したがって，Corsair を使っているときにはマイクロカテーテルを換えるか，**B** の C-STOPPER や 0.014 inch ワイヤーの先端を切って作る自作コイルを使用する必要がある．

　直線時の長さは，コイルがチャンネルに留置された場合は直線化するため，近位部にコイルがこないようにするのに重要である．ちなみに，コイルが元の形状（カール）になった場合，その部分は「チャンネルの外」である．大きな穿孔の場合，穿孔部の同定が難しいことがあり，チャンネル内と思って留置したコイルがカール状になってチャンネル外であることが分かることはしばしばある．

　形状としては，短いストレートコイルは使わないことである．短いストレートコイルは冠動脈との抵抗感が小さく，心拍動でコイルが移動した経験がある．

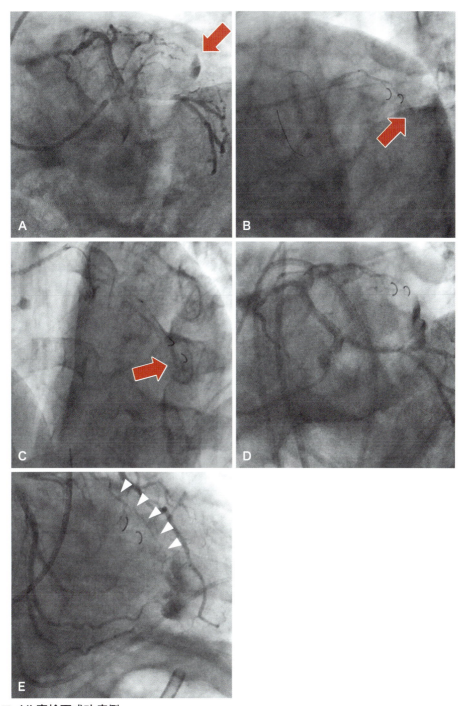

図4. コイル塞栓不成功症例

　この症例では，LADの治療中に側枝ワイヤーによる対角枝末梢でのワイヤー穿孔が起こり（**A**：➡），LAO CAU（spider）とLAO CRAでコイル塞栓術を施行した．当初若干の造影剤漏出を認めたが（**B**，**C**：➡），その後，完全止血を確認し手技を終了した．しかし数時間後に再出血によるタンポナーデをきたし（**D**，**E**），再度造影検査を施行．再出血時の造影所見をよく見るとLAO CAU（spider）ではコイルと漏出ルートが重なっているが（**D**），RAO CAUでは明らかにコイルが留置された枝と違う枝から造影剤が漏出していた（**E**：▷）．再出血時のRAO CAUの情報から，「最初の止血は血圧低下などによる止血でコイルが正しく留置されていなかった」と考えられた．正しいコイル留置のためには，「分枝が重ならない方向で先端造影を行い，出血点を同定する」ことが非常に重要である．

> **秘伝 テクニック！**
>
> 筆者は下記の手順でチャンネルの穿孔チェック＋必要時のコイル塞栓術を行っている．
>
> ① マイクロカテーテルをantegrade・retrogradeの両方から進め，先端が当たる形にする．両マイクロカテーテルの先端の位置は「最も穿孔の可能性の高い位置」にする．「穿孔の可能性が高い位置」はアンギオグラフィ上最も内腔径・血管径が小さい部位＋ワイヤー・マイクロカテーテルを進めたときに不整脈が出た部位としている．
>
> ② 両マイクロカテーテルから先端造影を行う．このときに少しずつマイクロカテーテルを引き抜きながら数回に分けてチャンネル穿孔のチェックを行い，マイクロカテーテルの先端をチャンネル穿孔部位から離さないように注意する．これは一度抜いたルートに再度ワイヤー・マイクロカテーテルを進めることが難しいことがあるためである．
>
> ③ もしチャンネル穿孔のサインがなければ，つまり「チャンネル外への造影剤漏出やチャンネルサイズの増大」がなければ，そのままマイクロカテーテルを抜去する．
>
> 明らかなチャンネル外への造影剤漏出がなくても，もともと非常に細かったチャンネルの径が明らかに大きくなっているときには「チャンネル壁の構造は破綻している」と考えるべきである．もしかするとチャンネル壁の伸展性が高く，壁構造が破綻していないかもしれないが，もし壁構造が破綻しており，その後の血流圧がチャンネル周囲の組織を解離して心嚢腔に繋がるルートができたら「心タンポナーデ」となる．したがって，筆者は「適応が広い」と言われても「心タンポナーデをきたさない」ために「コイル塞栓術」を行っている．「正しくコイルを留置できた症例で心タンポナーデはゼロ」である．

本項ではガイドワイヤー・マイクロカテーテルによるretrogradeチャンネル穿孔について，その機序・予防の考え方・対応策を示した．本項を読んでいただいた方の実臨床に役に立てれば幸いである．

文献

1) Hartono B, Widito S, Munawar M：Sealing of a dual feeding coronary artery perforation with homemade spring guidewire. Cardiovasc Interv Ther **30**：347-350, 2015

索引

数字・欧文

数字

1-0-1 病変　77
1-1-1 病変　77
1 ピース構造　2, 13
2D ワイヤリング法　182
2 段曲げ　89
2 ピース構造　2, 13
3D イメージ構築法　178
3D ワイヤリング法　175

A

acute coronary syndrome（ACS）　110
advanced with rotation　175
antegrade アプローチ　147
apical チャンネル　190
ATHLETE ガイドワイヤー　5

B

bare wire 法　39
bi-directional approach 法　242

C

collateral channel　199
composite core　50, 95
Conquest ガイドワイヤー　6, 24, 162, 220
contemporary reverse CART　212, 232
core to tip　13
Crusade カテーテル　52, 61, 172
CTO　→慢性完全閉塞

D

deflection　19, 157
direct retrograde crossing　213
drilling　148

E

EN Snare　246
epicardial channel　190, 199, 203, 209
　──tracking　208
externalization　239
extra-stent dilation　71

F

Fielder ガイドワイヤー　5
flexibility　7
floppy ガイドワイヤー　9, 49

G

Gaia ガイドワイヤー　6, 19, 157, 212
Gaia Next ガイドワイヤー　22, 174, 262
GuideLiner reverse CART　227

H

HI-TORQUE ガイドワイヤー　5, 6

I

intermediate ワイヤー　9, 106
intimal tracking　223, 230
inverted crush stenting　72
IVUS ガイド　175, 235, 255
　──reverse CART　227

J

jailed balloon protection　68
jailed wire　69, 130
　──回収　70
　──断裂　72
JR 曲げ　89

K

kissing balloon technique（KBT）　90, 128

L

LAD →左前下行枝
LCX →回旋枝
LMT →左主幹部
loose tissue tracking　147, 230
lubricity　9

M

Microchannelography（McG）　156
Miracle ガイドワイヤー　6, 23

N

Ni-Ti コア　50

O

one ステント　128
original reverse CART　227, 236
over-the-wire（OTW）法　39

P

Parachute　107
penetration 法　148, 175, 182
Premium ガイドワイヤー　5
proximal optimization technique（POT）　128

R

RCA →右冠動脈
rendezvous 法　242
retrograde アプローチ　184
retrograde ワイヤー　232
reverse CART　227
reverse wire 法　36, 56, 77, 82
RG3 ガイドワイヤー　239
Rinato ガイドワイヤー　5
RotaWire Extra Support　140, 144
RotaWire Floppy　140, 144
Route ガイドワイヤー　5
Runthrough ガイドワイヤー　5, 48

S

Sasuke カテーテル　52, 61, 172
semi-lunar space　170
septal channel　184, 199, 204, 209
　──tracking　207
　──穿孔　275
septal surfing　188
side branch technique　151
SION ガイドワイヤー　5, 14, 95, 97, 187, 197
SION black ガイドワイヤー　5, 97, 197, 202
SION blue ガイドワイヤー　5, 97
STAR technique　17
steerability　8
stent reverse CART　227
subintimal space　223, 234
SUOH03 ガイドワイヤー　186, 195, 209
support　9

T

tactile　9
tandem lesion　124
tip stiffness　9
Tornus　141
transradial coronary intervention（TRI）　110, 113
true bifurcation lesion　78
two ステント　128

U

ULTIMATE bros ガイドワイヤー　6, 216

W

whip 現象　13, 96
wire wrap 法　72
WIZARD ガイドワイヤー　5, 6, 154

X

XT-A ガイドワイヤー　5, 154
XT-R ガイドワイヤー　5, 188, 197, 205
X-treme ガイドワイヤー　5, 154

和文

あ
アコーディオン現象　122

い
陰圧吸引　269
インサーター　34

う
右冠動脈（RCA）　40，76
　——#1 CTO病変　222
　——#2 高度狭窄　145
　——CTO病変　59，207，208，217，223
　——近位部CTO病変　243
　——高度狭窄　98
　——中位部閉塞病変　213
　——入口部高度狭窄　145
　——入口部ステント再狭窄病変　91
　——入口部病変　86

え
鋭角枝（AM）　190

か
回旋枝（LCX）　41，76
　——完全閉塞　133
回転操作　39
ガイドカテーテル　111，113
　——エンゲージ困難　91
　——コントロール　46
ガイドワイヤー
　——基本構造　2
　——剛性不足　159
　——コネクター　120
　——進め方　39
　——穿孔　29，268
　——選択　7，48，74，86，95，101
　——挿入　31
　——断裂　265
　——ツイスト　66
　——通過後の保持　43

　——特性　7
　——抜去困難　260
　——方向の決定方法　160
　——方向を変える操作　117
　——回し方　39
　——持ち方　31，38
解離腔　149
下肢動脈　242
合併症　253
カリーナシフト　133
冠血流予備量比（FFR）　122
冠動脈解離　111
冠動脈穿孔　268
冠動脈内超音波検査（IVUS）　175，235，255
冠動脈ロードマップ　42

き
偽腔　149，168
　——迷入　254
急峻な分岐　56，62
急性冠症候群（ACS）　110
急性心筋虚血　260
急性心筋梗塞　104
狭窄病変遠位部圧/狭窄病変近位部圧（Pd/Pa）　122
狭心症　10

く
グースネックスネア　246
屈曲病変　74，76，79，82，114
　——ガイドワイヤー選択　74
クラッキングテクニック　99

け
経橈骨動脈的冠動脈形成術（TRI）　110，113
血液漏出　274
血管穿孔　220
血栓症　260，266
血栓性病変　101，104，107
　——ガイドワイヤー選択　101

こ
コアワイヤー　2，12
コイル　278

──系ガイドワイヤー　3, 12, 29
　　──塞栓術　270, 277
高度石灰化病変　80, 136

さ

左冠動脈 #6　90
左冠動脈 #11　89
左主幹部（LMT）　122, 125, 128, 133
　　──入口部急性冠症候群　92
　　──入口部病変　94
左前下行枝（LAD）　41, 133
　　──CTO 病変　63, 173
　　──から RCA へのチャンネル　184
　　──高度狭窄病変　80, 81
　　──入口部高度狭窄病変　58
　　──閉塞冠動脈　257
　　──へのガイドワイヤー挿入　114
左房回旋枝（AC）　190
サポート型ガイドワイヤー　4
サポート性　9

し

シェーピング　8
　　──方法　34
自家血栓塞栓術　269
止血　269
尺取り虫運動　39
柔軟性　7
償還分類　87, 90
小径バルーン　141
触知性　9
心筋解離腔内圧減弱　275
心筋梗塞　10
心筋断裂　274
真腔　255
心室性期外収縮（PVC）　273
親水性コーティングワイヤー　76, 136
心タンポナーデ　268, 274
心嚢腔穿破　268

す

スティッフ系ガイドワイヤー　3, 9, 23, 175
ステント血栓症　266
ステント内通過　40

ステント留置後の側枝ガイドワイヤーリクロス　55, 62, 65, 129
ステンレスコア　2
ステンレスシェーピングリボン　50
ストラット外通過　66
ストラット越え　65
ストラット変形　67
スネア　246
スプリングコイル　262, 265
　　──系ワイヤー　19
滑り性　9, 15, 29, 136

せ

石灰化病変　136, 140, 144
前後操作　39
先端荷重　9, 15, 28
先端ジャケット　3
先端柔軟性　2

そ

造影剤漏出　274
操作性　8
側枝解離　68
側枝分離角度　52
側枝閉塞　68, 128
側枝へのワイヤー操作　52
側枝保護ワイヤー　45
側枝迷入　40
塞栓術　269, 275
ソフトワイヤー　106

た

第 1 対角枝（D1）　190
大腿動脈アプローチ　110
タイプ A 病変　28
蛇行血管　76, 115
ダブルルーメンカテーテル　61, 82, 90
断裂ワイヤーの回収　267

ち

チャンネル術前評価　184
チャンネル穿孔　274
チャンネルトラッキングワイヤー　184, 190,

199，202，205，209
中隔枝側副血行路　190
重複病変　124

つ

強い屈曲病変　79

て

低左心機能　153
テーパード親水性コーティングガイドワイヤー
　　154
テーパードワイヤー　4，154

と

橈骨動脈アプローチ　110
トルク性能　23
トルクデバイス　37
トルク伝達性　2，8，19
鈍角枝（OM）　190

な

ナイチノールコア　2
内膜下ワイヤー迷入　150
ナックルワイヤーテクニック　223

に

入口部近傍の側枝分岐　92
入口部病変　86，91
　　——ガイドワイヤー選択　86

は

バイパスグラフト　122，126
バックアップ不足　113
バックアップ力　111
パラレルワイヤー法　150，168，255
バルーンカテーテル回収　31
バルーンカテーテル挿入　31
バルーン止血法　240
ハンドメイドスネア　246
汎用ガイドワイヤー　5

ひ

非 septal channel 穿孔　275
光ファイバー　119
非閉塞病変　113
びまん性病変　95，98
　　——ガイドワイヤー選択　95

ふ

フィルターデバイス　107
プッシャビリティ　24
プラスチックジャケット系ガイドワイヤー
　　→ポリマージャケット系ガイドワイヤー
フラットコア　96
プレッシャーガイドワイヤー　119，122
分岐角度　49
分岐直後の CTO 病変　63
分岐部選択　116
分岐部病変　48，52，56，61，65，69
　　——ガイドワイヤー選択　48

へ

ヘパリン中和　269

ほ

保険審査　86
保護ワイヤー　133
ポリマージャケット系ガイドワイヤー　3，4，5，
　　15，89，136，226

ま

マイクロカテーテル　77，79，86，90，103，115，
　　171，278
　　——陰圧吸引　269
マイクロチャンネル　147，154
　　——造影法（McG）　156
摩擦　45
末梢塞栓　101
マルポジッション　66
マルチファンクションカテーテル（MFC）　65，
　　133，172
慢性完全閉塞（CTO）　147
　　——エントリーポイント　147

――ガイドワイヤー　6, 147

や

薬剤溶出性ステント（DES）閉塞病変　164

ら

ラウンドコア　96

る

ループワイヤー　65

ろ

ローターブレーター　140, 144
ローターワイヤー　140, 144

こうすれば必ず通過する！
PCI医必携ガイドワイヤー"秘伝"テクニック

2018年2月20日　第1刷発行	編集者　村松俊哉
2020年5月10日　第3刷発行	発行者　小立鉦彦

発行所　株式会社 南 江 堂
〒113-8410　東京都文京区本郷三丁目42番6号
☎（出版）03-3811-7236（営業）03-3811-7239
ホームページ https://www.nankodo.co.jp/

印刷・製本　三報社印刷
装丁　星子卓也

Guidewire Crossing Techniques for Coronary Interventionalist
© Nankodo Co., Ltd., 2018

定価はカバーに表示してあります．
落丁・乱丁の場合はお取り替えいたします．
ご意見・お問い合わせはホームページまでお寄せください．

Printed and Bound in Japan
ISBN978-4-524-25155-1

本書の無断複写を禁じます．

JCOPY〈出版者著作権管理機構委託出版物〉

本書の無断複写は，著作権法上での例外を除き，禁じられています．複写される場合は，そのつど事前に，出版者著作権管理機構（TEL 03-5244-5088，FAX 03-5244-5089，e-mail: info@jcopy.or.jp）の許諾を得てください．

本書をスキャン，デジタルデータ化するなどの複製を無許諾で行う行為は，著作権法上での限られた例外（「私的使用のための複製」など）を除き禁じられています．大学，病院，企業などにおいて，内部的に業務上使用する目的で上記の行為を行うことは私的使用には該当せず違法です．また私的使用のためであっても，代行業者等の第三者に依頼して上記の行為を行うことは違法です．

現場での経験以上の知識を得ることが出来る一冊。

達人が教える！
PCI・カテーテル室の
ピンチからの脱出法 119

編集 村松 俊哉

percutaneous coronary intervention

■B5判・590頁 2014.3.
ISBN978-4-524-26758-3
定価（本体 12,000 円＋税）

PCI手技中やカテーテル室内で起こるトラブルを想定し，
その解決策を経験豊富な医師らが解説．
術前の戦略の立て方から，穿刺法，ワイヤー・バルーン・ステントの操作，
イメージングモダリティの活用法，合併症対策，止血法，PCI後療法まで，
実際の流れに沿った目次立てでPCI手技の全てを網羅．
トラブルに備えてしっかり準備をしておきたい循環器医，研修医必携．

インターベンションのエビデンス2
科学的根拠に基づく循環器治療戦略

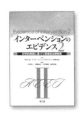

●監修
NPO法人インターベンションの
エビデンスを創る会
●編集
中村正人・南都伸介・村松俊哉・
横井宏佳

■B5判・204頁 2014.8.
ISBN978-4-524-26745-3
定価（本体 3,800 円＋税）

百戦錬磨のインターベンション医が教える
国際学会発表・英語論文作成
成功の秘訣

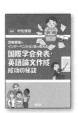

●編集 村松俊哉

■A5判・236頁 2015.7.
ISBN978-4-524-25743-0
定価（本体 2,900 円＋税）

南江堂　〒113-8410 東京都文京区本郷三丁目42-6 （営業）TEL 03-3811-7239 FAX 03-3811-7230